临床实用心电图精解

LINCHUANG SHIYONG XINDIANTU JINGJIE

主编　朱明洁　马　琳　王妨娥

陕西新华出版
陕西科学技术出版社
Shaanxi Science and Technology Press
西安

图书在版编目（CIP）数据

临床实用心电图精解 / 朱明洁，马琳，王妨娥主编.
西安：陕西科学技术出版社，2025.8. -- ISBN 978-7
-5369-9379-2

Ⅰ. R540.4

中国国家版本馆CIP数据核字第2025LQ7738号

LINCHUANG SHIYONG XINDIANTU JINGJIE

临床实用心电图精解

朱明洁 马 琳 王妨娥 主编

责任编辑 高 曼
封面设计 宗 宁

出 版 者 陕西科学技术出版社
西安市曲江新区登高路1388号陕西新华出版传媒产业大厦B座
电话（029）81205187 传真（029）81205155 邮编710061
http//www.snstp.com

发 行 者 陕西科学技术出版社
电话（029）81205180 81205178

印 刷 天津鸿彬印刷有限公司
规 格 787mm×1092mm 16开
印 张 14.25
字 数 360千字
版 次 2025年8月第1版
2025年8月第1次印刷
书 号 ISBN 978-7-5369-9379-2
定 价 88.00元

编委会

主　编

朱明洁　马　琳　王妨娥

副主编

张　旺　张洪涛

编　委（按姓氏笔画排序）

马　琳（菏泽市立医院）

王妨娥（菏泽市第三人民医院）

朱明洁（菏泽市立医院）

张　旺（菏泽市第三人民医院）

张洪涛（菏泽市第三人民医院）

前言

FOREWORD

心血管疾病是威胁人类健康的主要疾病之一，其发病率和死亡率长期居高不下。心电图作为诊断心血管疾病最常用的无创检查手段，具有操作简便、成本低廉、重复性好等优势，在临床诊疗中发挥着不可替代的作用。无论是心律失常、心肌缺血、心肌梗死，还是电解质紊乱、心脏结构异常，心电图均能提供重要的诊断线索。然而，心电图的判读需要扎实的心电图学理论基础和丰富的临床经验，许多基层医师在判读复杂心电图时常常遇到困难，甚至出现误诊、漏诊的情况。因此，编写一本系统、实用、易学的心电图参考书，帮助临床医师快速掌握心电图判读技巧，具有重要的现实意义。

本书立足于临床实际需求，以“实用、精炼、易掌握”为宗旨，系统梳理了心电图的检查方法、判读技巧及各类疾病的典型心电图表现，旨在帮助医学生、住院医师、全科医师及心电图技师快速提升心电图分析能力。全书共七章，内容涵盖心律失常、冠状动脉粥样硬化性心脏病、心肌疾病、心脏瓣膜病、房室肥大等心血管常见疾病的心电图改变，以及心脏起搏心电图的判读。

本书在框架设计上遵循由浅入深、循序渐进的原则：第一章介绍心电图检查基础知识、操作注意事项等内容，为后续学习奠定基础。第二章重点讲解各类心律失常的心电图表现，帮助读者建立系统的判读思维。第三章聚焦冠状动脉粥样硬化性心脏病，详细解析心肌缺血和心肌梗死的典型心电图演变过程。第四章至第六章分别讨论心肌疾病、心脏瓣膜病、房室肥大及其他疾病的心电图特征，拓展读者的临床视野。第七章专门介绍心脏起搏的心电图判读，涵盖各类起搏模式、功能异常患者的心电图表现，以满足现代心脏介入治疗的需求。本书不仅涵盖了临床常见病和部分疑难病的心电图表现，通过表格、流程图等形式提炼关键诊断要点，避免冗长理论叙述；还精选高质量心电图图片，运用箭头标注、文字解说等方式使复杂问题一目了然，便于读者理解。

希望本书能成为随时可查、即学即用的心电图工具书，帮助临床医师提高心血管疾病的早期诊断率和救治成功率。由于心电图学知识浩如烟海，书中难免存在疏漏之处，恳请广大读者批评指正，以便再版时完善。

《临床实用心电图精解》编委会

2025 年 4 月

目录
CONTENTS

第一章　概　　论

第一节　心电图检查基础知识

对每帧心电图应仔细、系统地阅读，认真分析以下特征：①心率。②P 波。③P-R 间期及 P-R 段。④QRS 波群。⑤J 点、J 波、Epsilon 波（ε 波）、Brugada 波及 Lambda 波（λ 波）。⑥ST 段。⑦T 波。⑧Q-T 间期及 Q-Tc。⑨U 波。

心电图的诊断一定要结合病史，根据上述波形特征，提出如下问题：①是否为窦性心律。②是否存在心律失常和（或）传导障碍。③是否存在心脏扩大和（或）肥大。④是否存在缺血、损伤和（或）梗死。⑤是否与某些临床病症相关。

一、心率

心率的判断方法，标准走纸速度 25 mm/s，定标电压 10 mm/mV。

（一）节律规则

1.方法 1

心率＝60/相邻 P-P 间期（或 R-R 间期）＝60/0.72＝83 次/分。

2.方法 2

心率＝300/相邻 R-R 中格数＝300/3～4＝100～75 次/分。

3.方法 3

心率＝1 500/相邻 R-R 小格数＝1 500/18＝83 次/分。

方法 1 费时，方法 2 适用于临床快速估算心率，方法 3 相对省时且精确。

注：正常窦性心律，P-P 间期或 R-R 间期相等，可用其中一个代表心率，但三度房室传导阻滞时心房与心室各自按照自己的频率跳动，应分开计算心房率和心室率。

（二）节律不规则

（1）粗略估计数出 6 大格（即 6 秒）内 QRS 波个数×10。

（2）心率＝60/数个 R-R 间期的平均值。

（3）心房扑动时心房率＝60/F-F 间期。

（4）心房颤动时心房率＝60/几个 f-f 间期的平均值。

二、P 波

P 波代表心房肌除极时产生的电位变化，其前半部分对应右心房除极，后半部分对应左心房除极。

(一)正常窦性 P 波的特点

1.形态

aVR 导联倒置，Ⅰ、Ⅱ、aVF、V_4～V_6 导联直立，其余导联呈双向、倒置或低平均可，可有小切迹。

2.时限

各导联 P 波时限<0.11 秒，若有切迹，两峰间距<0.04 秒。

3.振幅

肢体导联<0.25 mV，胸导联<0.2 mV，V_1 导联的正向波<0.15 mV，负向波<0.1 mV。

4.电轴

0°～+75°。

(二)无 P 波

1.P 波存在但隐藏

(1)异位心房节律或房性期前收缩(P 波隐藏于前一 T 波之中)。

(2)交界性心律或室上性心动过速(P 波隐藏于 QRS 波之中)。

(3)室上性心律伴显著的一度房室传导阻滞(P 波隐藏于前一 T 波之中)。

2.P 波不存在

(1)心房颤动或心房扑动。

(2)高钾血症引起的窦室传导。

(3)窦房传导阻滞伴交界性或室性心律。

(4)窦性停搏或静止。

(三)P 波倒置

(1)右位心或左右手电极反接。

(2)交界性逸搏、加速性交界性自主心律。

(四)P 波形态多变

1.窦房结内游走性心律

窦性起搏点在窦房结头、体、尾等部位“游走”。心电图表现为同一导联中窦性 P 波的大小、形态略有差异，但 P 波的方向不变，P-R 间期>0.12 秒，可有轻微差异。

2.紊乱性房性心动过速

又称多源性房性心动过速。同一导联上有 3 种以上不同形态的 P 波，心率 150～180 次/分。

(五)二尖瓣型 P 波

因该 P 波常见于风湿性心脏病二尖瓣狭窄患者，故称为“二尖瓣型 P 波”。

1.时限

增宽，≥0.12 秒。

2.形态

呈双峰切迹，两峰距≥0.04 秒，第 2 峰≥第 1 峰，多出现在Ⅰ、Ⅱ、aVL、V_4～V_6 等导

联；$PtfV_1$ 值≥|−0.04|mm·s。

3.振幅

正常。

4.临床意义

(1)常见于左心房负荷过重：如早期风湿性心脏病二尖瓣狭窄、左心房黏液瘤、急性左心衰竭等。

(2)左心房肥大：主要见于风湿性心脏病二尖瓣狭窄，也见于扩张型心肌病、高血压性心脏病等。

(3)完全性左心房内传导阻滞或房间束(Bachmann 束)传导阻滞。

(六)肺型 P 波

因该 P 波常见于慢性肺源性心脏病患者，故称为“肺型 P 波”。

1.时限

多正常。

2.形态与振幅

P 波形态高尖，Ⅱ、Ⅲ、aVF 导联振幅≥0.25 mV，V_1、V_2 导联振幅≥0.15 mV。或低电压时，P 波振幅≥同导联 R 波振幅的 1/2。

3.临床意义

右心房负荷过重：见于急性右心衰竭、早期肺动脉高压、甲状腺功能亢进、急性支气管炎、肺部炎症及长期吸烟者等。右心房肥大：主要见于肺心病、先天性心脏病(如法洛四联症、房间隔缺损等)等。不完全性右心房内传导阻滞：主要见于冠心病、心肌梗死、心肌炎等。

三、P-R 间期及 P-R 段

(一)P-R 间期

代表心房开始除极至心室开始除极的时间，从 P 波起点至 QRS 波起点。

1.正常 P-R 间期

0.12～0.20 秒。

2.P-R 间期延长

>0.20 秒。

3.P-R 间期缩短

<0.12 秒。

P-R 间期时限与年龄、心率有关。

(二)P-R 段

代表心房除极结束至心室开始除极的时间，从 P 波终点至 QRS 波起点。

1.正常 P-R 段

以 TP 段的延长线作为基线，通常呈等电位，亦可轻度偏移，抬高通常<0.05 mV，压低通常<0.08 mV。

2.P-R 段抬高

通常≥0.05 mV。

3.P-R 段压低

通常≥0.08 mV。

四、QRS 波群

QRS 群波代表心室肌群除极时产生的电位变化。

(一)正常 QRS 波群的特点

1.命名

第一个向下的波称为 Q(q)波,最初一个向上的波称为 R(r)波,R(r)波之后向下的波称为 S(s)波,有时 S 波之后又出现一向上的波,则称为 R′(r′)波,之后再出现向下的波,称 S′(s′)波;若只有向下的波,而没有向上的波,称为 QS 波。当波幅≥0.5 mV 时,用 R、S 表示,当波幅<0.5 mV时,用 r、s 表示。

正向波:先 R(r),后 R′(r′);负向波:先 Q(q),后 S(s),单一 QS;波形大(>0.5 mV),大写;波形小(<0.5 mV),小写。

2.时限

正常成年人 QRS 波时限<0.12 秒,多数在 0.06～0.10 秒。QRS 波时限≥0.12 秒,则 QRS 时限延长。

3.形态和振幅

(1)Q(q)波:时限<0.04 秒,振幅<R/4。除 aVR 导联外,若时限≥0.04 秒和(或)振幅≥R/4,则称异常 Q 波。

(2)QRS 波。①肢体导联:所有肢体导联 R+S>0.5 mV;aVR 导联的主波向下,可呈 QS、rS、rSr′或 Qr 型,Q/R>1,R<0.5 mV;Ⅰ、Ⅱ导联的主波向上,$R_{Ⅰ}+S_{Ⅲ}<2.5$ mV,$R_{Ⅰ}<1.5$ mV,$R_{aVL}<1.2$ mV。②胸前导联:R 波递增、S 波递减,各导联 R+S>1 mV;V_1、V_2 多呈 rS 型,$R_{V1}<1.0$ mV;V_5、V_6 可呈 qR、qRs、Rs 或 R 型,$R_{V5}<2.5$ mV,且 $R_{V5}+S_{V1}<3.5$(女)或 4.0 mV(男)。

(二)室壁激动时间

室壁激动时间(ventricular activation time,VAT)指从 QRS 波群起点到 R 波顶峰垂线之间的时距,代表从心室开始除极至激动该电极下心室外壁所需的时间。一般只测量 V_1(或 V_2)及 V_5(或 V_6),两者分别反映右心室壁激动时间(RVAT,正常值:0.01～0.03 秒)和左心室壁激动时间(LVAT,正常值:0.02～0.05 秒)。

(三)心电轴

心室除极的主向量。

1.测定方法

(1)目测法:目测法简单实用,但是误差较大,只能大概估计出电轴偏移的度数,或者说只能看出电轴左偏、右偏或者不偏。

(2)测量法。

2.电轴左偏

常见于左前分支阻滞、左心室肥大、下壁心肌梗死、预激综合征、横位心等。

3.电轴右偏

常见于左后分支阻滞、右心室肥大、急性或慢性肺部疾病、正常年轻人或瘦长体型者等。

(四)电压

1.低电压

R+S在所有肢体导联<0.5 mV和(或)所有胸前导联<1 mV。

2.高电压

左室高电压:①$R_{I}+S_{III}>2.5$ mV,$R_{aVL}>1.2$ mV。②$R_{II}>2.5$ mV,R_{III}、aVF>2.0 mV。③男性$R_{V_5}+S_{V_1}>4.0$ mV、女性$R_{V_5}+S_{V_1}>3.5$ mV。④男性R_{V_5}、$V_6>2.8$ mV、女性$R_{V_5、V_6}>2.5$ mV。⑤男性R_aVL+$S_{V_3}>2.8$ mV、女性$R_{aVL}+S_{V_3}>2.0$ mV(Cornell诊断标准)。

右心室高电压:①$R_{V_1}>1.0$ mV,V_1导联R/S≥1。②$R_{V_1}+S_{V_5}>1.2$ mV。③aVR导联R/S或R/q≥1,$R_{aVR}>0.5$ mV。

(五)胸导联R波递增

1.正常R波递增

R波振幅由V_1~V_4或V_5逐渐增高,移行导联(呈RS型)常位于V_3或V_4导联。

2.R波递增不良

胸前导联R波振幅逐渐增高的趋势不明显。

3.R波逆递增

胸前导联R波振幅逐渐降低。

五、J点、J波、Epsilon波、Brugada波及Lambda波

(一)J点

QRS波群终点与ST段起点的结合点。

1.正常J点

J点一般多在等电位线上,上下偏移<0.1 mV,可随ST段偏移而移位。

2.J点抬高

早期复极综合征时,以R波为主导联J点抬高0.1~0.4 mV,与迷走神经张力过高有关。

(二)J波

当心电图J点从基线抬高≥0.2 mV、时程≥20 ms的圆顶状或驼峰状波称为J波,为心室提前发生的复极波,又称Osborn波。

J波可见于迷走神经张力增高,亦可见于低温(≤34 ℃)、高钙血症、颅脑疾病、心肺复苏过程中,易诱发恶性室性心律失常。

(三)Epsilon波(ε波)

位于QRS波之后、ST段起始处,呈高频、低振幅的小棘波或振荡波,持续几十毫秒不等,多见于V_1~V_3导联。

Epsilon波是致心律失常性右心室心肌病较为特异的一个指标,但并非其特有,临床上引起右心室心肌除极延迟的病理过程都可出现Epsilon波。

(四)Brugada波

V_1~V_3导联出现类似右束支传导阻滞、J波振幅≥2 mV、ST段呈穹隆(下斜)型抬高伴T波倒置,称为1型Brugada波。

根据Brugada波的J波幅度、ST段抬高形态及幅度、T波的形态临床分为三型,只有1型Brugada波具有诊断意义,是Brugada综合征诊断标准之一。

(五)Lambda 波(λ 波)

下壁(Ⅱ、Ⅲ、aVF)导联出现 ST 段下斜型抬高,伴缓慢下降与倒置 T 波组成,近似希腊字母 λ,称为 Lambda(λ)波。

Lambda(λ)波是最近提出的一种心室除极与复极均有异常的心电图波。

J 波、Epsilon 波、Brugada 波、Lambda(λ)波,均可引起室性心动过速(简称室速)和心室颤动(简称室颤)等恶性心律失常的发生,与心源性猝死密切相关。

六、ST 段

ST 段是指 QRS 波终点至 T 波起点间的间期,多呈等电位线。代表心室除极结束(QRS 波)至心室复极开始(T 波)之间无电位变化时段。ST 段时间为 0.05～0.15 秒。

(一)ST 段偏移的正常值

测量 ST 段应从 J 点后 0.04～0.08 秒处作一水平线,再根据 T-P 段(T 波终点至 P 波起点)的延长线或相邻心搏 QRS 波群起点的连线作为基线,水平线与基线的净差值即为 ST 段偏移振幅。大部分正常者 ST 段呈等电位线,少部分 ST 段可轻度偏移,表现为以 R 波为主导联 ST 段压低应≤0.05 mV,抬高应≤0.1 mV,V_1～V_3 导联抬高可达 0.3 mV。

(二)ST 段偏移的形态及临床意义

1.ST 段呈上斜型(斜直型)抬高

见于正常人、迷走神经张力过高者、变异型心绞痛及心肌梗死超急性期等。

2.ST 段呈凹面向上型抬高

多伴有 T 波直立,见于急性心肌梗死早期、急性心包炎、早期复极综合征、电击复律后、颅内出血、高钾血症及左室舒张期负荷过重等。

3.ST 段呈弓背向上型、单向曲线型、水平型、墓碑型抬高

多见于急性心肌梗死的急性期、变异型心绞痛、室壁瘤形成及重症心肌炎等。

4.ST 段呈"穹隆型"或"马鞍型"抬高

多见于 Brugada 综合征患者。

5.ST 段呈"巨 R 型"抬高

多见于心肌梗死超急性期、急性而严重的心肌缺血、急性心肌损伤。

6.ST 段呈上斜型压低

多无临床价值。

7.ST 段呈近水平型压低

需结合 ST 段压低程度,若>0.1 mV 者,可能是异常表现。

8.ST 段呈水平型、下斜型压低

多见于心肌缺血、心肌劳损、低钾血症等。若 ST 段显著压低(≥0.3 mV),且伴 T 波倒置时,应警惕急性心内膜下心肌梗死的可能。若伴 R 波振幅明显增高($R_{V3\sim V5}$),多提示心尖部肥厚型心肌病可能。

9.ST 段鱼钩样压低

多见于洋地黄类药物影响。

七、T 波

T 波代表心室复极时产生的电位变化。

（一）正常T波的特点

1.形态

前肢上升缓慢，后肢下降较快，波顶呈圆钝状。

2.方向与振幅

多与QRS波主波方向一致，振幅≥1/10R；V_1～V_4导联T波振幅逐渐增高，而倒置者应逐渐变浅。

3.时限

一般<0.25秒。

（二）T-P段

指心电图上前一T波结束到下一个心动周期P波开始间的一段，代表心室完全复极完毕。心电图上的等电位线通常以T-P段为准。

（三）T波峰-末（Tp-Te）间期

指T波顶峰至终末的间期，是反映心室跨壁复极离散度的量化指标。Q-T间期或Tp-Te间期延长，对室性心律失常的发生有预测意义。

（四）T波异常改变的类型及临床意义

1.T波高耸

若常规心电图中有3个以上导联出现T波振幅≥1.0 mV或以R波为主导联T波振幅大于同导联R波的振幅，均称为高耸T波。常见于超急性期心肌梗死、变异型心绞痛、早期复极综合征、左心室舒张期负荷过重、部分脑血管意外等。

2.T波高尖

T波高耸呈箭头状，两肢对称，基底部狭窄，以胸前导联最为显著，常伴Q-T间期缩短。T波高、尖、窄、对称呈帐篷样，是高钾血症心电图征象。

3.T波低平

振幅<1/10R，称T波低平。

4.T波双向

呈正负或负正双向时的形态。

5.T波双峰

T波呈双峰改变。

6.T波倒置

一般T波倒置的深度多在0.25～0.6 mV。若常规心电图中有3个以上导联倒置T波的深度≥1.0 mV，则称为巨大倒置T波，见于冠心病、肥厚型心肌病、脑血管意外及嗜铬细胞瘤等疾病。

（1）冠状T波：又称缺血性T波倒置。其倒置的T波双肢对称、基底部狭窄、波谷尖锐。可见于透壁性心肌缺血、慢性或亚急性期心肌梗死、慢性冠状动脉供血不足、肥厚型心肌病等。若心电图无左心室肥大表现，持续性冠状T波对冠心病，尤其是冠心病合并心肌病变有独特的预测价值。

（2）Niagara（尼加拉）瀑布样T波：亦称为交感神经介导性巨倒T波。脑血管意外、阿-斯综合征发作后及有交感神经兴奋性异常增高的急腹症等患者出现的一种特殊形态的巨倒T波，酷似美国与加拿大交界的Niagara瀑布，故被命名为Niagara瀑布样T波。

(3)劳损型T波倒置:以R波为主导联T波倒置,两肢不对称,前肢下降较缓慢、后肢上升较快,基底部较窄,多伴ST段下垂型、水平型、弓背向上型压低及R波电压明显增高,为左心室肥大伴劳损或心尖肥厚型心肌病的特征性心电图改变。见于左心室收缩期负荷过重的疾病,如高血压性心脏病、梗阻性肥厚型心肌病及心尖肥厚型心肌病等。

(4)功能性T波倒置:分为孤立性负向T波综合征(心尖现象)和持续性童稚型T波(幼年型T波),前者倒置的T波多发生在V_4导联,偶见于V_4、V_5导联;右侧卧位时,可使倒置的T波恢复直立。多见于瘦长型的健康青年,属正常变异,但易误诊为心肌炎、心尖肥厚型心肌病。后者常见于婴幼儿,其心电图特点:①倒置的T波仅见于V_1～V_4导联,且以V_2、V_3导致倒置最深。②倒置的深度多<0.5 mV,肢体导联及V_5、V_6导联T波正常。少数人V_1～V_4导联T波倒置可一直持续到成人,故称为持续性童稚型T波,可能与无肺组织覆盖"心切迹"区有关,属正常变异。年轻者易误诊为心肌炎、心尖肥厚型心肌病;年长者易误诊为前间壁心肌梗死。

7.T波电交替

T波形态、振幅甚至极性发生交替性改变,通常每隔1次心搏出现1次,应排除呼吸、体位、胸腔或心包积液等心外因素。多与电解质紊乱(低钙、低镁、低钾血症)、心肌缺血缺氧、支配心脏的自主神经失衡等因素有关。显著的T波、Q-T间期电交替,是心室复极不一致、心电活动不稳定的表现,易发生严重的室性心律失常而猝死。多见于长Q-T间期综合征、心肌缺血、心功能不全及电解质紊乱等患者。目前认为T波电交替是预测恶性室性心律失常的独立指标之一。

八、U波

U波是浦肯野纤维或心室壁中层M细胞延迟复极波,还是机械电耦联引起的后电位,目前其发生的电生理机制尚存争议。

(一)正常U波的特点

1.形态

U波是紧随T波之后(0.02～0.04秒)出现的圆钝状的低平波。心率增快时,部分U波可重叠于T波上。

2.时限

0.16～0.25秒。

3.方向与振幅

与T波方向一致,在V_2～V_4导联最为明显。振幅一般≤0.15 mV,不超过同导联1/2T波。

(二)U波异常改变的类型及临床意义

1.U波增高

当U波振幅大于同导联T波或≥0.2 mV时,称U波增高。多见于低钾血症、抗心律失常药物影响(如胺碘酮等)、迷走神经张力过高、脑血管意外及三度房室传导阻滞等。若服用可引起Q-T间期延长的药物后,U波增高的病理意义超过Q-T间期延长,是出现室性期前收缩,甚至是尖端扭转型室性心动过速的先兆。

2.U波倒置

在以R波为主导联,U波不应该倒置。若出现U波倒置,则提示心肌梗死、左心室劳损及心肌缺血等,尤其是左前降支动脉病变所引起的心肌缺血。若运动试验后出现U波倒置,则是心肌缺血的佐证,为运动试验阳性标准之一。

九、Q-T间期

Q-T间期是指从QRS波起点至T波终点之间的时限，代表从心室肌除极到复极所需的时间。

（一）Q-T间期

正常Q-T间期与心率成反比关系，且女性略长于男性，随着年龄增加而延长，通常采用心率校正的Q-T间期。

（二）Q-Tc

心率校正后Q-T间期称为Q-Tc（Bazett公式），Q-Tc＝QT/RR，正常值为男性0.40秒±0.04秒，女性0.42秒±0.04秒。

估算方法：以0.40秒±0.04秒作为心率70次/分的正常Q-T间期范围。在70次/分的基础上心率每增加（或减少）10次/分，则Q-T间期减去（或加上）0.02。例如，心率100次/分，算得的正常Q-T间期范围应是＝（0.40秒－3×0.02秒）±0.04秒＝0.34±0.04秒。

在心率60～100次/分情况下，Q-T间期小于其前R-R间期的1/2。

（三）Q-T间期异常

（1）Q-T间期延长：Q-T间期超过正常测量值范围或Q-Tc≥0.47秒（男性）/0.48秒（女性），多伴T波改变（T波宽大、双峰切迹或低平）或ST-T改变（ST段平直或斜型延长伴T波高尖）。Q-T间期延长易导致恶性室性心律失常，尤其是尖端扭转型室性心动过速。

（2）Q-T间期缩短：Q-T间期≤0.29秒或≤Q-Tp的88%［Q-Tp，即Q-T间期预测值，计算公式：Q-Tp(ms)＝656/(1＋心率/100)］，Q-Tc≤0.30秒。多伴ST段缩短甚至消失，胸前导联多见高尖的、对称或不对称的T波。常并发阵发性心房颤动、室性心动过速，甚至心室颤动。

（王妨娥）

第二节　心电图检查的注意事项及操作技巧

一、心电图检查的注意事项

（1）室内应保持温暖（＞18℃），避免因寒冷引起的肌电干扰。

（2）让患者充分安静，尽量消除紧张。

（3）安放电极前局部皮肤应擦拭酒精或清水，以脱脂减少皮肤阻抗，增强导电性。

（4）肢体导联电极片应接触手腕及脚踝的内侧，不要放在外侧。

（5）女性患者，胸导联电极不要放在乳房上，V_3、V_4、V_5电极安放在乳房下缘胸壁，乳房下垂者应托起乳房操作。

（6）不要为了图方便，将双下肢电极放在同一侧肢体上，目前心电图机都装有“右下肢反驱动电路”，它能有效抑制交流电干扰，上述做法等于取消了此项功能。

（7）左右手接反是最常见的错误之一。录图后，可简单观察Ⅰ导联，如发现Ⅰ导联P-QRS-T波主波方向均向下，则提示左右手接反的可能性大（图1-1）。

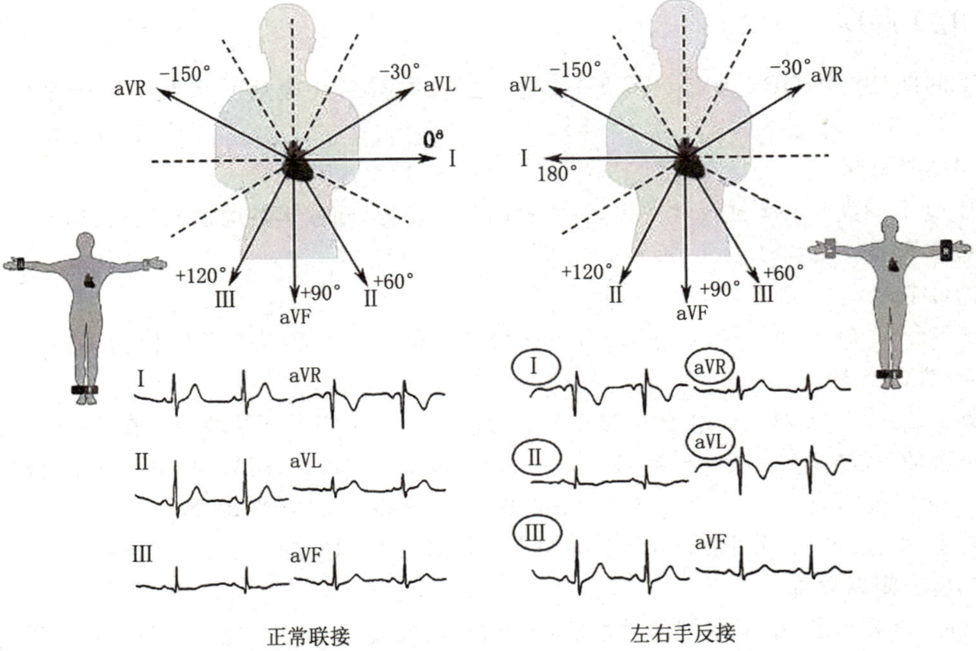

左右手反接时Ⅰ导联反向，Ⅱ和Ⅲ、aVL和aVR导联分别互换。

图 1-1　左右手反接时肢体导联轴及心电图改变

(8)其他导联接错的方式也可见到，有时有点复杂，比较加压单极肢体导联的图形常有助于判断。如图1-2，胸痛患者，开始心电图提示急性“下壁”心肌梗死，约30分钟后复查心电图却“演变”成了急性“高侧壁”心肌梗死。然而仔细比较，aVR的图形在两图中是相同的，说明右手电极放置无误；而aVL、aVF在两图中的图形有互换，提示左手、左足电极有错接。错接时，Ⅰ导联与Ⅱ导联图形应互换，Ⅲ导联图形应当完全倒置(图1-2)。两幅心电图完全符合此规律，证实其中有一次心电图记录存在左手左足电极错接。

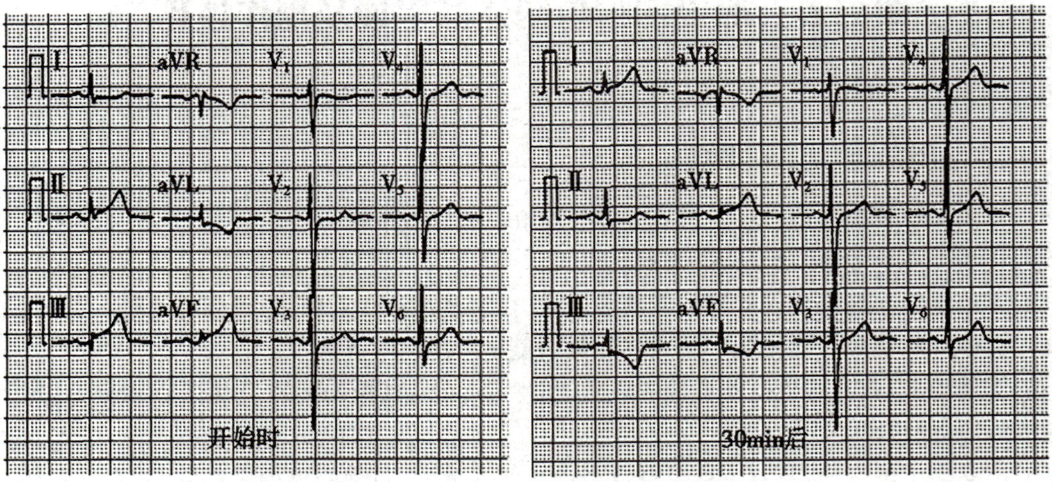

急性下壁心肌梗死“演变”成急性高侧壁心肌梗死。

图 1-2　左上肢与左下肢电极错接的心电图改变

二、特殊患者的心电图检查

(一)截肢患者

理论上，上肢电极安放在肩关节以远的任何位置，下肢电极安放在髋关节以远的位置，对心电图波形影响均不大。

1.下肢截肢患者

下肢两个电极可同时放在健侧腿上，不分上下。

2.上肢截肢患者

上肢两个电极一定不可放在同一肢体上。如患肢存在上臂，可安放在上臂处；如为肩关节离断，可夹在肩上，或可将电极片拆除，直接紧贴皮肤操作(不可直接用手接触，可用绝缘的物体固定)，或改用吸球固定于肩上。

(二)烧伤等皮肤创面较大的患者

同上原理，如皮肤创面较大，无法安放肢体导联电极夹，可用吸球吸于上述位置的皮肤完好处，或用电极金属针直接接触皮肤即可。

(三)小儿患者

目前大部分医院无小儿专用的心电图机，安放肢体电极时可在肢体外侧垫上治疗巾，相当于增粗肢体的直径，以增加连接的稳定性。新生儿因皮肤较薄，一般只做肢体导联，避免用吸球引起瘀血；胸廓较小的小儿，应避免胸导联金属电极相互接触引起干扰，可只做 V_1、V_3、V_5导联，必要时拆除 V_1、V_3、V_5导联后再做 V_2、V_4、V_6导联；稍大的儿童操作可同成人，具体情况由操作者根据实际情况灵活运用。

(四)右位心患者

右位心患者以镜面右位心常见(图 1-3)。操作此类患者时，先按常规记录图形，再加做 V_3R、V_4R、V_5R、V_6R。在完成上述步骤操作后，还可将左右上肢及左右下肢反接，此时类似于左右手反接心电图，但是必须在图上标注清楚操作方法。

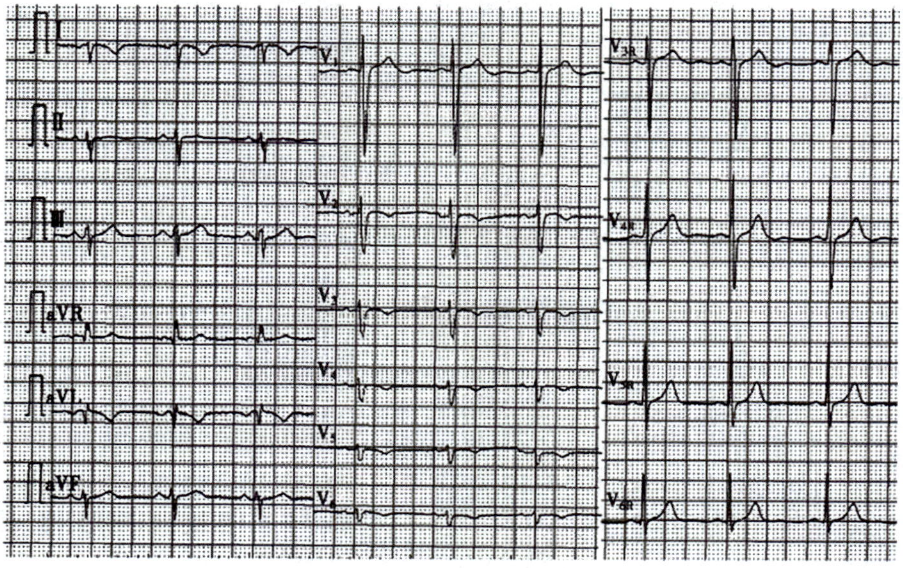

图 1-3　镜面右位心的心电图

三、心电图操作技巧

掌握一些常用的心电图操作技巧，能起到辅助鉴别诊断的作用，让心电图分析更轻松。

(一)Ⅲ导联深Q波

(1)Ⅲ导联上出现的深而窄的Q波，除病理性因素外，也可见于体型偏肥胖的个体，是因其心脏呈横位，致使电轴左偏，额面心电向量环大部分投影在Ⅲ导联负侧所致，属正常变异。这种正常变异的Q波有时甚至同时出现在Ⅲ、aVF导联上。

(2)鉴别操作的方法是让患者深吸气后屏住呼吸，再记录一段心电图，如Q波变浅或消失，则认为是正常变异。这是由于深吸气后，心脏从横位下垂，心电向量投影到Ⅲ导联负侧的比例减少。如为下壁心肌梗死，吸气之后Q波无明显变化，且出现在连续两个或两个以上的下壁导联(图1-4)。此方法并非100%准确，但能起到初筛的作用。

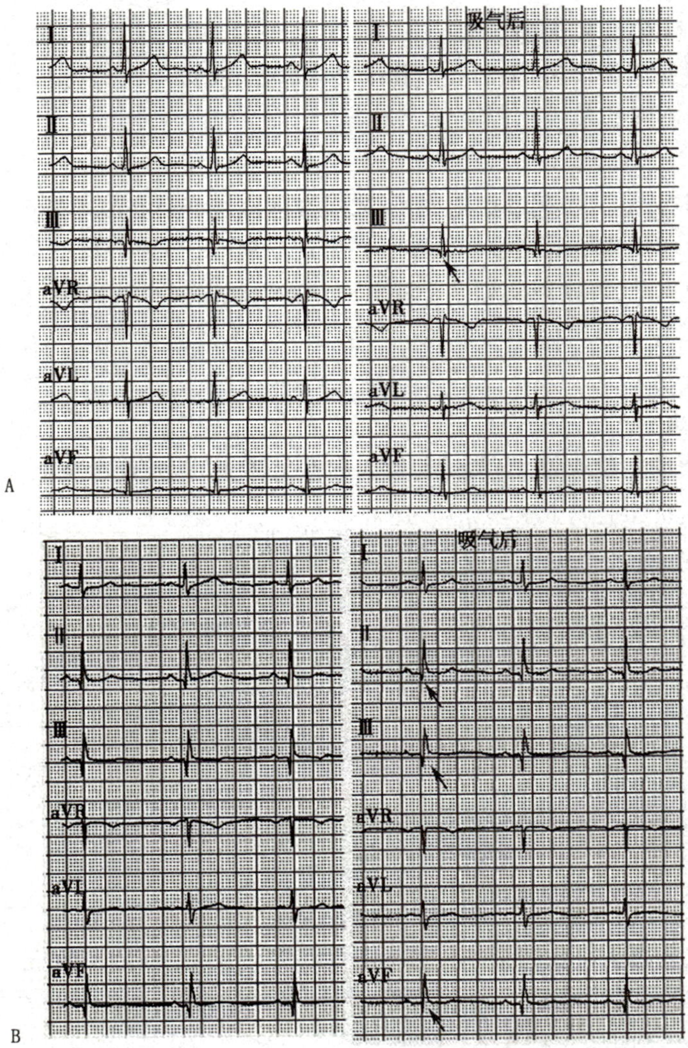

A.吸气后Ⅲ导联深Q波明显变小，是正常变异。B.吸气后Ⅲ导联深Q波无变化，同时Ⅱ、aVF导联也有深Q波，为陈旧性下壁心肌梗死。

图1-4　深吸气对Ⅲ导联深Q波的鉴别

(二)V_1、V_2导联呈 QS 型 QRS 波

(1)V_1、V_2导联 QRS 波呈 QS 型,除警惕前间壁心肌梗死、心肌病等病理性可能外,一些健康的瘦长体型或慢性阻塞性肺气肿患者也可出现。原因是这类个体心脏呈垂位,相对于常规 V_1、V_2的记录位置,室间隔位置相对下移,故在常规 V_1、V_2的位置记录不到心室最初除极时室间隔由左后向右前除极所形成的小 r 波。

(2)鉴别方法:将 V_1、V_2记录位置降低 1～2 个肋间,如能出现 r 波,则认为是正常变异(图 1-5),否则需要考虑病理性 Q 波。

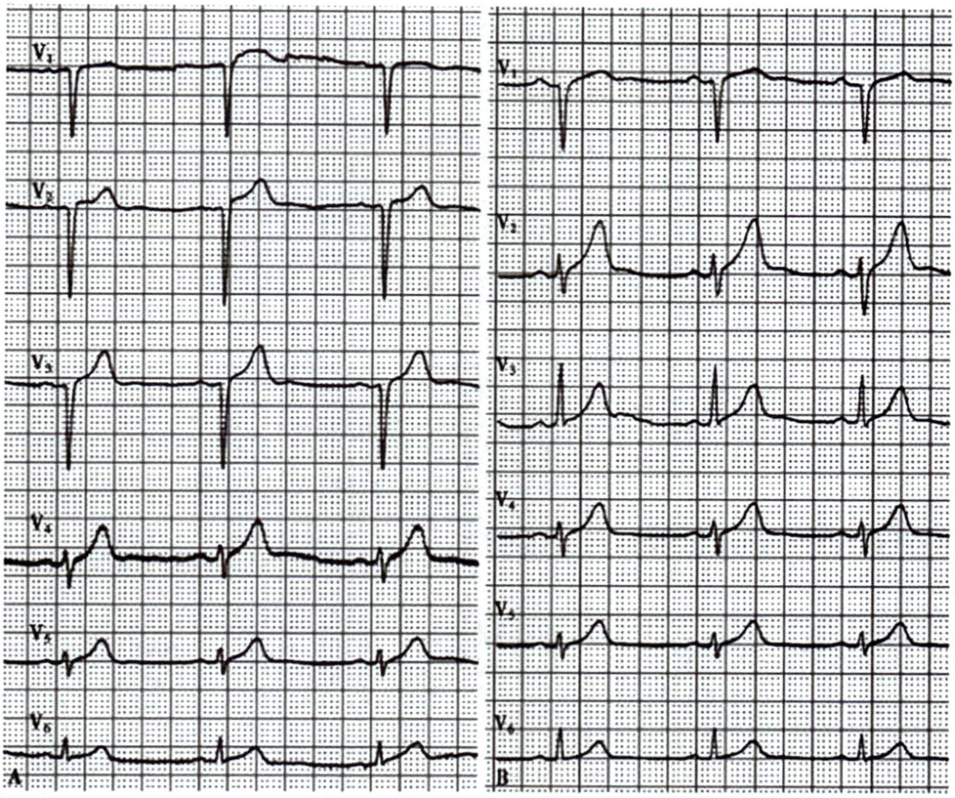

A. V_1～V_3电极在正常位置,V_1～V_2呈 QS 型,V_3呈 rS 型。B. V_1～V_3电极放置于正常位置的下一肋间,V_1～V_3出现 r 波,且递增良好。

图 1-5 V_1～V_2 QS 波鉴别

(3)如果 V_1、V_2为 qrS 或 qRs 三相波图形,则一般提示病理性(图 1-6)。

(三)胸导联 V_1～V_3上移 1～2 个肋间记录

当心电图呈 2 型、3 型或不典型 1 型 Brugada 波心电图改变时,需加做上移 1～2 肋间的胸导联 V_1～V_3,有助于出现典型的 1 型 Brugada 波心电图,结合临床病史,对诊断 Brugada 综合征的意义更大(图 1-7)。

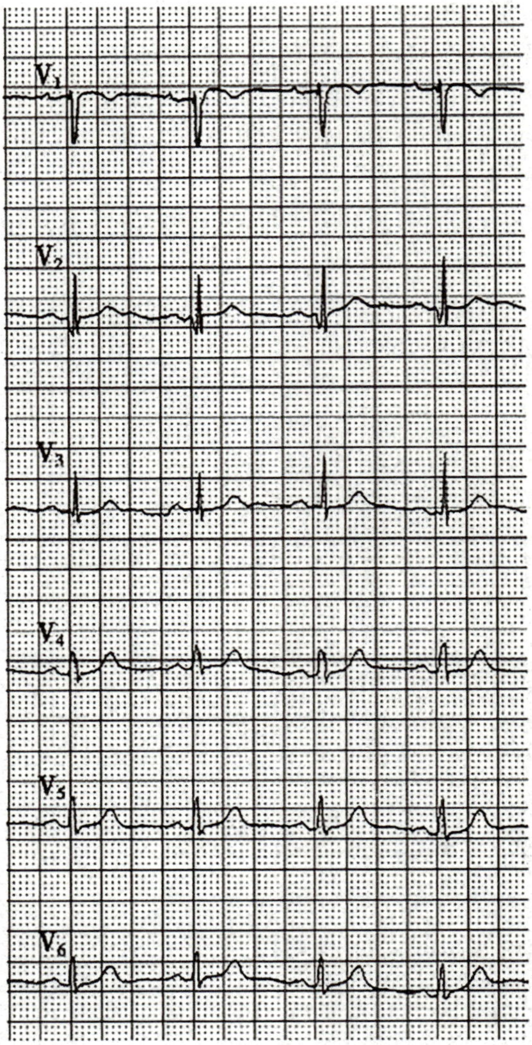

$V_1 \sim V_3$呈 qrs 或 qRs 型。

图 1-6　陈旧性前间壁心肌梗死

（四）加做右胸或后壁导联

（1）常规 12 导联心电图提示急性下壁心肌梗死的患者，要求做 18 导联心电图，以帮助判断右心室、后壁是否受累（图 1-8）。

（2）建议怀疑急性冠脉综合征的患者皆做 18 导联，一旦患者发生病情变化可作为对比。

（五）采用特殊记录方式，增加 P 波的可识别性

（1）Lewis 导联：将右手电极（红）置于胸骨右缘第 2 肋间（方法一）或胸骨柄上（方法二），左手电极（黄）置于胸骨右缘第 4 肋间的Ⅰ导联记录（图 1-9）。

（2）食管电极记录：左房与食管毗邻，将食管电极置于左房的后方，并与胸导相连，可记录到清楚的 P 波。

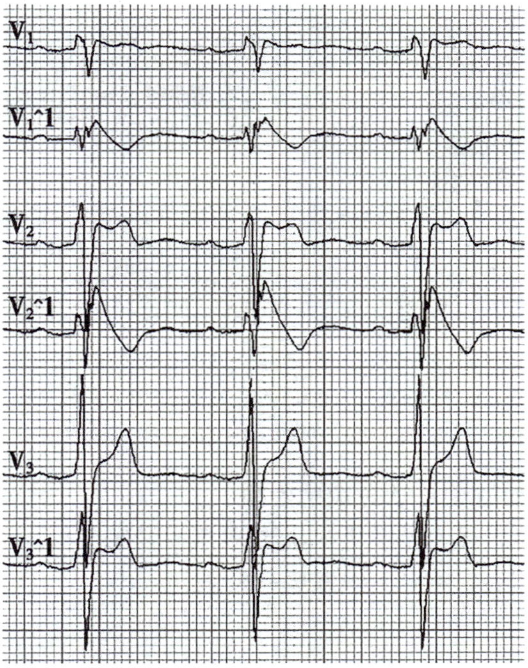

V_1^1，V_2^1，V_3^1 分别代表上一肋间记录的 V_1，V_2，V_3 导联；示 Brugada 综合征患者，标准心电图呈 2 型 Bruagada 心电图表现，上移 1 肋间记录后，图型为典型 1 型改变。

图 1-7　V_1～V_3 上移一肋间记录

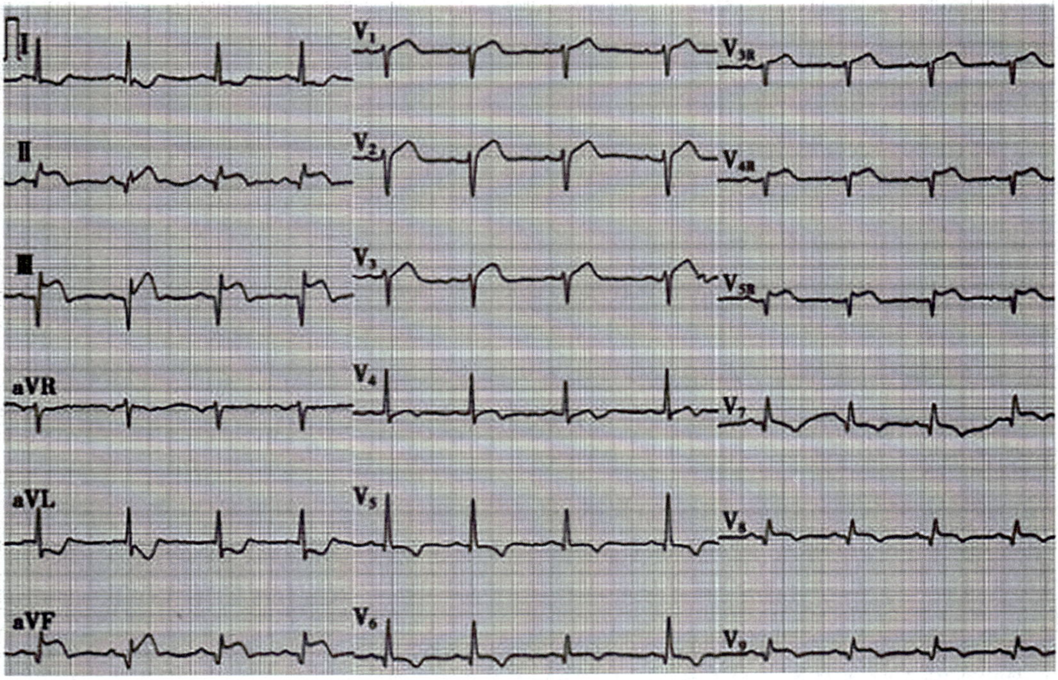

急性下壁合并右心室与后壁心肌梗死。

图 1-8　18 导联心电图

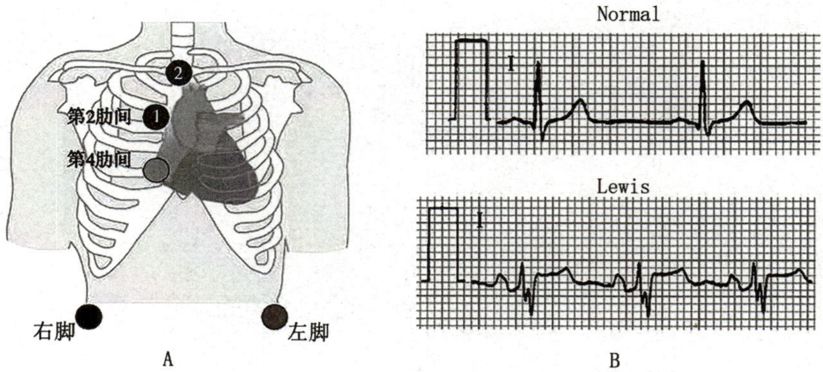

A.Lewis 导联示意图。B.同一患者 Lewis 记录时的 P 波较常规记录时明显。Normal 为正常。

图 1-9　Lewis 导联

(六)Valsalva 动作辅助鉴别心动过速的性质

Valsalva 动作是令患者行强力闭呼动作,即深吸气后紧闭声门,再用力做呼气动作。该动作可减慢心室率,从而暴露心房波,有利于观察房室关系。

(张洪涛)

第三节　心电图判读的技巧与步骤

一、结合病史进行心电图判读

(一)通过心电图检查结果或患者体征判断基础疾病

为患者行心电图检查的临床医师或心电图医师需掌握诊断学相关内容。

1.通过心电图检查结果推断基础疾病

与心脏疾病密切相关的症状依次有呼吸困难、心悸、胸痛、发绀、水肿、咳嗽与咳痰、晕厥等。接诊医师凭心电图申请单上的“只言片语”,从中有可能推断出患者的基础疾病。

(1)劳力性胸痛:指向心绞痛,基础疾病极有可能是冠心病。

(2)劳力性气促:指向心功能不全,其常见基础疾病包括了所有心脏疾病;呼吸系统疾病同样也可以表现为劳力性气促。

(3)心悸:心悸存在时间长,如数天、数周、数月甚至数年,指向期前收缩,或者 3～5 个连发期前收缩,指向“短阵心动过速”的可能性大;若是“突发突止”十分明确,指向阵发性发作类的心律失常,如阵发性室上性心动过速、阵发性心房扑动、心房颤动,少数也有可能是阵发性室性心动过速等。

2.通过症状或体征推断基础疾病

接诊医师应善于“察言观色”,患者的某些症状或体征,如发绀、水肿,甚至呼吸困难等,为基础疾病也提供了很多信息。

(1)发绀:①发绀伴呼吸困难常见于重症心、肺疾病及急性呼吸道梗阻、大量气胸等。②发绀伴杵状指(趾)提示病程较长,主要见于发绀型先天性心脏病和某些慢性肺部疾病。③发绀伴意识障碍主要见于中毒、休克、急性肺部感染或急性心力衰竭等危重症。

(2)水肿:①局部水肿,如一侧下肢水肿,要注意有无下肢静脉血栓形成。②全身性水肿,常见的有心源性、肝源性、肾源性和内分泌源性等。

(二)通过既往史判断患者是否安装起搏器

安装了起搏器的患者,如遇到无临床资料、无起搏器资料、无既往资料等时,偶因心电图显示的起搏脉冲不明显而误判(图 1-10),可通过询问病史、找囊袋、问价格、问年限等,明确患者是否植入起搏器,并获得初步信息。

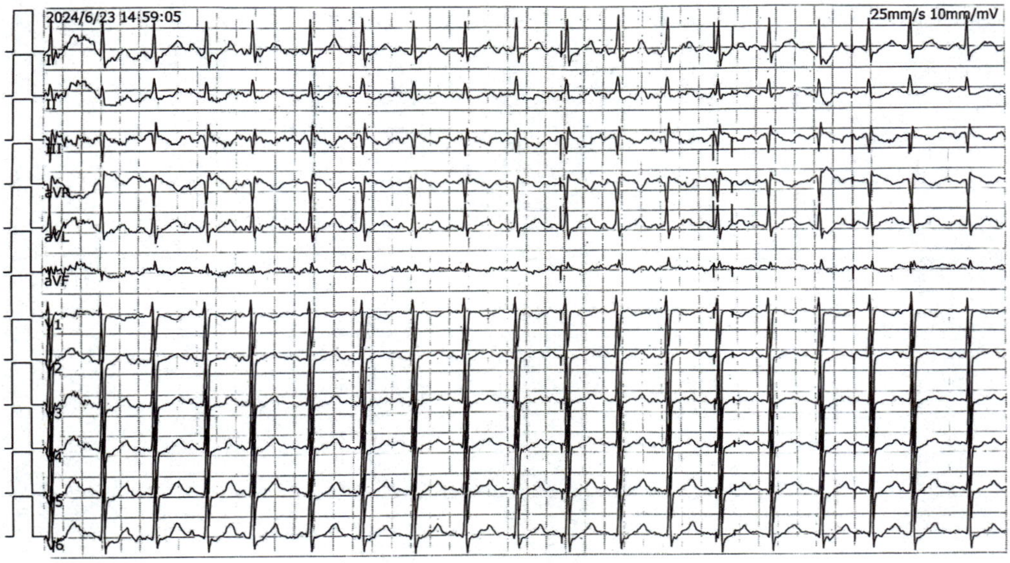

图 1-10 起搏心电图误认为左束支传导阻滞

(1)因"心率慢"安装了起搏器,价格约 3 万元,可能是单腔 AAI 起搏器。近年安装单腔起搏器的患者已经越来越少了。

(2)因"传导阻滞"安装了起搏器,价格在 5 万～8 万元,可能是双腔起搏器。

(3)因"晕厥"安装了起搏器且心率不慢,价格在 10 万元或以上者,可能是 ICD。

(4)因"心力衰竭"安装了起搏器,价格在 12 万～15 万元或者更高,可能是 ICD 或心脏同步化治疗的三腔起搏器(CRT-P/D)。

(5)因起搏器植入后数天感不适就诊者,可能是起搏导线接触不良、脱位等;如果是起搏器植入后 5～8 年甚至更长时间来诊,可能是电池耗竭或电极磨损等。心电图上可能会显示起搏、感知功能不良等表现。

二、心电图判读的主要步骤

(一)一般浏览

包括标注相关信息、确认定标和走纸速度、判断导联正确性等。

(1)有无标记记录日期和时间、患者姓名;有无标注相应临床表现,如胸痛发作或胸痛缓解,特殊处理如用药或电复律(必要时)等。

(2)确认定准电压、走纸速度,应注意心电图记录仪会根据电压情况自动使部分或全部导联电压减半或加倍;有无导联标记错误,或图和标识不对应;是否有增加特别记录图等。

(3)伪差的识别和鉴别。产生伪差的原因很多,大致上是因为肌电干扰、患者突然的动作、电极接触不良、仪器故障、纸槽卡纸等因素造成的,其中操作技术不细致周全占绝大多数。因此,分析一份心电图时要注意有无肌电干扰、交流电干扰、基线标移,甚至胸导联电极脱落等(图 1-11、图 1-12)。解决的办法包括让患者放松、保暖、电极接触部位擦拭酒精或清水、定期检查和保养心电图记录仪等。

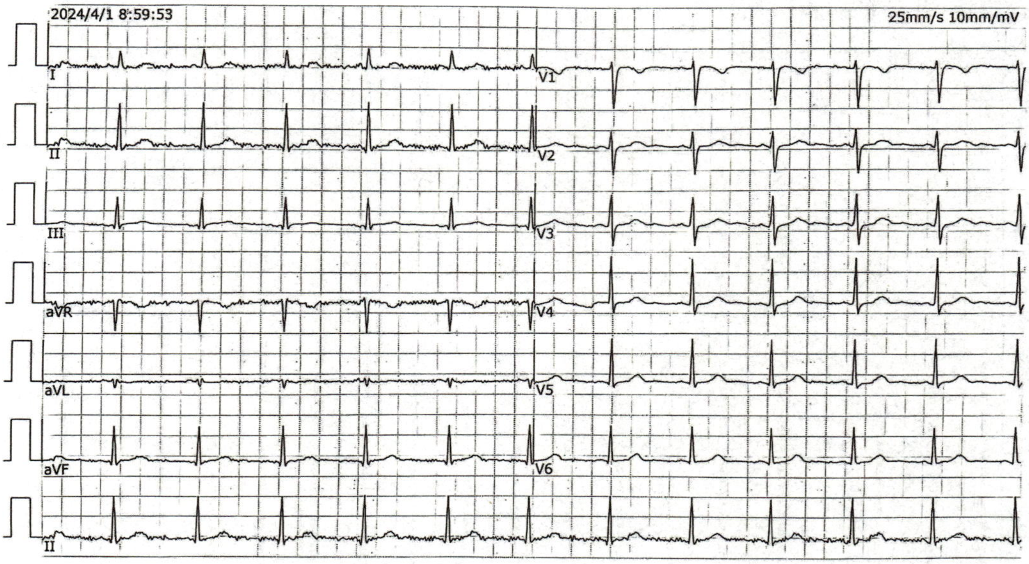

图 1-11　心电记录干扰与伪差

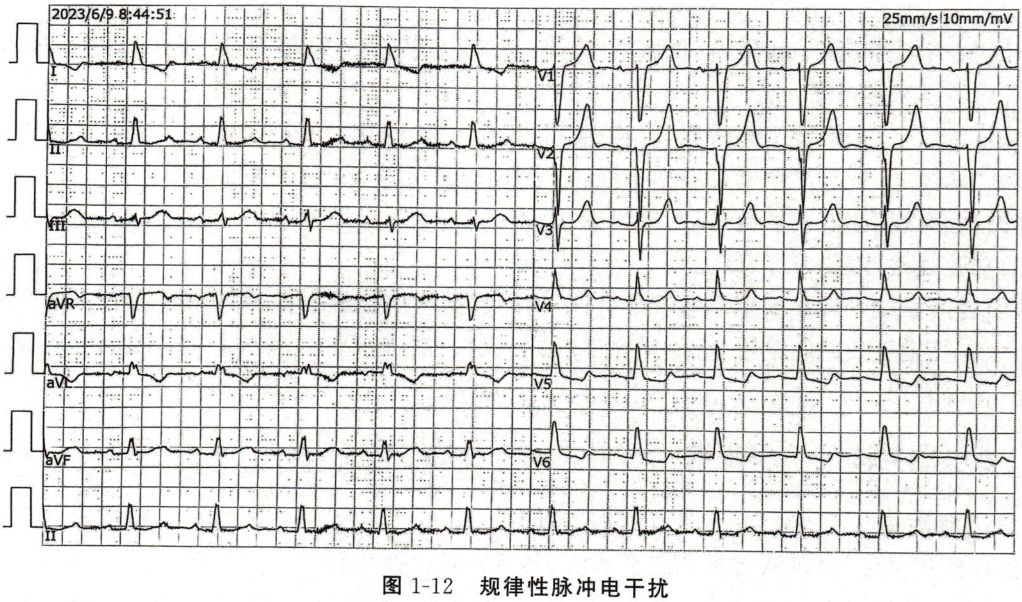

图 1-12　规律性脉冲电干扰

(二)确定主导心律

首先辨认 P 波。

(1)根据 P 波的有无、形态、顺序及与 QRS 波群的关系，确定基本心律是窦性心律还是异位心律。

(2)可手动选择 P 波清晰的导联，通常为Ⅱ导联或 V_1 导联，也可以是 P 波清晰的其他导联，将这些导联描记得稍微长一些，这样才能够看清 P 波的规律性，并根据 P 波的特点确定基本心律。①P 波有以下特点，如在Ⅰ、Ⅱ、aVF、V_4～V_6 导联直立，aVR 导联倒置，可以诊断为窦性心律。②如果不完全符合上述特点，但 P 波有一定规律性，可将其视为心脏的基本节律，或者暂时视为“窦性心律”或“房性心律”。③仅见到窄 QRS 波群且 RR 间期等距，折算心率在 40～60 次/分，无相关 P 波；或者有相关 P 波但却是逆行 P′波，P′波出现在窄 QRS 波群之前且 P′-R＜0.12 秒，或者 P′波出现在窄 QRS 波群之后且 R-P′＜0.20 秒，可诊断基本节律是交界性逸搏心律。④仅见到宽 QRS 波群且 RR 间期等距，折算心率＜40 次/分，无相关 P 波，可诊断基本节律是室性逸搏心律。⑤P 波消失，代之以一系列不规则的“f”波，且 RR 间期不等，基本节律是心房颤动。⑥P 波消失，代之以锯齿样的大“F”波，RR 可规则或不规则，可诊断基本节律为心房扑动。

(三)关注心室除极产生 QRS 波群的形态

(1)正常心室除极是左、右心室差不多同时开始的，产生的 QRS 波群其宽度＜0.11 秒；这种宽度的 QRS 波群被称为正常(宽度)的、窄的、室上性的 QRS 波群，表示其电指令来自窦房结、心房或房室交界区等室上性组织。

(2)当 QRS 波群≥0.12 秒时，称为宽 QRS 波群。见于室性异位激动、室上性激动伴差异性传导、预激综合征或室上性激动经旁路前传等三种情况，需要鉴别。

(3)心室是心脏最重要的部分，其电指令的来源和频率的快慢直接决定心室跳动的方式，并与预后相关。因此谨记针对心室电激动的“宽、窄、快、慢”，这四个字是理解临床心电图的精髓。

(四)辨别 P 波与 QRS 波群的关系

仔细辨认或寻找 P 波与 QRS 波群之间为从属/序列关系，还是重叠关系。

(1)确立窦性节律是否真正保证了房室顺序的电激动。若是，则观察是正常窦性心律，还是窦性心动过速或窦性心动过缓。

(2)确立在窦性节律基础上，是否发生了快速型心律失常(如期前收缩)或者缓慢型心律失常(如传导阻滞)。

(3)若 P 波与 QRS 波群之间仅为重叠关系，可考虑房室分离，包括干扰性房室脱节或三度房室传导阻滞等。

(4)根本无法辨认出 P 波，只有超过 100 次/分的快频 QRS 波群。①窄 QRS 波群且 RR 间期整齐者，多考虑为阵发性室上性心动过速、房室比例一致的心房扑动，小部分为分支型室性心动过速。②窄 QRS 波群且 RR 间期不整齐者，考虑为心房颤动、房室比例不一致的心房过速或心房扑动。③宽 QRS 波群且 RR 间期基本整齐者，首先考虑为室性心动过速，小部分为室上性心动过速伴差异性传导、旁路前传参与的室上性心动过速。④QRS 波群有宽有窄，且 RR 间期不整齐者，以预激综合征合并心房颤动可能性最大。

(5)根本无法辨认出 P 波，只有 60 次/分以下的慢频率、窄 QRS 波群且 RR 间期整齐者，多考虑为交界性逸搏心律；若频率在 70～130 次/分，则考虑为加速性交界性自主节律或室上性心动过速。

(6)根本无法辨认出P波,40次/分以下的慢频率、宽QRS波群且RR间期整齐者,多考虑为室性逸搏心律;若频率在50～100次/分,则考虑为加速性室性自主节律。

(五)测量各波形宽度、高度或偏移

P波宽度和高度、P-R间期、QRS波群宽度和高度、Q-T(QTc)间期、ST段的偏移及T波的宽度和高度;必要时测量P-J间期(用于宽QRS波群鉴别诊断),测量P-P、R-R间距。

测量P-P或R-R间距以计算心房率和心室率:在每一个P波之后均有QRS波群者,心房率等于心室率,只要计算心室率即可。如有明显心律不齐,且心房率和心室率不相等时,则应分别计算心房率和心室率。

(1)测量P-R间期应注意:在心率过快或P-R间期延长的病例中,P波常重叠在前一个心动周期的T波上,或者完全被掩盖而不能看出,或者在T波的下降支形成一个切迹而被误认为u波,故应仔细核对以免误判。没有P-R间期可测量的情况(如心房扑动、心房颤动),或者P波与QRS波群无固定关系者(如完全性房室传导阻滞),P-R间期可以不测量。P-R间期有规律性改变时,如二度Ⅰ型房室阻滞的文氏现象,可以将最短和最长的标注出来。

(2)测量Q-T间期应注意:在V_2或V_3导联上测量QT间期最为准确;测量时勿将异常明显的u波计算在内,当T、u融合难以辨认T波终点时,通常选择u波不明显的导联(aVR或aVL)来测量,或沿T波降支最陡峭的部分做切线,其与等电位线的交点作为T波终点;有时u波振幅较大,T、u融合难以与T波切迹相区分,可测量双峰顶点之距离,如>150毫秒则一般认为是T、u融合。目前测量QTc仍以Bazett公式计算,因需RR间期的测量值,于心房颤动者取RR间期平均值代入。

$$QTc = QT/\sqrt{RR\text{间期}(S)}$$

(六)测定QRS波群平均电轴

测定QRS波群的平均电轴,并判断是否有心脏转位。

(1)QRS波群电轴是指额面上心室除极综合向量的方向。可根据肢体导联Ⅰ、Ⅲ的QRS波群电压值进行测定。常用的目测法是观察Ⅰ、Ⅲ导联QRS波群的主波方向,口诀有说"尖对尖,向右偏;口对口,向左走"。如目测法有左偏或右移时,应分别测量Ⅰ、Ⅲ导联上QRS波群正、负向的代数和,用查表法写出电轴的"准确"偏移度数。目前所用的多导心电图机均能自动测量,或直接参阅其值。

(2)心脏转位:判断心脏转位的方向是自心尖部向心底部观察。正常时V_3或V_4导联R/S大致为1,为左、右心室过渡区波形。如果正常V_3或V_4的波形出现在V_5、V_6导联上,就叫作顺钟向转位;反之,正常V_3或V_4的波形出现在V_1、V_2导联上,则称为逆钟向转位。这种转位图形在正常人也可见到,并非都是心脏解剖上的转位,其临床意义需要根据其他情况综合判断,不能作为一个单独的诊断标准。

(王妨娥)

第二章　心律失常的心电图判读

第一节　窦性心律失常

一、窦性心动过速

（一）窦性心动过速的诊断标准

心电图符合窦性心律的诊断标准，而频率>100次/分者，诊为窦性心动过速，简称窦速。在年轻人中心率可达180次/分，在儿童中可达230次/分（图2-1）。

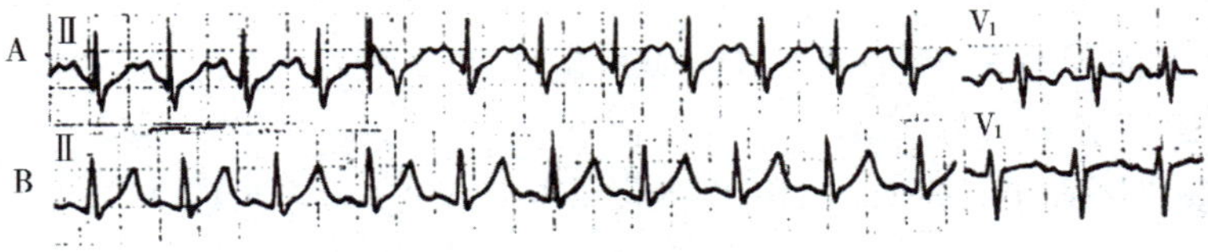

图2-1　窦性心动过速

（二）窦性心动过速的鉴别诊断

当窦性心动过速的频率达到160次/分左右，仅靠心电图不一定能与阵发性室上性心动过速鉴别开来。此时需结合临床考虑属于哪一种心动过速。以下几点可供鉴别时参考。

（1）窦性心动过速见于发热、结核病、甲亢、心肌炎、贫血、血容量不足时，而使用引起心率加快的某些药物（如肾上腺素、阿托品等）之后，通常也可使心率加快。而室上性心动过速（简称室上速）与上述原因无必然联系。

（2）窦性心动过速是逐渐发生的，室上速的特点是突发突止。

（3）窦性心动过速的P波若能辨认，在aVR导联是倒置的，且P-R间期≥0.12秒。阵发性房性心动过速的P波虽然在aVR导联也可以是倒置的，但常比正常窦性P波小。阵发性交界性心动过速的P波在aVR导联是朝上的，P-R间期小于0.12秒。

（4）机械刺激副交感神经，如压迫双侧眼球、刺激咽部黏膜、压迫颈动脉窦等，有时可使部分室上速突然停止；而对窦性心动过速则是使心率逐渐减慢，刺激停止后窦速复原。

（5）窦性心动过速的频率常<160次/分，而室上速的频率常≥160次/分。

（6）窦性心动过速可随运动稍有增加，而室上速的频率与运动无关。

图 2-1 来自脑肿瘤患者。图 A 中 $P_{Ⅱ}$↑,P-R 间期 0.12 秒,P-P 间距 0.40 秒,心率 150 次/分,为窦性心动过速。Ⅱ导联的 QRS 波形态呈 qRs 型,$S_{Ⅱ}$增宽,V_1 呈 M 型,QRS 波时间 0.08 秒,为不完全性右束支传导阻滞表现,是频率依赖性右束支传导阻滞(或 3 相阻滞)。图 B 是心率减慢时的Ⅱ导联和 V_1 导联心电图。$P_{Ⅱ}$↑,P-R 间期 0.12 秒,P-P 间距为 0.46 秒,心率 130 次/分,仍为窦性心动过速。但因比图 A 心率减慢,V_1 的 QRS 波形态由 M 型恢复为 rS 型,$S_{Ⅱ}$不再增宽,说明右束支的 3 相阻滞随心率减慢而消失。

二、窦性心动过缓

窦性心动过缓的诊断标准:心电图符合窦性心律的诊断标准,而频率<60 次/分者诊为窦性心动过缓(图 2-2)。正常时常见于喜爱运动者,病理情况下常见于病态窦房结综合征。

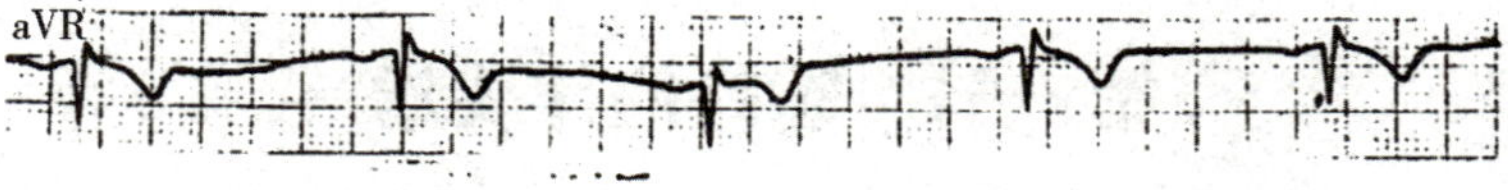

P_{aVR}↓,P-R 间期 0.18 秒,P-P(R-R)间距 1.24～1.28 秒,基本整齐,窦性心律,心率 48 次/分,<60 次/分,诊断为窦性心动过缓。

图 2-2　窦性心动过缓

三、窦性心律不齐

窦性心律不齐是由于窦房结发放冲动的节律紊乱所致。此时,心室和心房的节律也同样不规则。每个 QRS 波群之前均有 P 波存在,且 P-R 间期正常。窦性心律不齐最常见于儿童和青年人,到成年人则倾向于消失,但到老年却又重新出现。

(一)窦性心律不齐的诊断标准

心电图符合窦性心律的诊断标准,但 P-P 间期不等,相差>0.12 秒(图 2-3)。

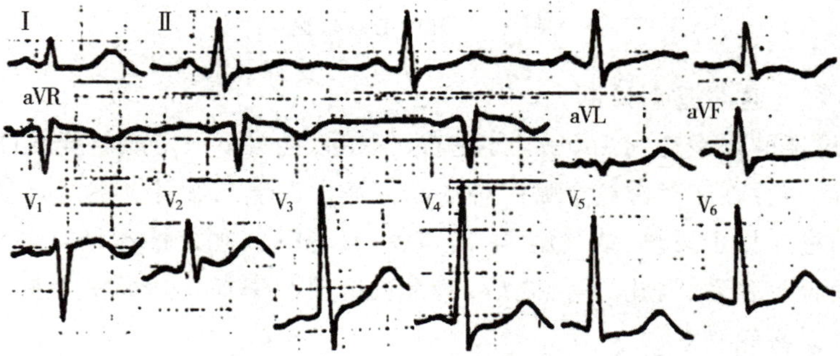

图中 P_{aVR}↓、$P_{Ⅱ}$↑,为窦性心律。由 aVR 导联测知,P-P(R-R)间距 1.03～0.86 秒,相差 0.17 秒,>0.12 秒,为窦性心律不齐。

图 2-3　窦性心律不齐

(二)窦性心律不齐的分类

1.原发性窦性心律不齐

(1)呼吸周期性窦性心律不齐:最常见,在儿童中尤为明显。特点是 P-P 间距随吸、呼气呈周期性逐渐缩短及延长,深呼吸时上述变化更明显,甚至最长的 P-P 间距可为最短的 P-P 间距的两倍以上,屏气后窦性心律不齐即消失。

呼吸周期性窦性心律不齐的产生原理：①呼吸时肺泡受到刺激，通过神经反射，使交感神经与迷走神经张力发生周期性改变。吸气时肺循环或体循环（主动脉根部和颈动脉窦等）中的末梢感受器受刺激，而下视丘和延髓中的心脏-呼吸神经中枢波动，引起交感神经兴奋，使心率加快；呼气时迷走神经兴奋，使心率减慢。②呼吸中枢本身周期性地传出激动，通过神经作用，使窦房结的自律性强度呈周期性增减。

（2）非呼吸周期性窦性心律不齐：P-P 间距长短与呼吸周期无关，屏气后窦性心律不齐并未消失。

（3）病理性呼吸性窦性心律不齐：见于潮式呼吸，呼吸幅度增大时心率减慢，呼吸幅度减小时心率加快。

2.继发性窦性心律不齐

（1）室相性窦性心律不齐：多见于二度、高度或完全性房室传导阻滞时，也可见于某些室性期前收缩或交界性早搏中。含有 QRS 波的两个窦性 P 波之间的时距短于两个不含有 QRS 波的窦性P 波之间的时距。产生原理：①心室的机械性收缩使窦房结的血供增加，窦房结自律性增强，频率加快，P-P 时距缩短。②心室收缩使心房内压力升高，通过明氏反射抑制迷走神经，增强了窦房结的自律性，使 P-P 时距缩短。③心室收缩牵动窦房结，使其自律性增强。④当窦性激动被阻滞时，心室血液充盈增多，窦房结动脉压降低，血供减少，则窦房结自律性降低，P-P 时距延长。

（2）窦性节律重整或抑制后窦性心律不齐：在某些室上性期前收缩或伴有逆 P 的室性期前收缩后，最初数个窦 P 的节律不齐，大多先慢后快，期前收缩后的第一、第二个窦性 P-P 间距较期前收缩前的窦性 P-P 间距为长。这是因为期前收缩逆行激动了窦房结，引起了窦房结的节律顺延，并对窦房结产生了抑制作用，使其自律性暂时降低，以致期前收缩后的窦性 P-P 间距延长，以后又逐渐恢复为正常的窦性周期，这是一种抑制后起步现象。

（3）神经性窦性心律不齐：如压迫颈动脉窦或眼球后，或某些疾病导致颈动脉窦神经反射而产生的窦性心律不齐。

各种窦性心律不齐的程度可以较为明显，P-P 时间的差别一般不超过一个最短的 P-P 时间，但少数可超过 2 倍。此时需与窦性停搏及二度窦房传导阻滞相鉴别。

四、游走性起搏点

窦性起搏点可以从窦房结的上部移到窦房结的下部（尾部），或者从窦房结移到房室交界区，起搏点的这种位移现象，称为游走性起搏点。

（一）游走性起搏点的原因

（1）迷走神经兴奋和各种拟迷走神经药物均可使起搏点移位。这种拟迷走神经作用在窦房结和房室交界区的细胞中比在心肌传导纤维中更明显，所以心房传导路径可能是异位起搏点出现的部位。尽管两侧迷走神经都支配窦房结和房室交界区，但窦房结主要还是受右侧迷走神经支配，而房室交界区则主要受左侧迷走神经支配。刺激两侧迷走神经能引起心搏显著变慢，单独刺激左侧迷走神经，则易引起 P-R 间期恒定型（Ⅱ型）二度房室传导阻滞。

（2）随呼吸周期所引起的迷走神经紧张性变化，也可使起搏点发生规律性位移。在吸气时自律性纤维过度伸展，自律性增强。

（3）异位性期搏动（如窦房结周围的房性期前收缩）可暂时地抑制窦房结，形成游走性起搏点。

(4)在窦房传导阻滞时，潜在起搏点不定期地夺获了心房，并发放和传播可使窦房结除极化的冲动，从而抑制了窦房结。

(二)游走性起搏点的分类诊断

1.窦房结内的游走性节律

必须同时具备以下两条：①窦性P波，P_{aVR}倒置。②在同一导联中随着心率快(即P-P间期短)、慢(即P-P间期长)的变化P波振幅由高变低，P-R间期由长变短(但P-R间期必须>0.12秒)。较高P波和长P-R间期见于起自窦房结头部较快的激动；较低P波和短P-R间期见于起自窦房结尾部的激动。

2.自窦房结到房室交界区的游走性节律

诊断条件：①必备条件是在同一导联中，随着心率快慢的变化，P波大小、形态及方向逐渐发生变化，从窦性P波(P_{aVR}倒置，P_{II}直立)逐渐演变成房室交界性P波(P_{aVR}直立，P_{II}倒置)。②P-R间期由≥0.12秒逐渐演变成<0.12秒(图2-4、图2-5)。

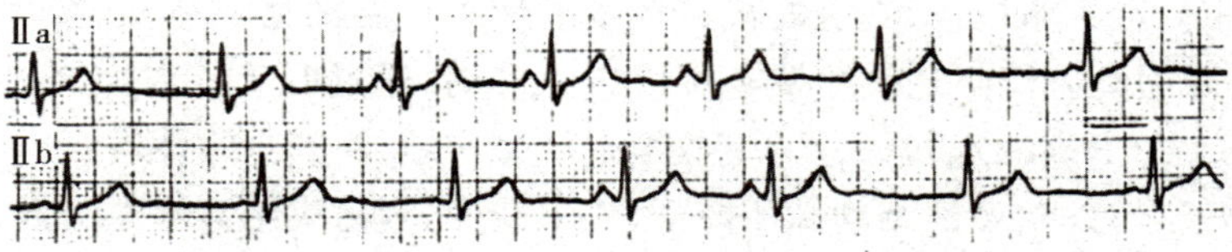

图中，Ⅱa和Ⅱb是Ⅱ导联连续记录，Ⅱa和Ⅱb两行中间部分的搏动P波高大，两端P波低小，所有P波后面均继以室上性QRS波。P-P间距不等，由0.80秒至1.12秒，P-P间距长者P波低小，P-R间期短(最短者0.07秒)；P-P间距短者P波高大，P-R间期长(最长者0.14秒)。心电图诊断：窦房结至房室交界区的游走节律。

图2-4 窦房结至房室交界区的游走节律

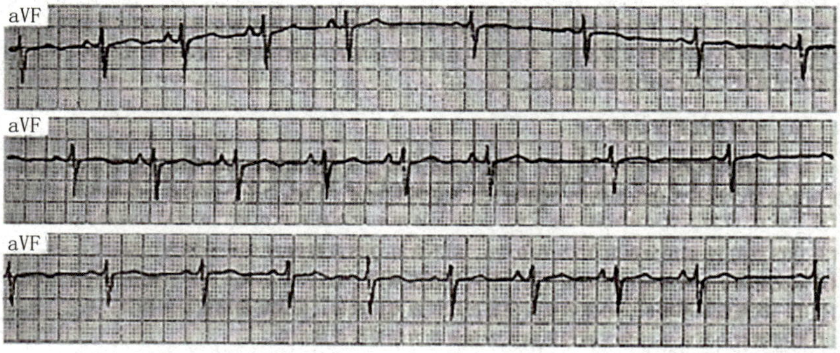

P波形态、振幅、PR间期及P波的频率都有较明显的变化，频率较快时P波较高尖，PR间期0.14秒，频率较慢时P波低平，PR间期0.16秒，提示为窦窦房结至房室交界区的游走心律。

图2-5 窦房结至房室交界区的游走节律

因呼吸影响心脏位置，P波的大小和方向在同一导联中可能有变化，但仅见于Ⅱ、aVL、aVF导联中，且P-R间期无变化。

五、窦性停搏

窦房结在较长时间不能产生和发出激动，致使心房和心室未被激动而暂时停搏，称窦性停搏。

(一)窦性停搏的心电图特征

若心电图上出现一个长短不一的无窦性P波的长间歇,不是窦性周期的整数倍数,这种无窦性P波的长间歇被诊为短暂性或较久性窦性停搏。若全部心电图上均不见窦性P波,即诊为持久性或永久性窦性停搏。短暂性及较久性窦性停搏,可继发或不继发逸搏;持久性或永久性原发性窦性停搏,必然继发逸搏心律或过缓的逸搏心律,否则将导致全心停搏,心电图表现为等电位线。

窦性停搏后的继发性心律:①交界性逸搏或逸搏心律,最常见(图2-6)。②室性逸搏或逸搏心律。③房性逸搏或逸搏心律。④全心停搏(即交界性停搏、室性停搏或房性停搏同时发生),可以是短暂的,也可以是永久性的。

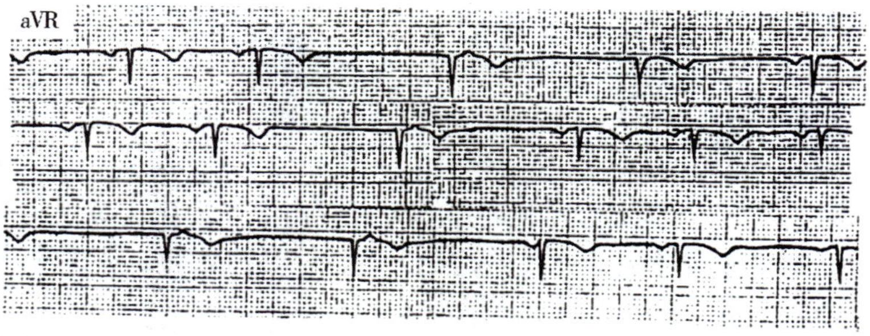

本图是aVR导联的连续记录。基本心律为窦性,$P_{aVR}\downarrow$、P-R间期0.16秒,P-P间距0.92～1.20秒,为窦性心律不齐,平均窦性心动周期1.01秒。第1行的第2个搏动(为窦性搏动)和第5个搏动(为窦性搏动)之间未见窦性P波,第3个搏动为交界性,R-P′间期0.08秒。第4个搏动与第3个搏动的间距为1.40秒,和第3个搏动至第2个搏动的间距相等,为交界性逸搏的固有周期。第4个(交界性)QRS波之后的0.08秒本应有一个向上的逆P,但却没有,是因在逆P位置有一个窦性P波与交界性逆P共同形成房性融合波。由于自窦房结向下除极心房的向量和自房室交界区向上除极心房的向量基本相等,故房性融合波的振幅为0。自第2个窦性P波至房性融合波的距离为3.12秒,不是窦性搏动周期(1.01秒)的整数倍数,故3.12秒的长间歇为窦性停搏伴交界性逸搏。同理,自第2行的第2个搏动之前的窦性P波至第4个搏动之前的窦性P波的长P-P间距为2.73秒,自第2行的最后一个搏动的窦性P波至第3行的第3个搏动(其QRS波为交界性,其前的P波为窦性)之前的窦性P波间距为4.28秒,均不是窦性搏动周期的整数倍数,故为窦性停搏伴交界性逸搏。但由于存在窦性心律不齐,二度Ⅱ型窦房传导阻滞或高度窦房传导阻滞伴交界性逸搏的诊断不完全排除。

图2-6　窦性停搏伴交界性逸搏

(二)窦性停搏的鉴别诊断

1.持久性或永久性窦性停搏须与下列心律失常鉴别

(1)明显的窦性心动过缓频率低于合并的房性逸搏心律或伴有室房传导的交界性或室性逸搏心律。若在同一次或其他次心电图上,窦性心动过缓的频率超过了逸搏心律的频率,呈现为单纯窦性心动过缓(或窦缓与逸搏心律形成干扰性脱节),则有助于窦缓的诊断。

(2)完全性窦房传导阻滞。当其他次心电图上曾有二度窦房传导阻滞时,有利于完全性窦房传导阻滞的诊断。由于单凭体表心电图不能鉴别持久性窦性停搏和完全性窦房传导阻滞,故遇此情况,宁愿诊为窦性停搏。

(3)伴有室房传导的交界性逸搏心律逆P波埋在QRS波中。此时,交界性激动的室房传导侵入窦房结,引起一系列的窦性节律顺延。当交界区内的起搏点发生转移,埋在QRS波中的逆行P波显露出来时，方可确诊。若采用食管内导联，因逆P波振幅增大，有助于诊断。

(4)窦室传导。因弥漫性完全性心房肌传导阻滞，窦性激动只能沿房内束下传至房室交界区及心室肌，形成QRS波，但不能激动丧失了兴奋性和传导性的心房肌，故P波缺如。有助于诊断窦室传导的要点是：高血钾，临床上有导致高血钾的病因；QRS波宽大畸形；T波尖耸如篷状。

(5)窦性心律伴心房肌电麻痹。如在心电图动态观察中，看到P波消失之前有波幅的逐渐减低(反映心房肌的兴奋性逐渐丧失)，却不伴有P波频率的逐渐减慢，或P波宽度逐渐增加(反映心房肌传导性逐渐减退)，则可诊断为心房肌兴奋性丧失。此时P波缺如，但可有宽大畸形的室性逸搏心律或交界性逸搏心律伴室内差异传导。心房肌的电麻痹与窦室传导的区别是，前者宽大畸形的QRS波频率比窦P消失前的P波频率慢，是交界区以下部位的逸搏频率；而后者宽大畸形的QRS波频率与窦P消失前的P波频率一致。

2.短暂性窦性停搏须与下列心律失常鉴别

(1)埋在T波中未下传的房性期前收缩。由于这种房性期前收缩的代偿间歇是不完全的，长间歇不是窦性周期的2倍而像窦性停搏。

(2)明显的窦性心律不齐的慢相。窦性心律不齐的慢相P-P间距不是快相P-P间距的整倍数，而貌似窦性停搏，但快相与慢相之间的P-P间距长短不一，有渐慢与渐快的过渡阶段，有利于窦性心律不齐的诊断。

(3)二度Ⅰ型(文氏型)窦房传导阻滞。此时，长的P-P间距逐渐缩短，然后突然延长，P-P间距呈周期性变化，可以借此与窦性停搏鉴别。

(4)二度Ⅱ型窦房传导阻滞。此时，无窦P的长间歇是窦性周期的整数倍，但若在窦性心律不齐基础上发生的二度Ⅱ型窦房传导阻滞，就很难与窦性停搏鉴别。

(三)窦性停搏的病因

原发性窦性停搏可见于：①冠心病、急性心肌梗死、心肌炎和心肌病等心肌损害时。②药物(如洋地黄、奎尼丁等)过量或中毒时。③迷走神经张力亢进的正常人也可发生短暂的窦性停搏。继发性窦性停搏只发生在各种快速心律失常(如期前收缩性房速、心房扑动、心房颤动及交界性心动过速等)突然停止后，是窦房结起搏点的自律性受到心动过速的超速抑制而发生的一种短暂的窦性停搏。

六、病态窦房结综合征

病态窦房结综合征(sick sinus syndrome，SSS)又称窦房结功能障碍综合征，系由于窦房结及其周围组织的器质性病变造成起搏和传导功能异常，以致产生一系列心律失常和血流动力学障碍，从而造成心、肾、脑供血不足的一组综合征，严重者可发生阿-斯综合征或猝死。

病态窦房结综合征的病理改变，包括缺血、炎症、退行性变、纤维化、窦房结动脉闭塞等。病变范围除窦房结之外，尚可波及心房或房室交界区，如波及束支及浦氏纤维，称为“全传导系统缺陷”。病因包括冠心病(占50%)、心肌病(占15%)、心肌炎(占5%)，其他还有风心病、克山病、家族性窦房结病、结缔组织病、代谢病、退行性变等，而原因不明者占20%。

病态窦房结综合征的心电图表现如下。

(一)主要的心电图表现

窦房结功能衰竭：①明显呈间歇性或持续性出现的长时间窦性心动过缓(图2-7)，窦性心律多数时间频率≤50次/分；同时阿托品试验阳性(即注射阿托品后窦性心律频率<90次/分)。②窦房传导阻滞(图2-7)。③窦性停搏(持续2秒以上)。

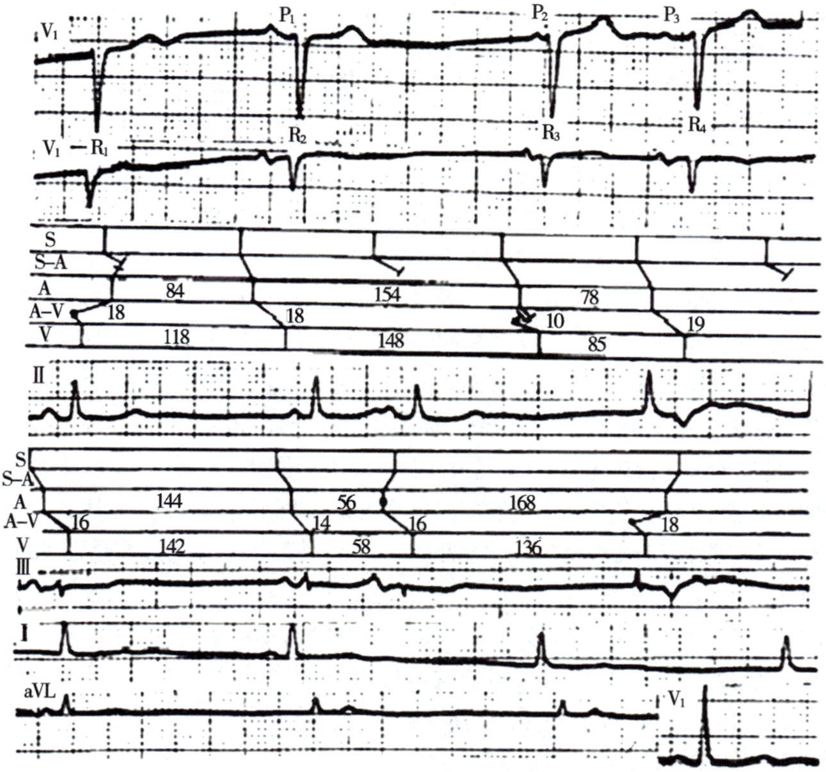

窦房结功能衰竭的基础上发生短阵的快速室上性心律失常。

图 2-7　病态窦房结综合征

(二)次要的心电图表现

(1)在窦房结功能衰竭(表现为心率缓慢)的基础上发生短阵的快速的室上性心律失常,如房性期前收缩(图 2-7)、房性心动过速、心房扑动、心房颤动及交界性心动过速等。发作终止时出现一较长时间的窦性停搏(≥2 秒),然后再恢复缓慢的窦性心律。此即所谓心动过速-心动过缓综合征(快-慢综合征)。快速房性心律失常的原因主要是心房肌本身病变所致,此外,心动过缓对心房肌的电生理产生了不良影响。

(2)房室交界区功能障碍:由于窦房结功能衰竭,常出现异位被动心律-逸搏心律。这是对窦房结功能衰竭的代偿,对保持有效血液循环(即保障生命)有重要意义。逸搏的类型包括:①交界性逸搏心律(频率 40～60 次/分),最常见,反映交界区自律功能良好。②过缓的交界性逸搏心律(频率＜35 次/分或逸搏周期＞2 秒),反映交界区自律功能减退,是“双结病变”的证据之一。③室性逸搏心律(频率25～40 次/分)或过缓的室性逸搏心律(频率＜25 次/分),提示有交界区自律功能衰竭(交界性停搏),是“双结病变”的证据之二。除了过缓的交界性逸搏心律、交界性停搏(或室性逸搏心律)之外,亦可出现二度、三度房室传导阻滞。当窦房结功能衰竭合并房室结自律功能减退或丧失,或合并房室传导阻滞时,即称为“双结病变”。

(3)心室停搏:心电图表现为未见任何波形的等电位线(持续时间达 2 秒以上),是昏厥、阿-斯综合征和猝死的直接原因。全心停搏反映在“双结病变”基础上,出现房性和室性起搏点自律功能的暂时或持久丧失。

为了明确诊断,可进行电生理检查,测定窦房结恢复时间(正常值＜1 400 毫秒)和校正的窦房结恢复时间(正常值<550毫秒)。也可做24小时动态心电图(Holter)检查,查明患者24~48小时内最快和最慢的心律,是否有短阵室上速或心房颤动,最重要的是查明24~48小时内最长的R-R间隔,若R-R间隔长达2.5~3.0秒,可确诊“病窦”。此外,在基层卫生单位可做阿托品试验(在青光眼患者中禁用,在前列腺肥大患者中慎用)。方法是:1 mg阿托品加入20 mL生理盐水内稀释后以中速静脉注射,在注射后20分钟内心电图监测心率<90次/分判断为阳性,诊为病态窦房结综合征。该病患者应及时安装永久性人工起搏器治疗。

图2-7来自一60岁男性患者。V_1和V_2的第1至第3个P波为窦性P波,Pv_1正负双相,第1个窦性搏动的P-R间期(P_1-R_2)0.18秒,第3个搏动(R_3)为交界性逸搏,与其前的窦P(P_2)的间期0.10秒无固定关系,P_2与R_3在房室交界区发生干扰性脱节。第4个搏动为窦性,P-R间期(P_3-R_4)0.19秒。从梯形图可见,长间歇(P_1-P_2)的时间(1.54秒)是短间期(P_2-P_3)时间(0.78秒)的2倍,提示在长间歇中有一个窦性激动受阻于窦房连接处而形成一次心房漏搏。虽然V_1、V_2导联不是连续记录,但系同一次心电图记录到的图形,在两个导联中均存在长P-P间歇是短P-P间期的2倍,因此,长间歇不是窦性停搏而是二度Ⅱ型窦房传导阻滞。此外本图窦性搏动的间期只有两种,即长间歇和短间期,前者的时间总是后者的2倍,不呈渐长渐短现象,因此不考虑窦性心律不齐。

在Ⅱ、Ⅲ导联中,长P-P′间歇分别为1.44秒和1.48秒,提示稍有窦性心律不齐。在第2个窦性搏动之后有一个提前出现的P′-QRST波群,配对时间0.56秒,P′-R间期0.16秒,为房性期前收缩。在期前收缩后1.36秒和1.38秒处分别出现交界性逸搏,与Ⅰ及aVL导联的逸搏周期(1.44秒)分别相差0.08秒和0.06秒,提示轻度交界性心律不齐。Ⅱ及V_2导联的Q-T间期比较清晰易测,为0.42秒,ST段长度为0.18~0.24秒。Ⅱ、Ⅲ导联的第4个搏动为交界性逸搏,T波负正双相,负相波十分尖锐,占据ST段的后半部,考虑为逆行P波,提示交界性起搏点在交界区下部,R-P″间期0.18秒(>0.16秒),提示交界性激动有逆行传导延缓。在V_1R_1的ST段的后半部,可见一个向上的P″波,为逆行P波,R-P″间期0.18秒,与其他导联交界性逸搏的R-P″间期相等。aVL导联的R_1-R_2=R_2-R_3=1.44秒,这是窦房传导阻滞引发的交界性逸搏心律的逸搏周期,与窦性搏动的长间歇(Ⅱ导联的P_1-P_2)相等。由于窦性心律与交界性心律均有轻度不齐,当含有心房漏搏的长P-P间歇较逸搏周期短时,则窦性激动抢先除极心房和心室,形成窦性搏动;当含有心房漏搏的长P-P间歇长于一个逸搏周期时,则出现交界性搏动。此外,Ⅰ、aVL及V_5导联的T波低平,提示左室侧壁供血不足。V_1导联的QRS波群呈QS型,左侧导联V_5、Ⅰ、Ⅱ及aVL呈R型,V_5无q波等特点是左束支传导阻滞表现。从V_2测得QRS波时间(最宽)为0.09秒,未超出正常,故左束支传导阻滞为不完全性。

心电图诊断:①窦性心律。②二度Ⅱ型窦房传导阻滞。③房性期前收缩。④交界性逸搏心律。⑤病态窦房结综合征。⑥慢性冠状动脉供血不足。⑦不完全性左束支传导阻滞。

(三)心房调搏测定窦房结功能

1.心内间接法测定窦房传导时间($SACT_I$)

心内间接法测定窦房传导时间可分心房单次刺激法测定窦房传导时间($SACT_P$)和心房连续刺激法测定窦房传导时间($SACT_C$)两种。心内心房连续刺激法测定窦房传导时间的方法是将电极导管经股静脉穿刺送入右心房内,导管远端贴近右心房上部的侧壁。每例先描记自然窦性心律至少10个心动周期,取A-A(P-P)间期的平均值作为基础窦性心律的周期(A_1-A_1)。然后用远端的2个电极,进行短暂、连续、低速率的双极心房起搏,起搏电压3V。起搏频率较基础窦性频率高 5 次/分或 10 次/分，连续刺激 8～10 次以夺获心房，然后突然停止起搏，待心房恢复自然窦性心律。设起搏前的窦性 P 波为 A_1，最后一个起搏心房波为 A_2，恢复窦性心律的第一个心房波(P 波)为 A_3，其后顺次为 A_4、A_5……。A_2-A_3 间期为窦性恢复周期，则：①Strauss 法 $SACT_C$＝[(A_2-A_3)－(A_1-A_1)]÷2(毫秒)。②Breithardt 法 $SACT_C$＝[(A_2-A_3)－(A_3-A_4)]÷2(毫秒)。

有人把从心内窦房结电图(SNE)上直接测量的窦房传导时间($SACT_d$)与心内间接法测定的窦房传导时间($SACT_I$)包括心房单次刺激法测定的 SACTP 和心房连续刺激法测定的 $SACT_C$ 进行对照，并分别以[(A_2-A_3)－(A_3-A_4)]÷2 和[(A_2-A_3)－(A_1-A_1)]÷2 计算，结果发现以心内 SNE 测出的 $SACT_d$20 例均值为 69.1 毫秒±16.8 毫秒，短于 $SACT_I$。但各种间接法测定值与 $SACT_d$ 都有直线相关性，而以[(A_2-A_3)－(A_3-A_4)]÷2 比[(A_2-A_3)－(A_1-A_1)]÷2 所测值相关性更高，提示以 A_3-A_4 代替 A_1-A_1 计算为优，有利于排除期外刺激对窦房结抑制作用所造成的测定误差。

有人经直接法从窦房结电图上测得 10 例非病窦患者的 $SACT_d$ 平均为 77.6 毫秒±6.1 毫秒，1 例病窦患者的 $SACT_d$ 为 199 毫秒。用心房连续起搏法测得 7 例非病窦患者的 $SACT_C$ 平均为78.4 毫秒±10.1 毫秒；2 例病窦患者的 $SACT_C$ 分别为 242.5 毫秒和 120 毫秒。这说明直接法测得的 $SACT_d$ 比间接法 $SACT_C$ 短。部分病例 A_3-A_4 比 A_1-A_1 长，甚至 A_4-A_5 仍然稍长于 A_1-A_1，说明心内心房连续起搏法能抑制部分患者的窦房结自律性或延长 SACT，因而间接法的测值可能与实际的数值不同。一般说来，间接法测定的窦房传导时间比直接法测得的窦房传导时间长，但两者在统计学上无显著性差异。

2.食管心房调搏法测定窦房传导时间(SACT)

将 7F 双极起搏导管(电极间距 3 cm)自鼻腔插入食管，插入深度 30～40 cm，以记录到最大振幅的双向心房波为准。

食管心房调搏法测定窦房传导时间分连续起搏法和心房单次刺激法 2 种。心房连续刺激法是连续起搏心房 8～10 次停止起搏，测定最后一次起搏脉冲信号(S)至下一个窦性激动 A_3(即 P 波)的间期。如此，$SACT_C$＝[(S-A_3)－(A_1-A_1)]÷2 或者 $SACT_C$＝[(S-A_3)－(A_3-A_4)]÷2，其中，A_1-A_1 为基本窦性心律。SACT 正常值＜160 毫秒。SACT 与年龄有关，如文献报道，50 例19～64 岁的正常人测得 SACT 为113.3 毫秒±22.1 毫秒；52 例 65 岁以上老年人非病窦者测得 SACT 132.7 毫秒±25.1 毫秒。

经食管心房调搏测定窦房结功能的方法已逐渐成熟。鉴于经食管心房调搏与经右房内调搏法测定窦房结功能的结果对比无显著性差异，而前者属无创性检查、特异性强、重复性好、不良反应小，故认为食管心房调搏法是一种较实用的电生理学检查方法，适合于临床广泛应用。有人为了确定经食管心房调搏测定 SACT 的可靠性，选择 8 例非病窦患者直接行右房内调搏，测得 $SACT_I$ 83.1 毫秒±23.7 毫秒；同时经食管心房调搏测得 SACT 100 毫秒±22.5 毫秒。可见经食管心房调搏测得的 SACT 较长，可能与房内传导时间有关。右房调搏时，脉冲刺激靠近窦房结，而经食管左房调搏时脉冲刺激远离窦房结，激动在心房内的传导顺序和时间各异，这或多或少会影响到 S-A_3 的时距，因此，必然影响到 SACT 的测值。所以，不同测量方法的 SACT 正常值应该有所不同。一般而言，从 SNE 上直接测得的 $SACT_d$ 短于右房内调搏间接测得的 $SACT_I$，右房内调搏测得的 $SACT_I$ 短于经食管内左房调搏测得的 SACT。正因为如此，经食管心房调搏的 SACT 正常值不能引起心内右房调搏的 $SACT_I$ 正常值。

3.食管心房调搏测定窦房结恢复时间(SNRT)

心房调搏拟定以高于窦性频率10次/分开始,每次递增10次/分,起搏至130次/分或150次/分,每次刺激30～60秒,停止刺激时,计算最后一个起搏脉冲至第1个恢复的窦性P波(即A_3)开始的间期($S\text{-}A_3$),即为SNRT。正常值<1 500毫秒。SNRT减去原来的窦性周期($A_1\text{-}A_1$),即为校正的窦房结恢复时间(SNRTC),正常值<525毫秒。SNRT与($A_1\text{-}A_1$)的比值称为窦房结恢复时间指数(SNRTⅠ)。SNRTⅠ$=SNRT/A_1\text{-}A_1\times100\%$,正常值<150%。

4.食管心房调搏法测定窦房结有效不应期(SNERP)

应用电脑程控心脏电生理诊疗仪。基本起搏周期长度(PCL)从短于窦房结自身周期100毫秒开始,每系列刺激由10个基本刺激(S_1)及1个期前收缩刺激(S_2)组成。期前收缩后的窦性P波为A_3。$S_2\text{-}A_3$为窦性恢复周期。期前收缩刺激从短于基本PCL20毫秒开始,以10毫秒为单位递减。当$S_1\text{-}S_2>$SNERP时,因S_2的窦房结抑制,A_3比预期的推迟出现,则$S_2\text{-}A_3>A_3\text{-}A_4$。当$S_1\text{-}S_2<$SNERP时,$S_2$不能重整窦房结,进入SNERP的$S_2$呈完全性或不完全性插入,使$S_2\text{-}A_3$间期突然缩短,此时最长的$S_2\text{-}A_3$间期为SNERP,正常值≤600毫秒。在联合应用普萘洛尔及阿托品阻滞自主神经后,SNERP缩短,对于严重窦性心律不齐者,可考虑在自主神经联合阻滞下进行SNERP测定。窦房传导阻滞、窦性静止是造成恢复周期($S_2\text{-}A_3$)紊乱的原因之一,此时SNERP无法检测。

测定SNERP的适应证:主要是心律规则的可疑病窦患者及原因不明持续而显著的窦缓(小于50次/分)患者。刺激迷走神经后,窦性周期延长,但SNERP与迷走神经刺激前的差异不显著,表明单纯的窦缓不会造成SNERP延长。

与食管心房调搏法测定SNERP相似,经食管左房起搏时,不引起A_2的最长$S_1\text{-}S_2$间期,即为心房有效不应期(AERP)。

5.自主神经联合阻滞及固有心率的测定

实测固有心率(IHR_0):在静脉注射普萘洛尔5 mg、阿托品2 mg后取联合用药5～10分钟内最快的窦性心律频率即为IHR_0。IHR_0与年龄有关,随年龄增长而减慢。其预计值(IHR_P)按Jose公式计算:$IHR_P=118.1-(0.57\times$年龄$)$。45岁以上者正常范围±18%,45岁以下者正常范围±14%。如$IHR_0\leqslant IHR_P$的最低值提示窦房结功能不良。

药物阻滞前安静心率(RHR)和药物阻滞后固有心率(IHR)的比值,对了解自主神经张力有一定价值。有报告显示,155例正常人IHR均大于RHR,提示安静时正常人的迷走神经占优势。而51例病窦患者33%IHR<RHR,提示约1/3的病窦患者表现为代偿性交感神经亢进,在休息状态下依赖儿茶酚胺的过度释放维持起码的心率和心排血量。

有人通过各种窦房结功能试验将病窦分为三型:①固有自律性低下型:表现为SNRT延长,SACT正常。②窦房传导阻滞型:表现为SACT延长,SNRT正常或延长。③迷走神经高敏型:SNRT可变,SACT延长,药物阻滞后恢复正常。

有的学者认为,一部分病窦患者可能就是由于原发性自主神经功能不全引起。电生理研究证明,有的单纯窦缓患者,自主神经药物阻滞前SNRT和SACT均正常,阻滞后明显延长,SNRT>1 500毫秒,SACT>150毫秒,IHR_0为60次/分,明显低于预计值,符合病窦的电生理诊断标准。这种窦缓患者,可能原有窦房结功能不全,而平时被代偿性交感神经兴奋所掩盖,休息状态下借助儿茶酚胺的过度释放维持起码心率和心排血量,药物去神经作用后,则暴露出窦房结功能低下。

（四）窦房结电图

1.窦房结电图的特征

窦房结电图是描记窦房结电位的工具，从窦房结电图上记录到的窦房结电活动称窦房结电位。窦房结电图的特征是在体表心电图或（和）心房内电图同步记录时，在 T 波或 u 波后的等电位线之后，心房内电图的 A 波（或体表心电图的 P 波）之前低振幅缓慢上升的斜坡，其后部与高大而陡峭多向的 A 波融合（图 2-8）。

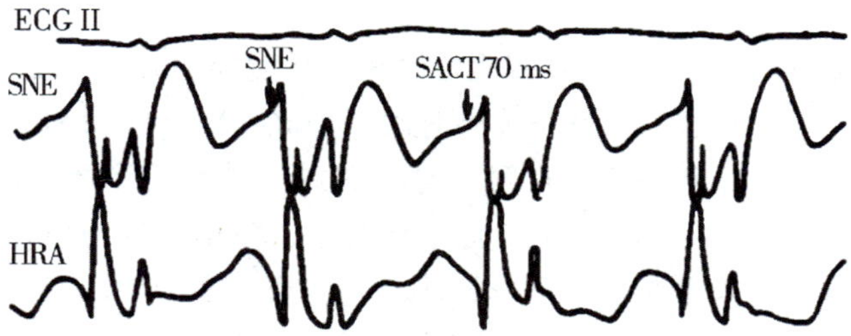

图 2-8　窦房结电图

2.窦房结电图的记录方法

（1）心内记录法：一般经右股静脉经皮穿刺插入一条 6 号 4 极导管，导管上的电极间距1 cm，在 X 线荧光屏监视下插到上腔静脉与右心房连接处的外侧壁，相当于窦房结的部位，调整导管直到A 波前面出现平坦上斜的窦房结电位。电极导管远端的 2 个电极作为双极导管记录 SNE，近端的2 个电极记录右心房高位或中位的心房内电图。

（2）心表记录法：用于心脏手术时确定窦房结的精确位置，以防止损伤窦房结。

双极记录法：用一个包含 3 对电极的探头，每对电极的距离分别为 6 mm、7 mm、8 mm。将一横列3 个电极端置于临近界沟的窦房结预计部位，另外 3 个电极置于右心房的心外膜面。

单极记录法：用记录希氏束电图的探查电极，共有 3 个电极端，呈三角形排列，各电极相隔 1 mm。记录单极 SNE 只用其中的一个电极端，置于预计窦房结区域，但需另外配 1 个无关电极，置于靠近上腔静脉和主动脉的心包上。探头的另外 2 个电极构成一对双极电极，在窦房结附近记录高位右房电图。

（3）食管内记录法：用 7F 四极电极导管经鼻腔进入食管，远端第 1 极定位于左房中部，以食管电极上的心房波正负双向为准。然后将电极与前置放大仪相连，用双极记录，适当调整电极位置，直到记录到理想的窦房结电位。

由于窦房结电位很小，且在记录过程中存在噪声干扰，因此，必须经过前置放大仪和滤波器等技术处理，才能在记录仪上显示出较清晰的窦房结电位。

3.窦房结电图的临床应用

（1）了解窦房结功能：窦房结功能失常分为起搏异常和传导异常两种。在常规心电图上，窦性停搏和三度窦房传导阻滞不能鉴别。一度窦房传导阻滞一般也无法诊断，但通过 SNE 可以做出鉴别和诊断。在 SNE 上窦性停搏时窦房结电位不复存在。一度窦房传导阻滞时，窦房传导时间（SACT）显著延长，窦房结电位呈半圆形；在二度 Ⅰ 型窦房传导阻滞时，SACT 逐渐延长，直至窦房结电位后无A 波；二度 Ⅱ 型窦房传导阻滞时，未阻滞的 SACT 正常，阻滞发生时窦房结电位后有心房漏搏现象。三度窦房传导阻滞时，窦房结的激动均不能下传，窦房结电位后均无相关心房波（A 波）。但是在窦性周期短的患者，窦房结电位可能与 u 波重叠，甚至 u 波与 A 波重叠，使窦房结电位不能显示。在显著窦性心律不齐时，每次心搏的窦房结电位形态和时限各异，可影响SACT测量的精确度，这些都是SNE的局限性。在体表心电图上P波频率35次/分的患者，可能是起搏功能低下的严重窦性心动过缓，也可能是2∶1窦房传导阻滞引起的“假”窦性心动过缓，这种情况只能借助SNE才能鉴别。窦性心动过缓时，在SNE上窦房结电位后均有A波；而在2∶1窦房传导阻滞时，SNE上窦房结电位与其后的A波比例为2∶1。在病窦与非病窦患者之间直接测得的SACT有一定的重叠，反映了一部分病窦患者主要是起搏功能障碍，其传导功能是正常的。

窦房传导时间(SACT)：从SNE上直接测定窦房传导时间($SACT_d$)是从窦房结电位起点到心房激动起点的时间。非病窦患者的窦房传导时间一般在70～110毫秒，而病窦患者一般超过120毫秒。虽然SACT可用心房调搏或食管(心房)调搏法进行间接推算，但其方法是假定S-A和A-S传导时间相等为前提条件的，而事实上并非如此。根据窦房结电图的研究，直接测定与间接推算的SACT两者的相关系数为0.78～0.88。在间接推算法中，持续起搏法优于期前刺激法。前者的相关系数大于后者。试验证明，用程序刺激仪行期前刺激(A_2)可使窦性节律受到抑制，表现为期前收缩后的窦性周期长于期前收缩前的窦性周期，即A_3-A_4＞A_1-A_1以及A_3后延。由于间接测定的$SACT=1/2(A_2A_3-A_1A_1)$，因A_2A_3延长，使得SACT也变长，而实际的窦房传导未必延迟。

房窦传导时间(ASCT)的测量：显性房窦传导时，可以从SNE上直接测量窦房结电位的持续时间，从心房激动波的起点至窦房结超射斜坡起点的距离；在无显性房窦传导时，$ASCT=A_2A_3-A_1A_1-SACT_d$。

(2)研究和诊断窦性及窦房连接处性心律失常：通过对窦房传入阻滞者做SNE检查，发现有的SACT是正常的，这说明有传入阻滞者，外出传导可以正常，这为窦性并行心律的存在提供了直接证据。窦房结内阻滞的表现是在心房静止时，SNE上的窦性周期进行性缩短，直至突然延长，突然延长的周期短于其前周期的2倍。

(3)研究和诊断自律性房性异位心律：有人用心内记录SNE的方法将导管置于冠状窦口(冠状窦电图)，在每一个A波之前可记录到心房异位灶的除极电位，为一舒张期斜坡，对于确定心房异位起搏点的位置和异-房传导时间等提供了临床资料。

(4)研究药物对窦房结功能的影响：当给患者静脉注射地高辛0.75 mg，45分钟之后直接和间接测定的SACT均延长。

(5)防止心脏手术时损伤窦房结：心表法记录SNE可以辨明窦房结的确切位置，防止手术损伤窦房结。

图2-8中，从上至下分别为Ⅱ导联体表心电图(ECG)、窦房结电图(SNE)及高位右心房电图(HRA)。箭头所指为窦房结电图的部位及窦房传导时间(SACT，本例为70毫秒)。

(张　旺)

第二节　期 前 收 缩

一、房性期前收缩

在窦性激动尚未发出之前，心房异位起搏点提前发生1次激动引起心脏除极，称为房性期前收缩。

（一）房性期前收缩心电图改变的原理

由于房性期前收缩使心房除极的顺序发生改变，所以形成的P波大小、形态与窦性P波不同，称为P′波。引发房性期前收缩的异位起搏点可以位于心房的任意位置，当异位起搏点靠近窦房结时（图2-9B），P′波形态与窦性P波极为相似；当异位起搏点位于心房下部并靠近房室交界区时（图2-9C），则会导致Ⅱ、Ⅲ和aVF导联的P′波倒置，aVR导联P′波直立，即逆行性P′波。当异位起搏点位于左心房时（图2-9D），提前发生的P′波在左心导联倒置。当P′波发生于心室的舒张早期时，常叠加于前面的T波上，使T波形态改变。

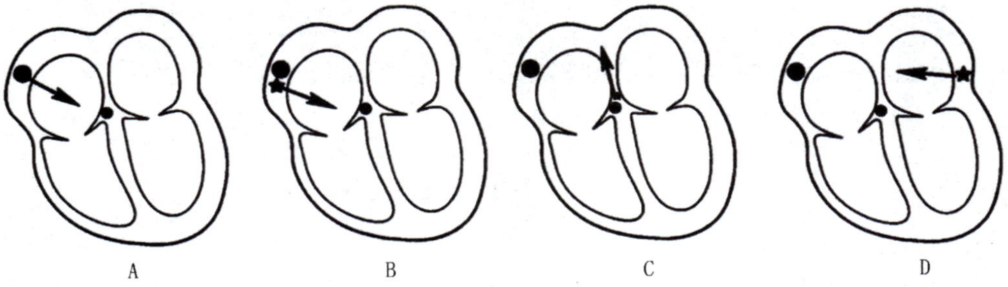

A.窦房结引发的心房除极向量，方向为自右上到左下。B.靠近窦房结的异位起搏点引发的心房除极向量，方向也是自右上到左下。C.靠近房室结的异位起搏点引发的心房除极向量，方向为自下到上。D.位于左心房的异位起搏点引发的心房除极向量，方向为自左到右。

图2-9　房性期前收缩的异位起搏点

房性期前收缩激动心室的顺序与窦性激动相同，所以其后的QRS波群正常。

当房性期前收缩的冲动逆传侵入窦房结时，会使窦房结节律重整，使其提前释放下一次激动，产生不完全性代偿间歇。不完全性代偿间歇是指房性期前收缩前后两个窦性P波的间距小于正常P-P间期的两倍。在很少的情况下，房性期前收缩的冲动不能逆传侵入窦房结，也就不会使窦房结节律重整，因此产生完全性代偿间歇，表现为房性期前收缩前后两个窦性P波的间距等于正常P-P间期的两倍。

（二）房性期前收缩的特点

房性期前收缩心电图表现见图2-10。

（1）提前出现的P′波，P′波形态和窦性P波不同，QRS波群正常。

（2）P′-R间期≥0.12秒。

（3）常有不完全性代偿间歇。

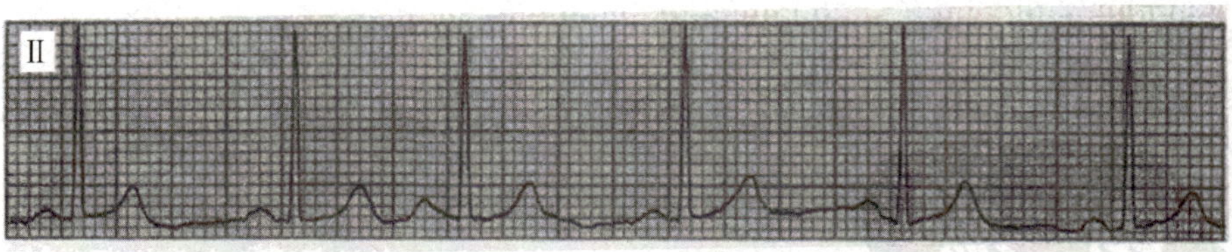

第 3 个 P′波提前出现，P′波形态和窦性 P 波不同，QRS 波群正常，P′-R 间期 0.16 秒，代偿间歇不完全，为房性期前收缩。

图 2-10　房性期前收缩

(三)房性期前收缩时常见的各种干扰现象

激动在心肌组织传导过程中，如恰逢某部位处于前一次激动的绝对不应期里，则不能下传或使之激动；如恰逢相对不应期里，则在该部位传导变慢，这种现象称为“干扰”，它属于生理性传导阻滞。

1.干扰性 P′-R 间期延长

出现在 T 波降支的房性期前收缩，由于此时房室交界区还处于相对不应期，传导速度减慢，故 P′-R 间期延长，＞0.20 秒(图 2-11)。

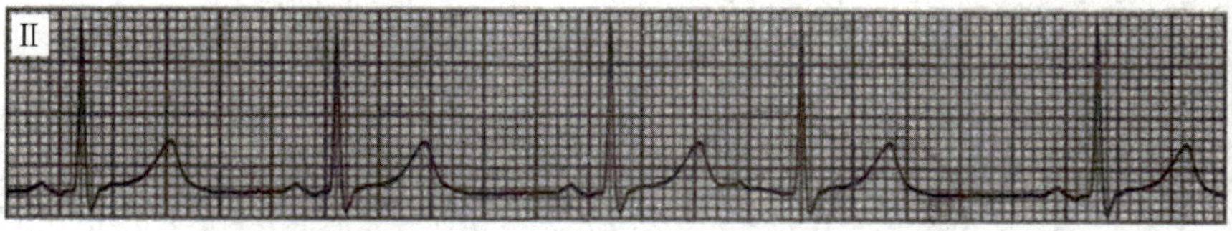

第 4 个 P′波提前出现，P′波与 T 波降支紧密相连，且形态和窦性 P 波不同，QRS 波群正常，P′-R 间期 0.22 秒，代偿间歇不完全，为房性期前收缩伴干扰性 P′-R 间期延长。

图 2-11　房性期前收缩

2.房性期前收缩伴室内差异性传导

此种房性期前收缩下传到心室时，由于左右束支不应期不一致，其中一支尚处于不应期里，故只能沿一侧束支下传，使 QRS 波群呈束支传导阻滞图形。

房性期前收缩时出现差异性传导现象的机制是，右束支的不应期比左束支稍长，当提前发生的激动传到左右束支时，就有可能落在右束支的不应期里，只能靠左束支下传激动心室，就好像发生了右束支传导阻滞，所以此时心电图呈右束支传导阻滞图形(图 2-12)。而当左束支的不应期病理性延长时，期前收缩就可能落在左束支的相对不应期里，只能靠右束支下传激动心室，就好像发生了左束支传导阻滞，所以此时心电图呈左束支传导阻滞图形。

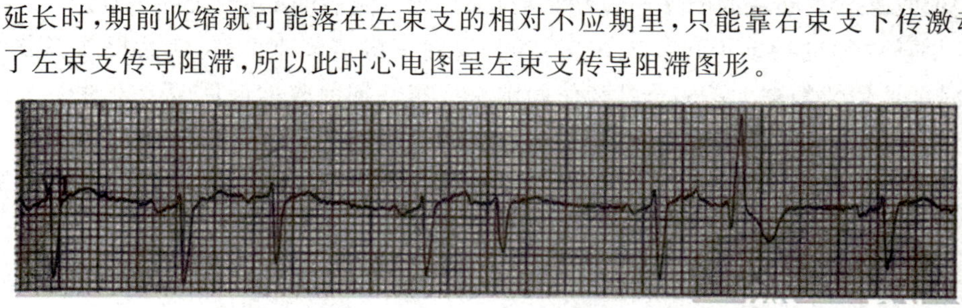

第 3、5、7 个 P′波提前出现，P′波形态和窦性 P 波不同，P′-R 间期 0.14 秒，为房性期前收缩。其中第 3、5 个期前收缩的 QRS 波群与窦性略有不同，第 7 个 QRS 波群呈右束支传导阻滞图形，为房性期前收缩伴室内差异性传导。

图 2-12　房性期前收缩伴室内差异性传导

3.房性期前收缩未下传

出现于 T 波波峰前的房性期前收缩，由于此时房室交界区处于绝对不应期，激动不能下传，P′波后不能形成 QRS-T 波，称之为房性期前收缩未下传(图 2-13)。

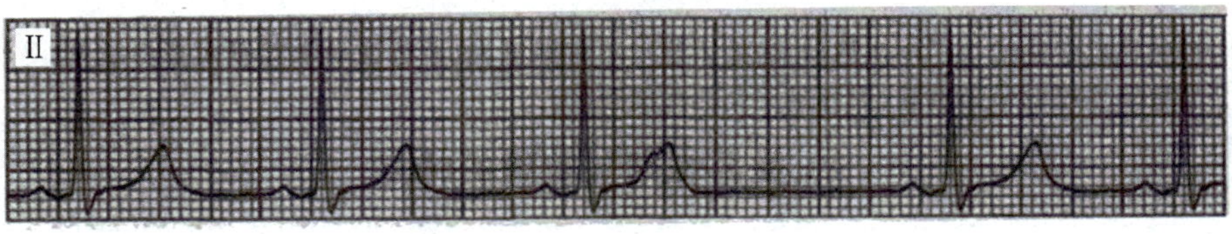

第 3 个 T 波的波峰前可见一提前出现的 P′波，使 T 波形态发生改变，P′波后未形成 QRS-T 波，为房性期前收缩未下传。

图 2-13　房性期前收缩未下传

二、交界性期前收缩

在窦性激动尚未发出之前，房室交界区提前发生的一次激动称为交界性期前收缩。

(一)交界性期前收缩心电图改变的原理

交界性期前收缩时，虽然起搏点位置变了，但是下传到心室的路径并没有变，仍是经希氏束和左右束支下传到心室，故其 QRS 波群形态与窦性心律的相同。异位起搏点的激动既可向下传到心室，产生 QRS 波群，又可向上逆行传到心房，产生逆行性 P′波。如果异位起搏点位于房室交界区内比较靠上的部位，如图 2-14 中 B 点的位置，则向下传导需要的时间比向上逆行传导需要的时间长，逆行性 P′波将位于 QRS 波群之前；反之，如果异位起搏点位于房室交界区内比较靠下的部位如图 2-14 中 C 点的位置，则向下传导需要的时间比向上逆行传导需要的时间短，逆行性 P′波将位于 QRS 波群之后；如果向下传导和向上逆行传导需要的时间相同，则逆行性 P′波重叠于 QRS 波群之中不可见。

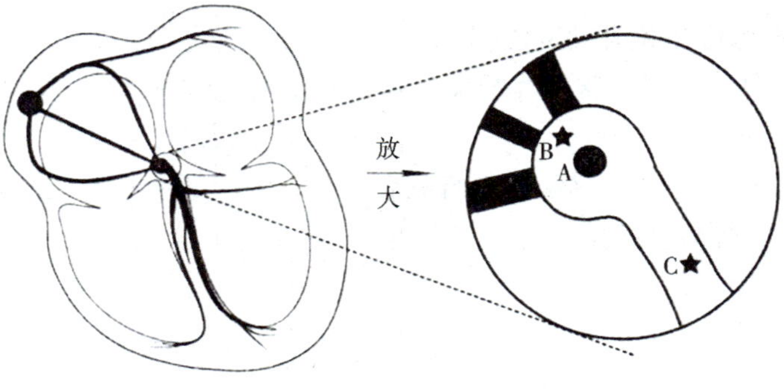

A.房室结内的正常起搏点。B.房室交界区内位置靠上的异位起搏点。C.房室交界区内位置靠下的异位起搏点。

图 2-14　房室交界区的异位起搏点

交界性期前收缩后的代偿间歇多是完全的，因为交界性期前收缩向上逆传到窦房结时，窦房结往往已经刚发生了一次激动，尚处于绝对不应期里，故逆行激动未能侵入窦房结，也就不会导致窦房结的节律重整，因此呈完全性代偿间歇。

(二)交界性期前收缩的特点

(1)提前出现的 QRS-T 波群，其前无窦性 P 波，QRS 波群正常。

(2)P′波呈逆行性,可出现在QRS波群之前、之中或之后,出现在QRS波群之前者,其P′-R间期<0.12秒(图2-15);出现在QRS波群之后者,R-P′间期<0.20秒(图2-16);出现在QRS波群之中者,P′波与QRS波群融合不可见,但可导致QRS波群出现顿挫。

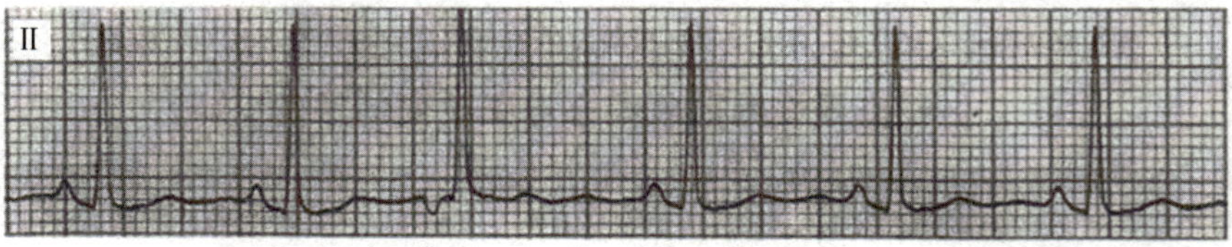

第3个QRS-T波群提前出现,其前有逆行性P′波,P′-R间期0.10秒,QRS波群正常,代偿间歇完全,为交界性期前收缩。

图2-15 交界性期前收缩(一)

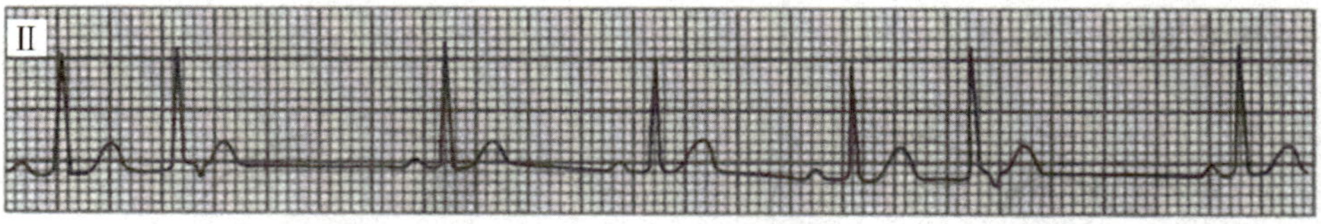

第2、6个QRS-T波群提前出现,QRS波群后有逆行性P′波,R-P′间期<0.20秒,QRS波群正常,代偿间歇完全,为交界性期前收缩。

图2-16 交界性期前收缩(二)

(3)常伴有完全性代偿间歇。

三、室性期前收缩

在窦性激动尚未到达心室之前,心室中某一异位起搏点提前发生激动引起心室除极,称为室性期前收缩。

(一)室性期前收缩心电图改变的原理

室性期前收缩的激动起源于浦肯野纤维或心室肌细胞,沿心室肌传导,心室的除极过程与正常的除极过程大不相同(图2-17),两个心室不再同时除极,而是一前一后除极,且传导速度很慢,因而QRS波群宽大畸形。由于除极进行缓慢,常持续到复极开始,故ST段常缩短甚至消失。除极速度变慢还可导致复极从首先除极处开始,使T波较大且与QRS主波方向相反,为继发性T波改变。

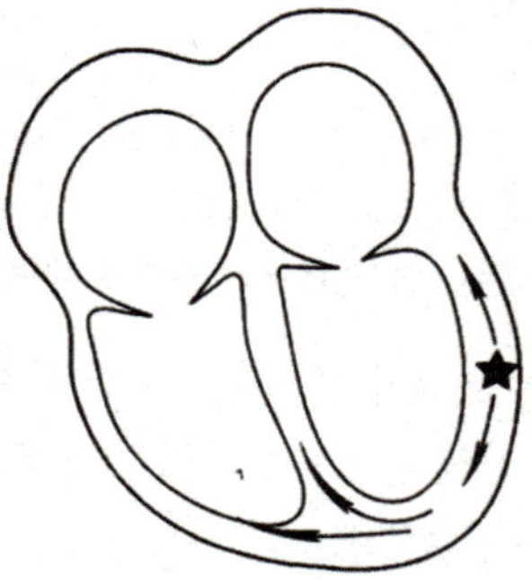

★代表心室的异位起搏点室性期前收缩特点。

图2-17 室性异位激动

由于室性期前收缩的激动起源于心室，与心房激动无关，所以 QRS 波群前无相关 P 波，但舒张晚期出现的室性期前收缩，可以晚到窦性 P 波已经出现，两者一前一后，巧合到一起，但P 波并不提前出现，且该 P 波与 QRS 波群无关。室性期前收缩的异位激动距窦房结较远，所以大多不能逆传侵入窦房结，不能重整窦房结的节律，故室性期前收缩后多伴有完全性代偿间歇。

(二)室性期前收缩的特点

室性期前收缩特点见图 2-18。

(1)提前出现宽大畸形的 QRS 波群，时限通常＞0.12 秒，T 波与 QRS 主波方向相反。

(2)QRS 波群前无相关 P′波。

(3)多有完全性代偿间歇。

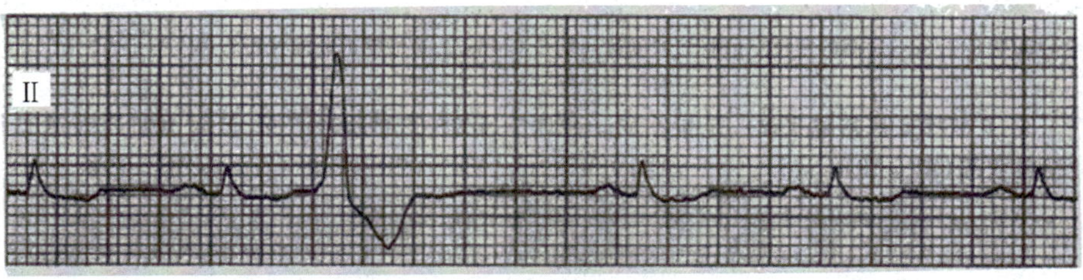

第 3 个 QRS 波群提前出现，宽大畸形，QRS 时限 0.14 秒，T 波与 QRS 主波方向相反，QRS 波群前无相关 P 波，代偿间歇完全，为室性期前收缩。

图 2-18　室性期前收缩

(三)室性期前收缩的分类

根据室性期前收缩的联律间期和 QRS 波群形态的不同，室性期前收缩可分为单源性、多源性、多形性室性期前收缩及并行心律 4 类。联律间期是指期前收缩前的 QRS 波群的起点到室性期前收缩的起点之间的时距。

1.单源性室性期前收缩

单源性室性期前收缩是指在同一导联上 QRS 波群形态相同，且联律间期固定的室性期前收缩(图 2-19)。

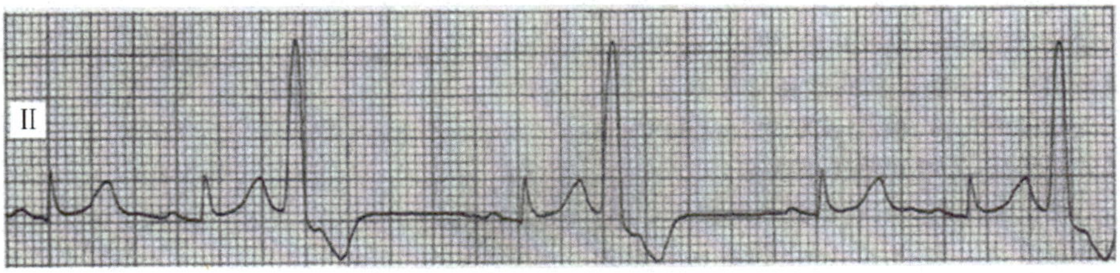

第 3、5、8 个心搏为室性期前收缩，它们的 QRS 波群形态相同，联律间期都是 0.40 秒，为单源性室性期前收缩。

图 2-19　单源性室性期前收缩

2.室性期前收缩并行心律

室性期前收缩并行心律是指在同一导联上 QRS 波群形态相同，但联律间期不固定的室性期前收缩(图 2-20)。

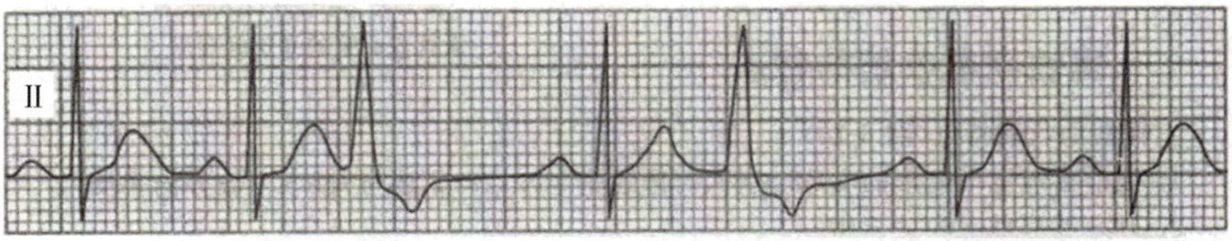

第 3、5 个心搏为室性期前收缩，它们的 QRS 波群形态相同，但联律间期不同，前面的室性期前收缩的联律间期是 0.38 秒，后面的室性期前收缩的联律间期是 0.48 秒，为室性期前收缩并行心律。

图 2-20　室性期前收缩并行心律

3.多形性室性期前收缩

多形性室性期前收缩是指在同一导联上 QRS 波群形态不同，但联律间期固定的室性期前收缩（图 2-21）。

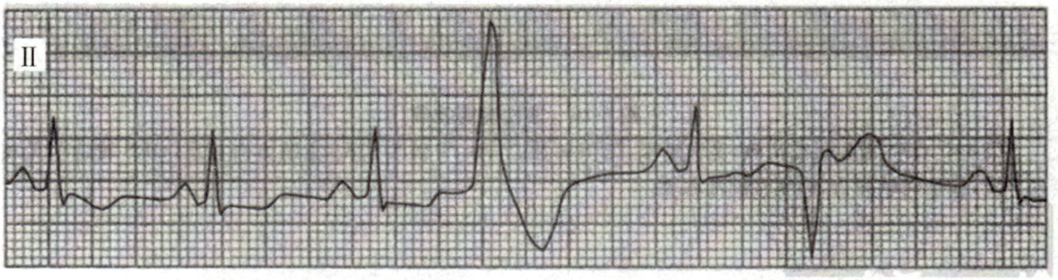

第 4、6 个心搏为室性期前收缩，它们的 QRS 波群形态不同，但联律间期都是 0.50 秒，为多形性室性期前收缩。

图 2-21　多形性室性期前收缩

4.多源性室性期前收缩

多源性室性期前收缩是指在同一导联上 QRS 波群形态不同，联律间期也不固定的室性期前收缩（图 2-22）。

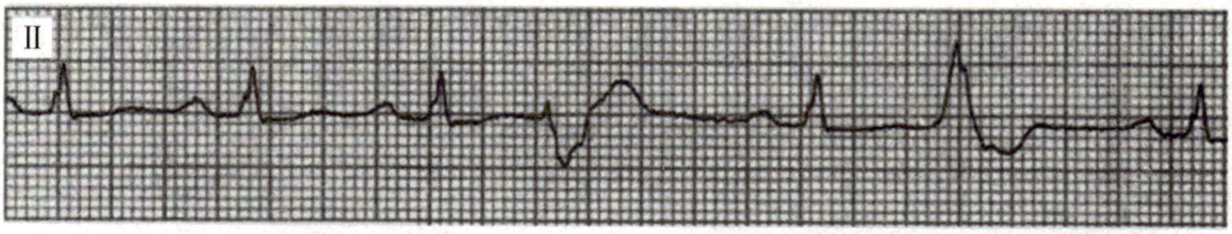

第 4、6 个心搏为室性期前收缩，它们的 QRS 波群形态不同，前面的室性期前收缩的联律间期是 0.42 秒，后面的室性期前收缩的联律间期是 0.50 秒，为多源性室性期前收缩。

图 2-22　多源性室性期前收缩

（四）室性期前收缩的联律与连发

一个窦性搏动之后紧跟一个室性期前收缩，当这种情况连续出现 3 组或 3 组以上时，称为室性期前收缩二联律（图 2-23）；同理，当每两个窦性搏动之后紧跟一个室性期前收缩且连续出现 3 组或 3 组以上时，称为室性期前收缩三联律（图 2-24），依此类推。室性期前收缩可以连续发生，两个室性期前收缩连续出现时，称为成对室性期前收缩（图 2-25），3 个或 3 个以上室性期前收缩连续发生时，则称为短阵室性心动过速（图 2-26）。

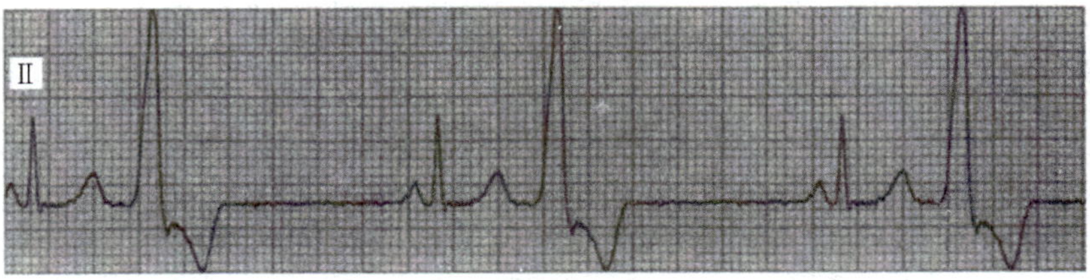

第 2、4、6 个心搏为室性期前收缩，可见每个窦性搏动之后都跟着一个室性期前收缩，连续出现了 3 组，为室性期前收缩二联律。

图 2-23　室性期前收缩二联律

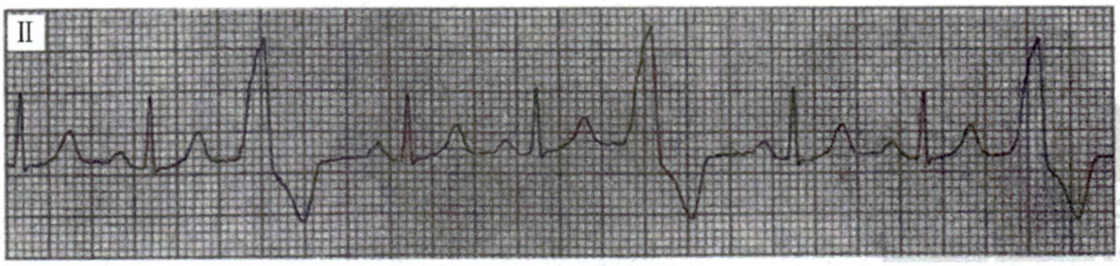

第 3、6、9 个心搏为室性期前收缩，可见每两个窦性搏动之后都跟着一个室性期前收缩，连续出现了 3 组，为室性期前收缩三联律。

图 2-24　室性期前收缩三联律

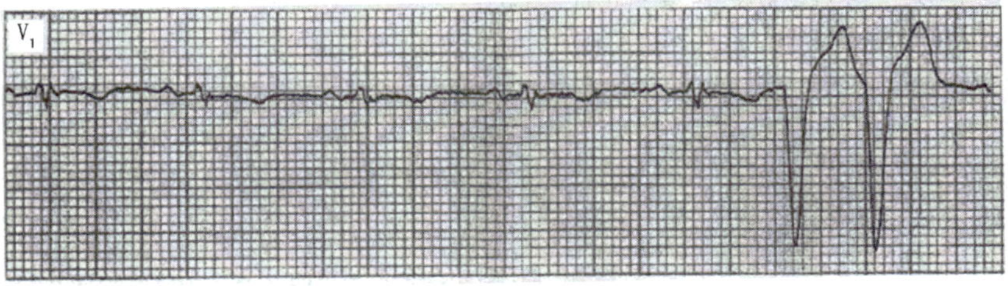

最后面的两个心搏为室性期前收缩，两个室性期前收缩连续出现，为成对室性期前收缩。

图 2-25　成对室性期前收缩

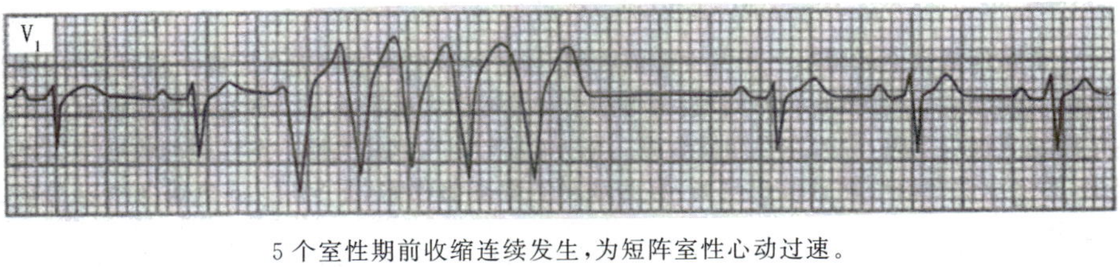

5 个室性期前收缩连续发生，为短阵室性心动过速。

图 2-26　短阵室性心动过速

(五)R-on-T 室性期前收缩

当室性期前收缩发生较早时，其 R 波可落在前一个心搏的 T 波波峰上，称为 R-on-T 室性期前收缩。由于室性期前收缩出现得较早，正处于心室肌的易颤期，所以容易引发尖端扭转型室性心动过速或心室颤动(图 2-27)。

(六)插入性室性期前收缩

插入性室性期前收缩常出现在基础心率较慢而联律间期较短时，其心电图表现：两个窦性 P-QRS-T 波群之间出现一个宽大畸形的 QRS-T 波群，其后无代偿间歇，且前后两个窦性心搏之间的时距为一个窦性心动周期(图 2-28)。这种室性期前收缩位于两个窦性搏动之间,故称之为"插入性室性期前收缩",也称"间位性室性期前收缩"。

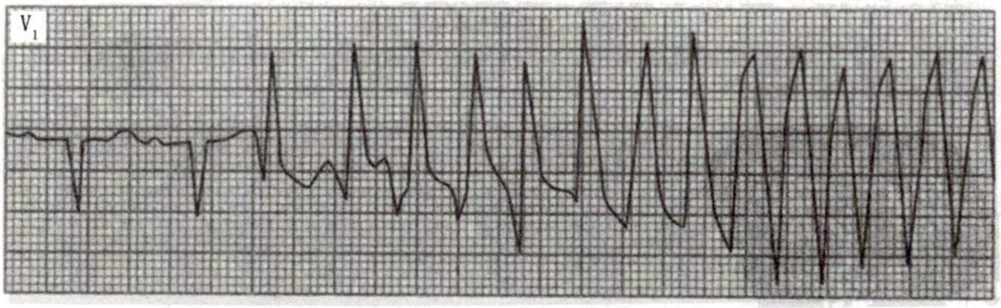

第 1、2 个心搏为窦性搏动,第 3 个心搏为室性期前收缩,室性期前收缩落在了前一个心搏的 T 波波峰上,从而引发了尖端扭转型室性心动过速。

图 2-27 R-on-T 室性期前收缩引发尖端扭转型室性心动过速

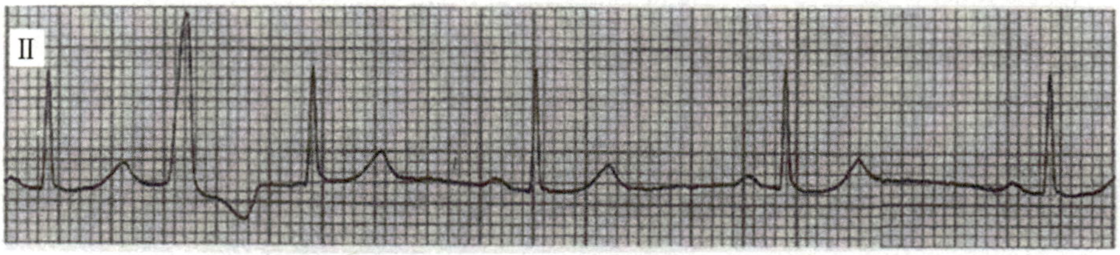

第 2 个心搏为室性期前收缩,出现在两个窦性 P-QRS-T 波群之间,其后无代偿间歇,且其前后两个窦性心搏之间的时距正好为一个窦性心动周期,为插入性室性期前收缩。

图 2-28 插入性室性期前收缩

(张　旺)

第三节　心房扑动

一、分型

不同的研究者在不同的时期提出了各种不同的心房扑动(简称房扑)分型方法。1979 年,Wells 提出将房扑分为Ⅰ型和Ⅱ型,Ⅰ型房扑的特征是扑动波的频率为 240～340 次/分,可被快速心房起搏终止,包括典型房扑和心脏手术后的瘢痕性房扑;Ⅱ型房扑的扑动波频率为 340～430 次/分,快速心房起搏不能终止。1997 年,Olgin 将房扑分为典型房扑(typical AFL,图 2-29、图 2-30)、非典型房扑(atypical AFL)和手术切口型房扑(图 2-31)。2001 年,Scheinman 在 22 届 NASPE 会议上提出根据房扑的发生机制和部位可以将房扑分为峡部依赖性房扑、非峡部依赖性房扑和左心房房扑。峡部依赖性房扑又可分为双环房扑、低环房扑(图 2-32),因为这类房扑的折返路径都要经过三尖瓣环和下腔静脉口之间的峡部(CTI),所以这类房扑称为峡部依赖型房扑,行常规峡部的线性射频消融可治愈此类房扑。非峡部依赖性房扑又可分为上环、瘢痕性和界嵴性房扑;左心房房扑又可分为瘢痕性、肺静脉、二尖瓣环和卵圆窝房扑等。

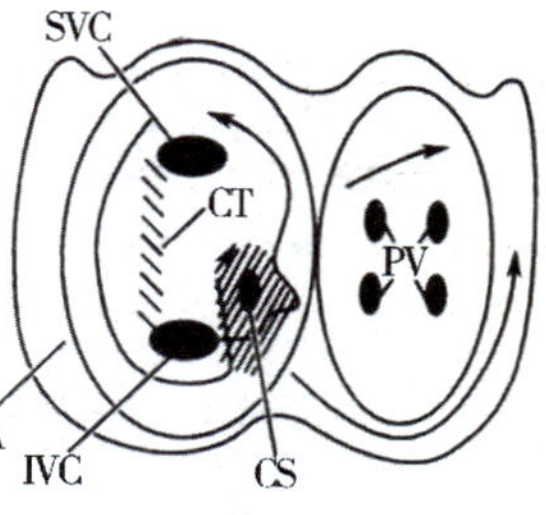

A B

A.心房扑动(房扑)时心房激动环绕三尖瓣环呈逆钟向折返运动，折返径路的前缘是三尖瓣环(TA)，后缘是界嵴(CT)和欧式嵴(ER)，左心房是被动地被激动，并不参与折返环。B.与A图相似，只是房扑时心房激动呈顺钟向折返运动。SVC代表上腔静脉，IVC代表下腔静脉，CS代表冠状静脉窦，CT代表界嵴，PV代表肺静脉，HA代表高位右心房，MA代表中位右心房，LA代表低位右心房，LPS代表低位后间隔，斜线区代表慢传导区。

图 2-29 逆钟向和顺钟向折返性心房扑动示意图

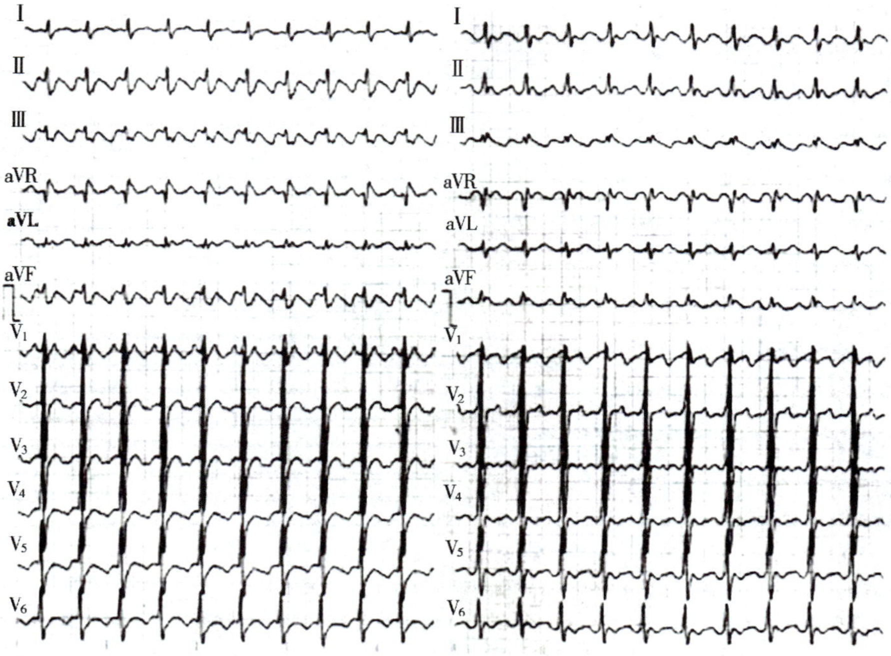

A B

患者，女性，52岁，因阵发性心悸4年，加重3周于2005年2月2日入院。超声心动图检查发现有先天性心脏病，室间隔缺损(嵴内型5 mm)，入院后行电生理检查，诊为峡部依赖性房扑，行射频消融成功。A.为入院后于2月6日发作时的心电图，为典型的逆钟向房扑，Ⅱ、Ⅲ、aVF导联上AFL波倒置，呈锯齿状，AFL波之间无等电位线。AFL波的频率为284次/分，2∶1房室传导，心室率142次/分。V_1导联上P波直立，AFL波之间有等电位线。B.是同一患者，为2月8日发作时的心电图。图中可见AFL的形态与图A完全不同，Ⅱ、Ⅲ、aVF导联AFL波直立，AFL波的上升支平缓，下降支陡直，V_1导联上AFL波倒置，提示为顺钟向折返型房扑，AFL波的频率为260次/分，仍为2∶1房室传导，心室率为130次/分，与图A中逆钟向折返型房扑相似。

图 2-30 典型心房扑动1例

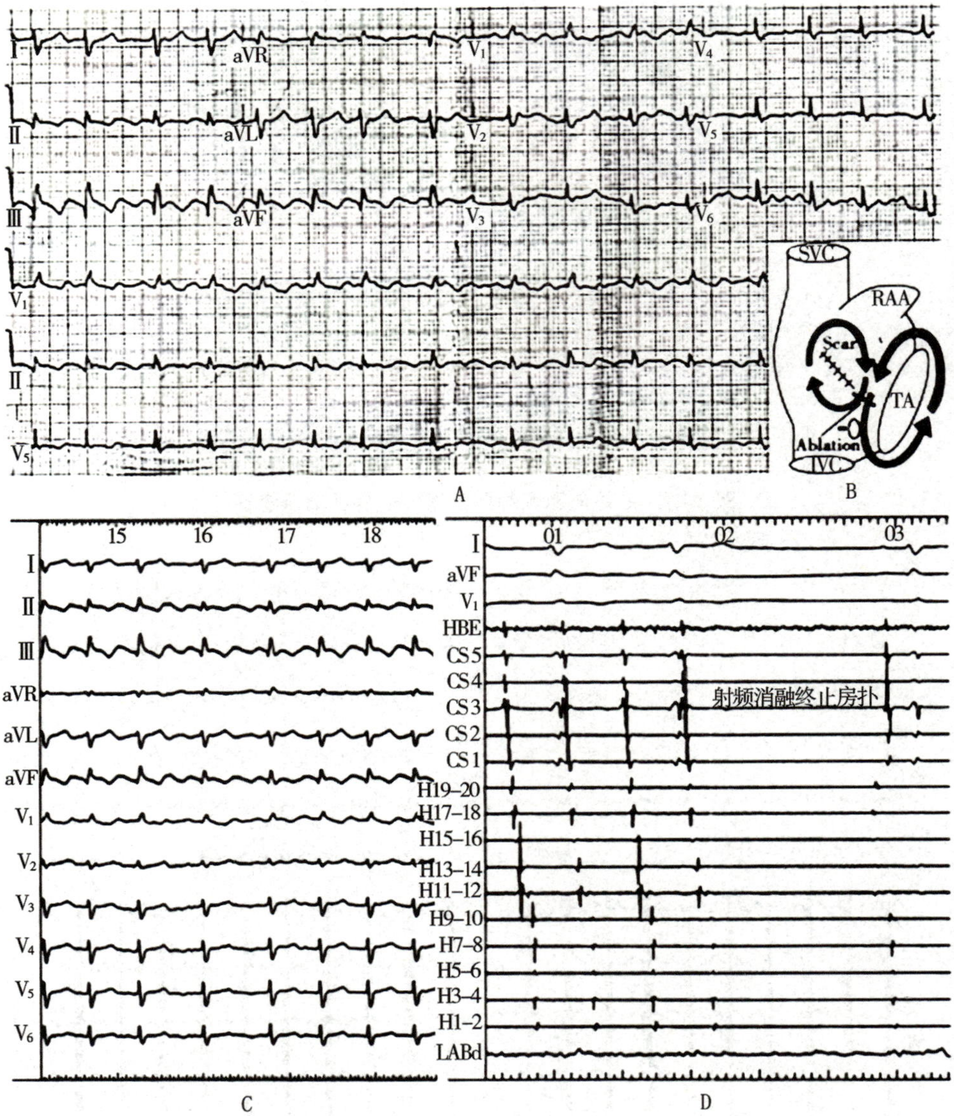

患者，女性，45岁，因先天性心脏病、房间隔缺损于1977年11月行外科修补术，2002年行三尖瓣下移畸形成形术，术后1年出现间歇性心悸，入院前半年复发房扑后持续，故于2007年11月来院复诊，经电生理检查和射频消融证实患者为“双环”房扑，图A为患者临床发生房扑的12导心电图，Ⅱ、Ⅲ、aVF导联上AFL波倒置，V_1导联上AFL波直立，因与T波融为一体，不易辨认。图B为图A房扑的机制示意图，房扑时心房激动，一方面环绕三尖瓣环呈逆钟向折返，另一方面又环绕右心房外侧壁上的手术切口的瘢痕呈顺钟向折返，形成一个“8”字形的“双环”折返性房扑。A、B.来自同一患者，患者入院后行电生理检查，经常规电生理标测和Carto三维标测证实，患者的房扑是环绕三尖瓣环和心房外侧壁上手术瘢痕的双环折返性房扑。C.是房扑时的体表心电图，AFL波形态与临床上记录的心电图相同，D.是房扑时的心内电图，激动顺序符合经三尖瓣环逆钟向折返性房扑，同时经Carto三维标测证实，房扑同时环绕右心房外侧壁手术瘢痕折返，在手术瘢痕和三尖瓣环之间行线性消融终止房扑。SVC代表上腔静脉，IVC代表下腔静脉，Scar代表手术切口瘢痕，RAA代表右心耳，TA代表三尖瓣环，Ablation代表射频消融线。

图2-31　先天性心脏病房间隔缺损修补术后心房扑动1例

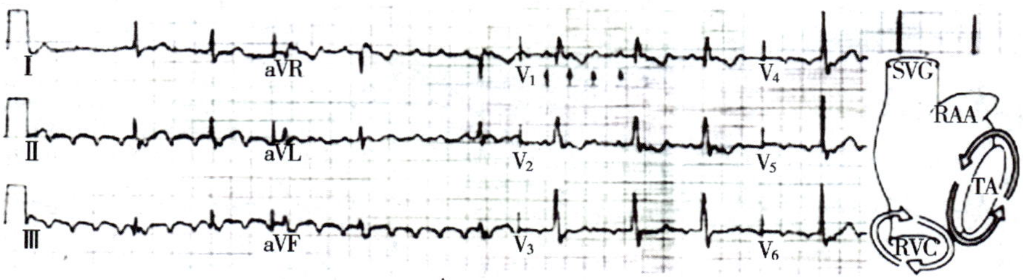

A

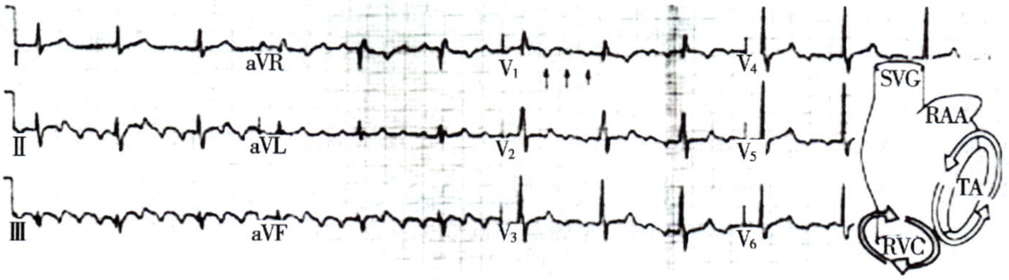

B

患者，女性，57 岁。因反复心悸、胸闷 1 年，加重 1 天入院。入院后查胸部 X 线片、超声心动图正常。心电图特征：A.为 P 波消失，代以规则的 AFL 波。Ⅱ、Ⅲ、aVF 导联上 AFL 波向下，AFL 波之间无等电位线。V_1 导联上 AFL 波向上，可见等电位线，AFL 波频率 206 次/分。呈 3∶1或5∶1房室传导。B.为同一患者在另一天发生的心悸时描记的心电图。Ⅱ、Ⅲ、aVF 导联上 AFL 波的形态与 A.相似，频率相同，但 V_1 导联上 AFL 波负向。A.的 AFL 波形态符合呈逆钟向绕三尖瓣环折返的典型房扑。B.为Ⅱ、Ⅲ、aVF 导联的 AFL 波形态亦符合典型房扑，但 V_1 导联呈负向，说明是不同于 A.的非典型房扑。经心内电生理检查和射频消融证实，患者是一个双环折返的房扑。一个折返环绕三尖瓣环呈逆钟向折返。另一个折返环是绕下腔静脉呈顺钟向折返（从心脏底部看），AFL 波的形态变化取决于这两个折返环折返的速度。如以第一种折返为主则表现为典型房扑；如以第二种折返为主，则表现为不典型房扑。

图 2-32　低环心房扑动 1 例

临床上常采用典型和非典型房扑的分类方法。根据折返环方向不同可将典型房扑分为“逆钟向折返型房扑”和“顺钟向折返型房扑”（图 2-33、图 2-34），心房激动标测显示这两种房扑是沿同一解剖环路发生折返，但激动方向相反，其中逆钟向折返型房扑最常见，称为常见型房扑（common AFL），顺钟向折返型房扑较少见，故又称为少见型房扑（uncommon AFL）。典型房扑的折返环的前缘为三尖瓣环，后缘为终末嵴、下腔静脉、欧氏嵴、冠状静脉窦和卵圆窝。逆钟向折返的心房激动顺序为：沿三尖瓣环的间隔部向上至终末嵴→沿右心房前侧壁呈头→脚方向至瓣环侧壁→最后通过由下腔静脉口和三尖瓣环之间的峡部。顺钟向折返型房扑的心房激动顺序与逆钟向折返型房扑的折返方向相反，即从峡部开始沿右心房前侧壁呈脚-头方向传导→终末嵴→间隔部→峡部。由于折返环都经过由下腔静脉口和三尖瓣环之间的峡部，因此典型房扑又称“峡部依赖性房扑”。而其他折返环不经过峡部的房扑，统称为“非峡部依赖性房扑”。

不典型房扑包括非峡部依赖性房扑、与右心房手术瘢痕相关的房扑、环绕肺静脉折返或消融后出现的房扑、环绕修补术后补片的房间隔折返的房扑（间隔性房扑）等。

由于不典型房扑的折返环位置不固定，各导联 AFL 波的方向和形态一般无规律可循，但间隔性房扑的心电图有其特殊性。间隔性房扑的折返环围绕间隔部的卵圆窝，由于心房除极方向与额面电轴垂直，体表心电图上的肢体导联均没有明显的扑动波，几乎成为等电位线，而胸前导

联特别是 V_1 导联可见振幅较小的扑动波，存在等电位线，类似 P′波（图 2-33）。

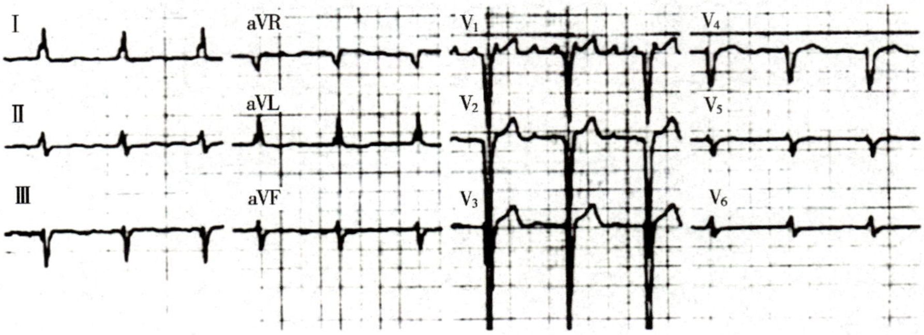

Ⅱ、Ⅲ、aVF 导联上 AFL 波均不很清楚，V_1，V_2 胸前导联上 AFL 波正向，AFL 波之间有等电位线，经电生理证实为左心房间隔部的房扑，在右下肺静脉和二尖瓣环之间行线性消融，终止房扑。

图 2-33　左侧房间隔心房扑动 1 例

另外，还有一种不典型房扑，AFL 波的形态不完全一致，频率不完全规则，常超过 350 次/分，但心电图表现仍以扑动为主，部分时间表现为心房颤动，习惯上称为不纯性房扑（图 2-34）。

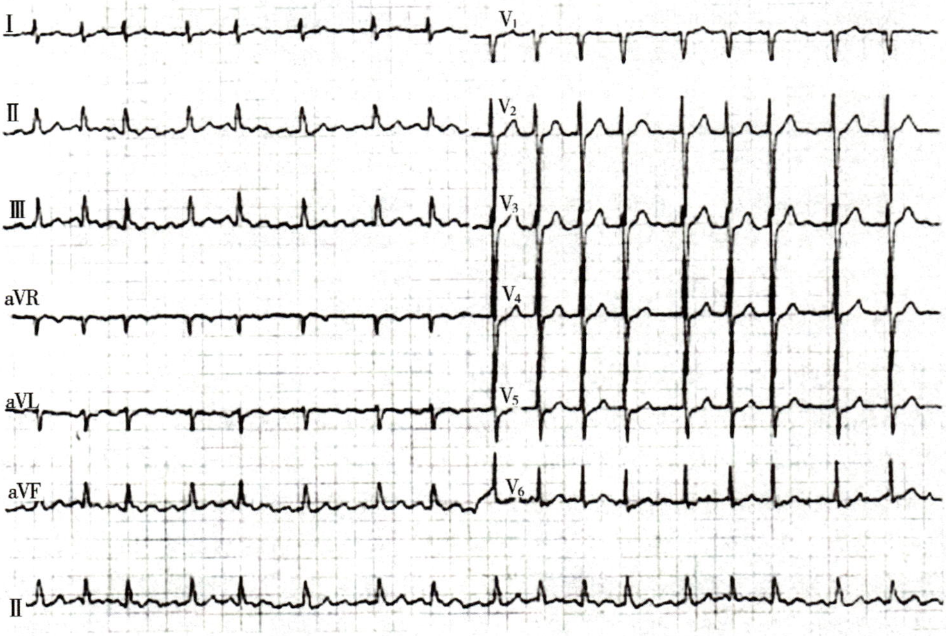

患者，男，45 岁，因发作性心悸 2 年入院，经检查诊断为风湿性心脏病，二尖瓣狭窄并关闭不全，心房扑动。心电图上可见Ⅱ、Ⅲ、aVL 和 aVF 导联上 AFL 波形态不十分规则，但又不像心房颤动那样完全不规则，频率约 330 次/分，心室率不规整。

图 2-34　不纯性心房扑动 1 例

二、心电图特征

房扑时心房搏动规则，在心电图上没有典型的 P 波，而代之以房扑波（AFL）。AFL 波是一种形态、方向及大小完全相同，连续形成一种近似锯齿样的扑动波，波与波之间的间隔极为匀齐，相差不超过0.02秒(往往不超过0.01秒)。这几项是区别房扑与心房颤动的重要特点。典型的AFL波形态在Ⅱ、Ⅲ、aVF导联上呈负向波，下降支平缓，上升支陡直，在AFL波之间无等电位线，在V_1导联上AFL波直立，可见等电位线。AFL波多在Ⅱ、Ⅲ、aVF导联(下壁导联)中清晰可见，而在其他导联中往往不甚清晰，特别是在Ⅰ导联中最不明显，有时根本看不到AFL波的存在，若只做单个导联的记录常易于被忽视。因此，当阅读心电图时，AFL波如不清楚，必须记录十二导联心电图。凡在Ⅱ、Ⅲ、aVF导联中有这种典型的AFL波，即使在其他导联中难以辨认，也应判断其为房扑。在未经药物治疗的房扑，AFL波的频率在240～430次/分。房扑波不清，可通过延缓房室传导以除去QSR波的干扰而明确房扑的诊断。

典型房扑的AFL波频率在240～340次/分。包括常见型房扑和少见型房扑。

常见型房扑特点：①心房激动呈锯齿样扑动波。②下壁导联基线消失且扑动波呈负相，即锐角尖端向下。③扑动波在V_1导联呈正相，V_6导联呈负相。

少见型房扑的特点：①下壁导联为正相带切迹的扑动波，较圆钝或呈波浪样，凸面向上。②在V_1导联呈负相，V_6导联呈正相。

体表心电图对于房扑的诊断很有价值，目前仍是诊断房扑的主要手段，但也有局限性。其敏感性和特异性较食管心电图低。

房室传导比例：未经药物治疗的房扑患者，其AFL波向心室的传导比例很少变动，因而其心率往往十分规律。多数未经治疗的房扑，房室传导比例多为2∶1，心室率约为150次/分。因而窄QRS波的快速心律，心室率规则达150次/分，即使不能查见明确的AFL波，也应该考虑房扑的可能性。通过增强迷走神经张力(按压颈动脉窦)，降低房室传导的比例，若能暴露AFL波就有助于鉴别诊断。

房室传导比例多呈双数(2∶1或4∶1)(图2-35)，也有较简单的单数比例(3∶1)，其他更不规则的比例(5∶3、8∶3等)并不常见。房扑的房室传导比例呈双数的原理，可以用房室结内存在上、下两层水平不一致的传导来解释。如房室结上层为2∶1传导，下层为3∶2文氏传导，结果房室传导为3∶1，在心电图上表现为有规律的不等比例的下传。

成人中很少见到1∶1房室下传的房扑。在预激综合征合并房扑时，心房激动可以从旁路1∶1下传到心室，形成极为快速、宽大的QRS波的心律，与室性心动过速或心室扑动鉴别困难(图2-36)，但是临床上很少见，房扑常转变为心房颤动伴快速心室率合并预激综合征。这种情况需要按急症处理，用药物或直流电终止发作，以免因心室率过快而出现不稳定的血流动力学改变。若AFL波心率低于200次/分，且兼有1∶1传导，便不容易与阵发性室上性心动过速鉴别。

房室传导比例若低至5∶1、6∶1或更低，而又能排除药物(如洋地黄制剂、β受体阻滞剂)的影响，便应考虑是否存在房室传导阻滞，而不属于生理现象。抗心律失常药物常使规则的房室传导比例发生改变，如服用奎尼丁转复心律的过程中，AFL波频率可能降低，假设AFL波由250次/分下降至220次/分。由于AFL波频率降低，原来的3∶1可能转为2∶1下传，心室率便会加快，心室率可由原来的83次/分提高到110次/分。这种情况可能使心功能处于衰竭边缘的患者陷入急性心力衰竭。若事先用适量的洋地黄制剂或β受体阻滞剂，便可能使房室传导比例降低而不至于加快心室率。有的患者应用抗心律失常药物，特别是应用洋地黄制剂后，其房室传导比例便不是固定的，心室率也呈现一定程度的不匀齐。因此，在描述房扑的心电图时，应测出最小及最大的房室传导比例，如最小的是每2个AFL波中有一个QRS波，最大的比例是每7个AFL波中有一个QRS波，则应诊断为“心房扑动，房室传导比例2∶1至7∶1”。

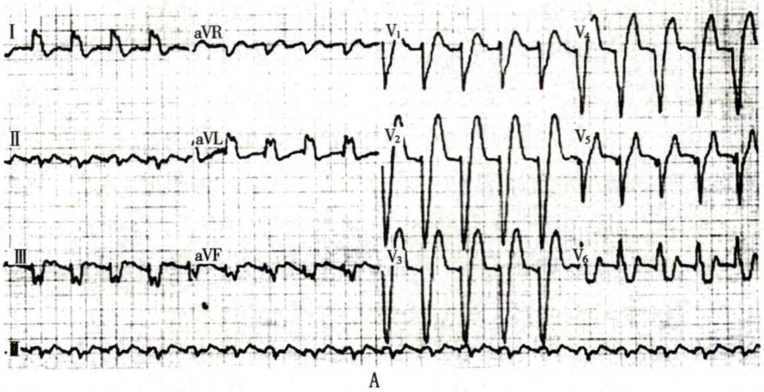

A

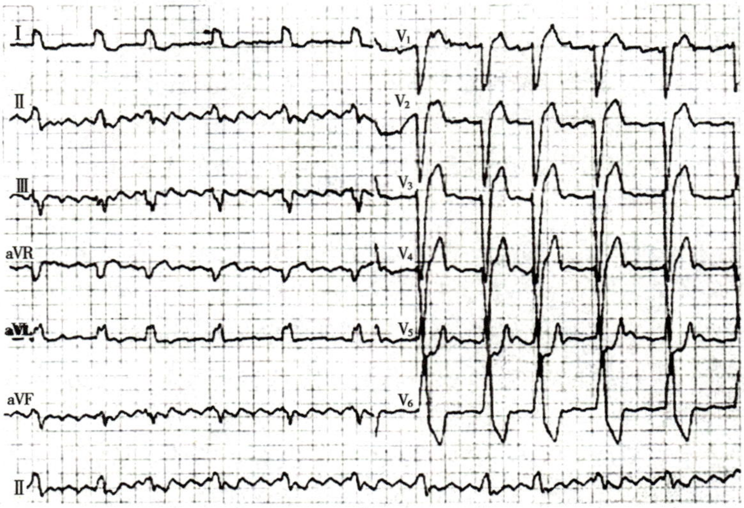

B

患者，男性，53 岁，因发作性心悸、气短 16 年，加重 1 个月余入院，经检查诊断为瓣膜性心脏病、二尖瓣脱垂、心脏扩大、阵发性心房扑动、完全性左束支传导阻滞。A.心电图上Ⅱ、Ⅲ、aVF 导联上 AFL 波呈负向，V_1 导联上呈正向，房室传导 2∶1，QRS 波间期 0.16 秒，呈完全性左束支传导阻滞。B.与 A.为同一患者，AFL 波形态相同，但房室传导比例由原来的 2∶1 变为了多数是 4∶1，个别是 3∶1。

图 2-35　典型心房扑动 2∶1，4∶1 传导

三、鉴别诊断

（一）房性心动过速

房扑与房性心动过速有以下不同。

1.心房率

房速的频率范围在 160～220 次/分，房扑的频率范围在 240～340 次/分，然而两者的心房率范围有部分重叠，前者可高达 250 次/分，后者也可低于 220 次/分，因此依据心房率鉴别应慎重（图 2-37）。

2.心室率

虽然房扑的心房率常快于房速，但是房扑大多数为 2∶1 传导，心室率较慢。而房速常为 1∶1传导，因此，房速的心室率可大于房扑的心室率。

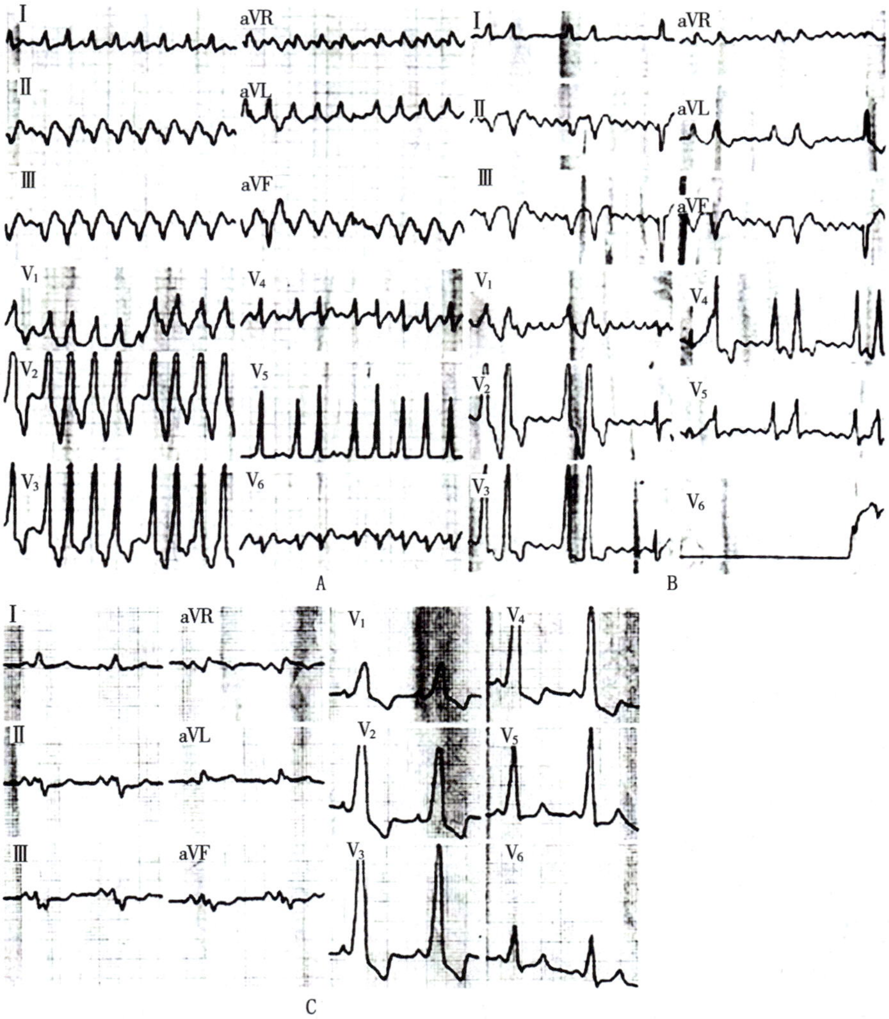

患者，男性，因阵发性心悸 40 年，加重 50 天于 2002 年 4 月 18 日入院。A.呈右束支传导阻滞形宽 QRS 波心动过速，心率 162 次/分，V_3、V_5 导联上可见预激波。B.与图 A 来自同一患者，入院后给予普罗帕酮静脉注射治疗，静脉注射普罗帕酮后出现旁路被间歇性阻断，因而显示出患者入院时的宽 QRS 波心动过速是房扑伴 2∶1 房室传导所致。心电图示Ⅱ、Ⅲ、aVF 导联 AFL 波倒置，V_1 导联 AFL 波直立，有等电位线。AFL 波频率 300 次/分，房室传导比例 6∶1～2∶1 交替，2∶1 传导时预激波更明显。C.房扑终止后可见明显的 A 型预激图形，P-R 间期为 0.11～0.12 秒，预激波明显。

图 2-36　心房扑动经旁路传导形成宽 QRS 波心动过速

3.心房波

房扑的心房波（AFL 波）常宽大异常，而房速的心房波（P′波）相对较小，但并不绝对。AFL 波在某些导联如（Ⅰ和 V_1）相对较小，而房速伴有房内传导阻滞或心房肥厚时 P′波也可宽大。心室率过快时心房波的形态不易辨认，如房扑 2∶1 房室传导，AFL 波在 QRS 波前清晰可见，另一个 AFL 波可隐匿在 QRS 波或 ST-T 段上，颇似房速或其他类型的室上性心动过速。对此可借助刺激迷走神经的方法，如果为房扑，心室率可减慢，呈 3∶1、4∶1，甚至更高的房室传导比例，而不影响 AFL 波频率，同时房扑波也可以清晰地显露出来。

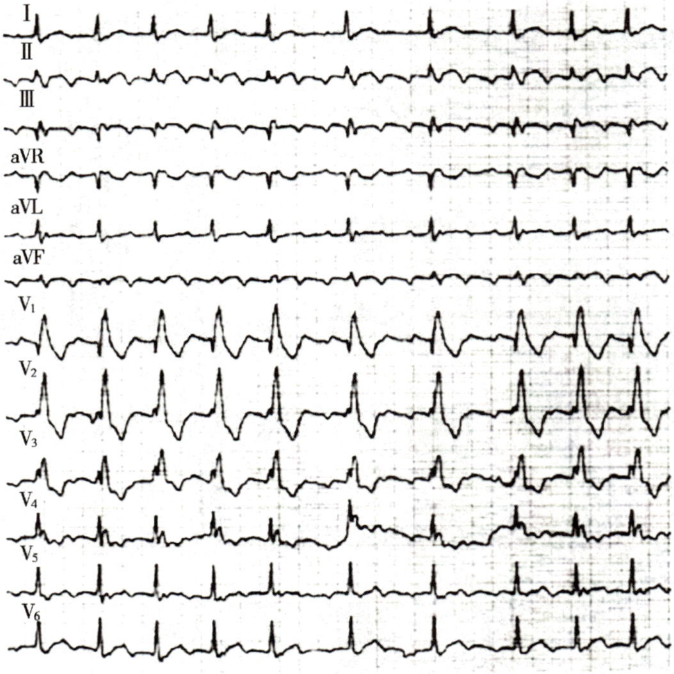

患者，男性，47岁，因法洛四联症矫治术后31年、阵发性心悸8年入院。临床诊断：法洛四联症矫治术后，阵发性心房扑动，完全性右束支传导阻滞。心电图示Ⅱ、Ⅲ、aVF导联上AFL波负向，V_1导联正向，AFL波频率为214次/分，低于一般的房扑频率，与房速的频率相同，但可见Ⅱ、Ⅲ、aVF导联上的AFL波之间无明显的等电位线，频率慢与药物治疗有关。

图2-37 慢频率心房扑动1例

4.等电位线

有无等电位线是鉴别房扑和房速的重要指标之一。房扑时多数导联等电位线消失，但有的导联上房扑波宽度较小或者频率比较慢时，两AFL波间便可有间歇，呈现等电位线。而房速可见等电位线，而且在任何可辨认P波的导联上都应有等电位线。

(二)室性期前收缩和室性心动过速

房扑时发生连续性室内差异性传导或在房扑前即已存在室内传导阻滞时，QRS波宽大畸形，需要与室性心动过速鉴别。当房扑的2∶1和4∶1房室传导交替出现时，容易发生室内差异性传导，形成二联律，酷似室性期前收缩二联律，长的间歇类似期前收缩后的代偿间歇。房扑与两者的鉴别要点如下。

1.QRS波形态

室性期前收缩或室性心动过速的QRS波起始向量与室上性心动过速不同，V_1导联QRS波多为单相或双相(qR、QR、RS形)，而室内差异性传导的QRS波起始向量与室上性心动过速相同，而且比较锐利，右束支传导阻滞形常见，V_1导联QRS波多呈3相波(rSR形)。

2.食管导联心电图

应用食管导联心电图显示房扑波后较容易鉴别。

(三)房扑伴高度房室传导阻滞与房室结隐匿性传导

房扑伴高度房室传导阻滞与房室结隐匿性传导的心室率均较慢，房室传导比例常为5∶1、

6∶1或更高，QRS 波多为室上性，因此两者从心电图上较难区分，但两者的发生机制迥异。房室传导阻滞是由于房室结病变而导致其房室结不应期病理性延长，因而出现室上性激动不能下传心室；而房室结隐匿性传导时，房室结本身无病变，房室结的不应期正常，但在快速的室上性激动情况下，每一个室上性激动无论是否下传到心室都会在房室结产生一个不应期，当下一个室上性激动刚好落在上一个激动在房室结产生的不应期时，则传导被阻断。如果连续数个室上性激动因上述原因不能下传心室，则出现较长的 R-R 间期，形似“房室传导阻滞”。由于室上性激动未下传至心室，在心电图上看不到室上性激动下传到房室结，因而这种传导是“隐匿性”的。只能靠分析才能够推断有无室上性激动传导到房室结。

临床上有些根据心电图诊断为房扑伴高度房室传导阻滞的患者，恢复窦性心律后显示房室传导功能正常，因此，诊断房扑伴高度房室传导阻滞应该慎重。但心电图上与 AFL 波无固定关系的 QRS 波越多越支持高度房室传导阻滞，同时高度房室传导阻滞可出现室性逸搏心律，而房室结隐匿性传导不会。

四、药物影响

在一个世纪之前，人们就认识到奎尼丁具有延长左、右心房传导和不应期的作用，能减慢房扑的频率。Ⅰ类抗心律失常药物可阻断心房肌细胞的钠离子通道，而钠离子通道主要参与动作电位的 0 相快速除极，因此抑制钠离子通道可抑制细胞的传导速度。Ⅰc 类药物（氟卡尼和普罗帕酮）具有更强的钠离子通道阻滞作用，对心房的不应期影响较小，而减慢房扑频率的作用更强。钠离子通道阻滞剂减慢房扑频率的同时，由于延缓房内传导，因此多伴有房扑波的增宽。应用这些药物的一个危险是由于药物具有抗胆碱能作用，能够提高房室结的传导功能，可能造成 1∶1 的房室传导，导致心室率加速，引起血流动力学障碍，因此使用中需要给予房室结阻滞剂，如 β 受体阻滞剂或钙通道阻滞剂。

五、治疗

房扑的治疗常包括直流电复律、抗心律失常药物、抗凝和导管消融，是否需要急诊处理取决于其临床表现。如房扑患者有严重的血流动力学障碍，应立即施行直流电复律。体外直流电复律的成功率为 95%～100%。静脉注射依布利特、索他洛尔或 $Ⅰ_c$ 类药物可以进行急诊药物复律。2003 年，ACC/AHA/ESC 发布的室上性心动过速治疗指南中指出同心房颤动患者抗凝治疗一样，房扑的抗凝治疗也很重要。新近研究显示，未经充分抗凝治疗的房扑患者直流电复律后血栓栓塞的发生率达2.2%。因此，对房扑持续时间超过 48 小时的患者，在采用任何方式的复律前均主张给予抗凝治疗。有关心房颤动的抗凝治疗指南也适用于预防房扑的血栓栓塞并发症。研究表明，射频消融能够永久性根治房扑，最常见的有效放电部位是下腔静脉口至三尖瓣环之间的峡部。有效的射频消融需证实峡部传导已被双向阻滞。峡部双向阻滞的成功率为 95%，且能避免长期使用抗心律失常药物带来的毒副作用，目前已经成为峡部依赖性房扑的首选治疗方法。而非峡部依赖性房扑的导管消融难度明显大于峡部依赖性房扑，常规消融方法难获成功，需采用三维标测系统确定折返的关键路径，然后进行线性消融方可成功阻断折返环。

（马　琳）

第四节 心房颤动

一、定义

心房颤动(简称房颤)是一种以心房不协调活动而导致心房机械功能恶化为特征的快速心律失常。房颤常发生于有器质性心脏病的患者,也见于其他疾病及未发现有心脏病变的正常人。房颤可以孤立发生,或合并其他心律失常,最常见合并的心律失常为房扑或房性心动过速。

房颤对患者可造成以下危害:①无论是持续性还是阵发性房颤,由于心室搏动极不匀齐,都给患者带来极大的不适,表现为心慌、乏力,不同程度影响患者的生活质量。②房颤时心房丧失泵血作用,降低心排血量,可使器质性心脏病患者的心功能恶化而出现心力衰竭。③潜在的血栓栓塞,血栓脱落引起的并发症比无房颤者高5~15倍,可引起全身各器官的栓塞,而体循环的栓塞以脑栓塞为主,造成较高的致残率。在缺血性脑卒中的病例中,房颤是最常见的病因之一。④心室反应快速的房颤,长时间会导致心动过速性心肌病,偶尔蜕变为心室颤动。

二、分类

美国ACC和AHA发表的《心房颤动治疗指南》提出的分类中,为了临床实用性和能显示出不同类型房颤的不同治疗特点,将房颤分为阵发性房颤、持续性房颤和永久性房颤。

首次发作的房颤为初发性房颤,持续时间不定。患者发作≥2次即为复发性房颤。如果房颤能自行终止,复发性房颤则称为阵发性房颤(paroxysmal AF),该类房颤通常≤7天,大多数小于24小时。如果房颤连续发作大于7天,则称为持续性房颤(persistent AF),持续性房颤可用药物或电复律方法使其恢复并保持窦性心律。房颤如不能用药物或电复律方法恢复或不能维持窦性心律则称之为永久性房颤(permanent AF)。初发性房颤或持续性房颤均可首次出现,持续性房颤也包括时间较长而未被转复的房颤(如大于1年),通常会成为永久性房颤。根据临床特征,房颤还可分为孤立性房颤、家族性房颤和非瓣膜病性房颤等。

孤立性房颤一般指除单纯的房颤外,无其他心肺疾病的患者(年龄<60岁)。就血栓栓塞和死亡率而言,这些患者预后较好。

家族性房颤是指家族中发生的孤立性心房颤动。父母患房颤的患者发生房颤的可能性较大,说明房颤的家族易感性,但是是否存在遗传性分子缺陷,目前尚不清楚。国内多个有关家族性房颤的研究显示,多个基因突变即可以导致心房不应期缩短。

非瓣膜病性房颤指那些无风湿性二尖瓣疾病或瓣膜置换术史患者发生的房颤。

三、临床表现与心电图特征

房颤临床表现有多种形式,大多数患者主诉心悸、胸闷、呼吸困难、疲劳、头晕或晕厥。房颤临床症状的轻重,取决于心律不规整的程度和心室率快慢、基础心功能状态、房颤的持续时间和患者自身因素。某些患者仅在阵发性房颤发作或在持续性房颤出现长间歇时有症状。永久性房颤患者常会感觉心悸症状越来越弱,直至最后无临床症状,这种情况在老年患者尤为多见。

房颤在心电图上最显著的特征：①P 波消失。②心室搏动（QRS 波）频率完全不规则。③在各导联中基线为不规则低振幅的快速摆动和颤动波，系大小不同、形态各异、间隔不均匀的 AF 波，其频率为350～600 次/分；AF 波形态在 V_1 或Ⅱ导联（右侧导联）中较容易辨识。按 AF 波形态和大小，有时临床上将房颤波分为“粗”颤（图 2-38）和“细”颤（图 2-39）。

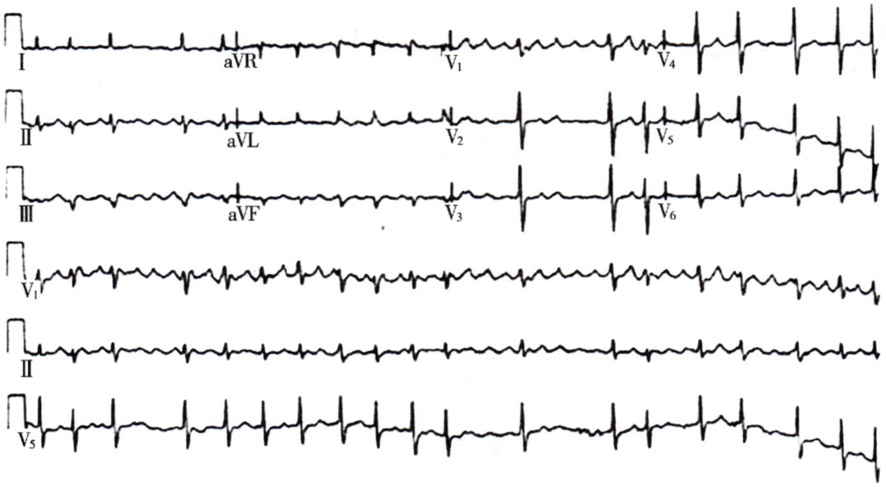

患者，女性，48 岁。因发作性心悸、胸闷 3 年，加重 1 周入院，诊断为阵发性心房颤动，心电图上示各导联 P 波消失，代之以频率不一、振幅不一、形态各异的房颤波（AF 波），各导联上 AF 波较粗大，临床上称为“粗颤”。

图 2-38　**心房颤动“粗颤”**1 **例**

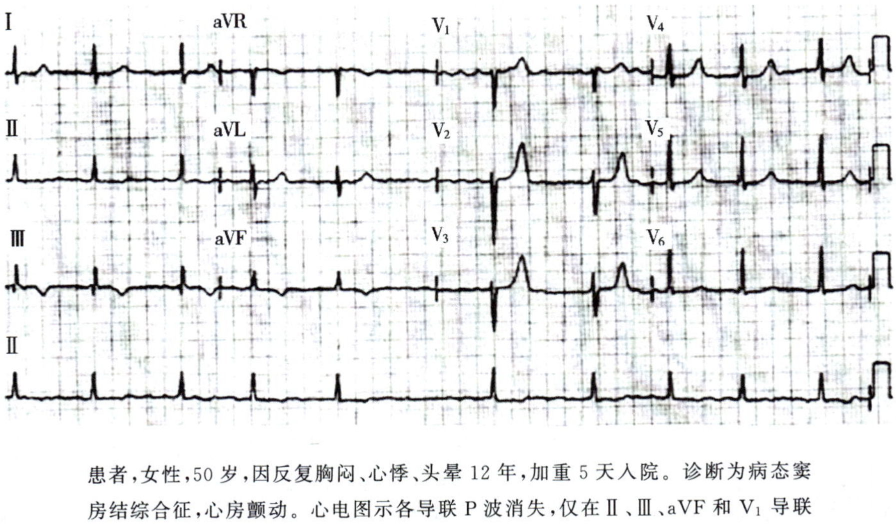

患者，女性，50 岁，因反复胸闷、心悸、头晕 12 年，加重 5 天入院。诊断为病态窦房结综合征，心房颤动。心电图示各导联 P 波消失，仅在Ⅱ、Ⅲ、aVF 和 V_1 导联可见极小的颤动波，心室率极不规律，心率平均约 60 次/分，其他导联上几乎呈等电位线，未见明显房颤波，临床上一般称此种房颤为“细颤”。

图 2-39　**心房颤动“细颤”**1 **例**

一般说来，AF 波越粗大者频率越低；越纤细者频率越高，也越不容易用药物或直流电转复为窦性心律。有时由于 AF 波过于纤细或基线不稳定难以辨认，因此房颤的心电图特征以前两点更为重要，其中以找不到 P 波为房颤的显著特征。个别情况下，有些粗 AF 波及显著的U 波若不加以仔细观察也可误认为 P 波，因此心室搏动间隔不匀齐是最重要的诊断依据。但应注意，在房颤兼有完全性房室传导阻滞时（图 2-40）其心室频率是完全匀齐的。此外，当房颤的心室率极快时（图 2-41），大致看上去也似乎很齐，但是用分规测量便很容易辨识出 R-R 间期实际上是参差不齐的。

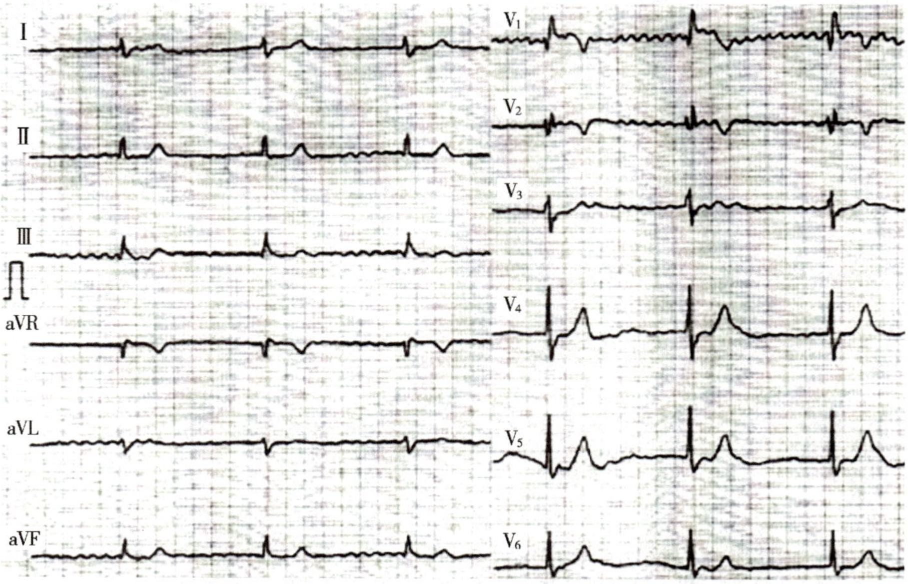

患者，男性，55 岁，因间歇性心悸、胸闷 11 年，加重 1 个月入院。临床诊断为扩张性心肌病，心房颤动伴三度房室传导阻滞。心电图示各导联上 P 波消失，代之以细小的颤动波，但 QRS 波规整，呈右束支传导阻滞图形，QRS 间期 0.11 秒，频率为 40 次/分，为心房颤动伴三度房室传导阻滞，室性逸搏心律。

图 2-40　心房颤动伴三度房室传导阻滞

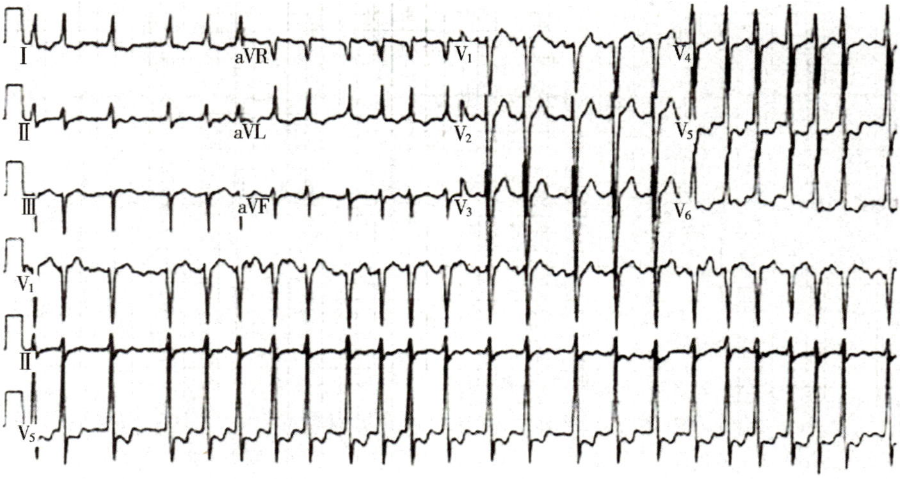

患者，女性，84 岁。因发作性心悸 1 年，晕厥 3 周入院，临床诊断为心律失常、阵发性心房颤动伴长 R-R 间歇、高血压、类风湿性关节炎。心电图示各导联上 P 波消失，Ⅱ、Ⅲ、aVF 及 V_1 导联上可见不规则的 AF 波，QRS 波呈室上性，频率快，平均 140 次/分，QRS 波的间期不规整，提示心房颤动伴快速心室反应。

图 2-41　心房颤动伴快速心室反应 1 例

(一)房室传导

没有旁路或希氏-浦肯野纤维传导系统功能障碍时,房室结有限制房颤波向心室传导的作用。其他影响房室传导的因素包括房室结不应期、隐匿性传导和自主神经张力。心房传入的激动部分通过房室结,但未传入心室时就意味着发生了隐匿性传导,隐匿性传导在决定房颤时心室的反应中起重要作用。这些传入激动可改变房室结不应期,减慢或阻断随后的心房传入激动,因此可以解释房颤时不规则心室率。由于隐匿性传导的作用,房颤的心房率较慢时,心室率则趋于加快;相反,心房率加快则导致心室率减慢。

自主神经张力的变化可以导致房颤患者的不同心室反应。增加副交感神经张力和降低交感神经张力,对房室结传导产生负性效应。相反降低副交感神经张力和增加交感神经张力则产生相反效果。迷走神经张力可以增加房室结隐匿性传导,使房室传导减弱。患者可以表现为睡眠时心室率较慢,而运动时心室率加快。洋地黄通过增加迷走神经张力而减慢心室率,静息时可以很好控制心室率,运动时则效果较差。

房颤时的 QRS 波一般较窄,除非有固定或频率依赖性束支传导阻滞或旁路存在。差异性传导常见,并且心室反应的不规则性促使其发生。长 R-R 间歇后出现相对短的"配对间期"时,使"短配对间期"结束的 QRS 波通常呈差异性传导(图 2-42)。

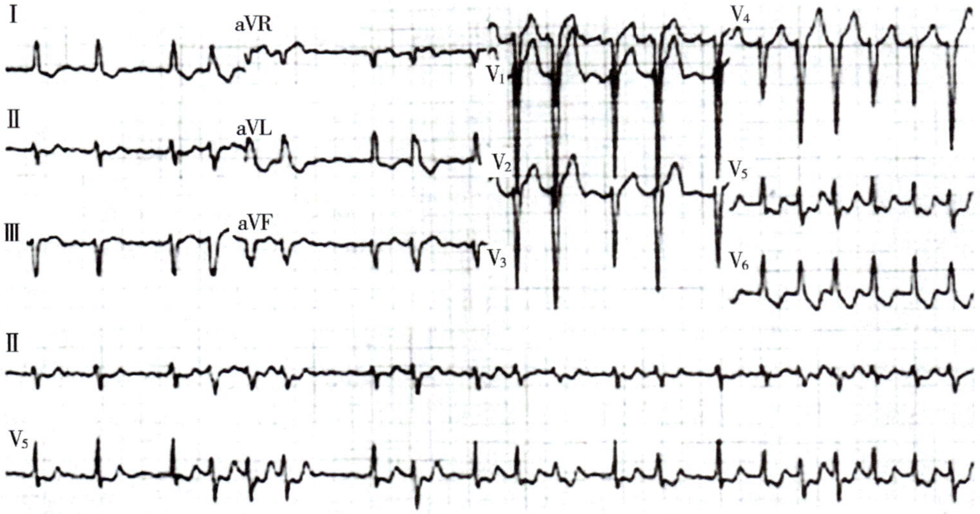

患者,女,48 岁,因活动后胸闷气短 5 年余,再发并加重半年入院,临床诊断为风湿性心脏病二尖瓣狭窄、主动脉瓣狭窄、三尖瓣狭窄并关闭不全、肺动脉高压心功能Ⅱ级。心电图示Ⅱ、V_5 导联上第 4、5、6、8、10、11、13、15、16、17、18、19、20 个心搏的 QRS 波比其前的 QRS 的宽大畸形,而且第 4、8、10、13、和 15 个心搏前的 R-R 间期较长,符合房颤伴差异性传导多发生在"长间歇,短配对"的规律。而且第 4 和第 15 个心搏之后因蝉联现象出现连续的差异性传导。

图 2-42　心房颤动伴心室差异性传导 1 例

房颤时经旁路传导,可以造成致命性的快心室率。提高交感神经张力,可以增加预激的心室率,但是改变迷走神经张力,似乎对旁路传导无效。WPW 综合征患者中,房室折返引发的房颤可以产生较快的心室率,并且容易恶化为心室颤动,导致心脏性猝死(图 2-43)。房颤时静脉应用洋地黄、维拉帕米或地尔硫䓬可以减慢房室传导,但是并不能阻断经旁路传导,甚至加快传导,因此预激综合征合并房颤时禁忌用上述药物,而 β 受体阻滞剂应慎用。

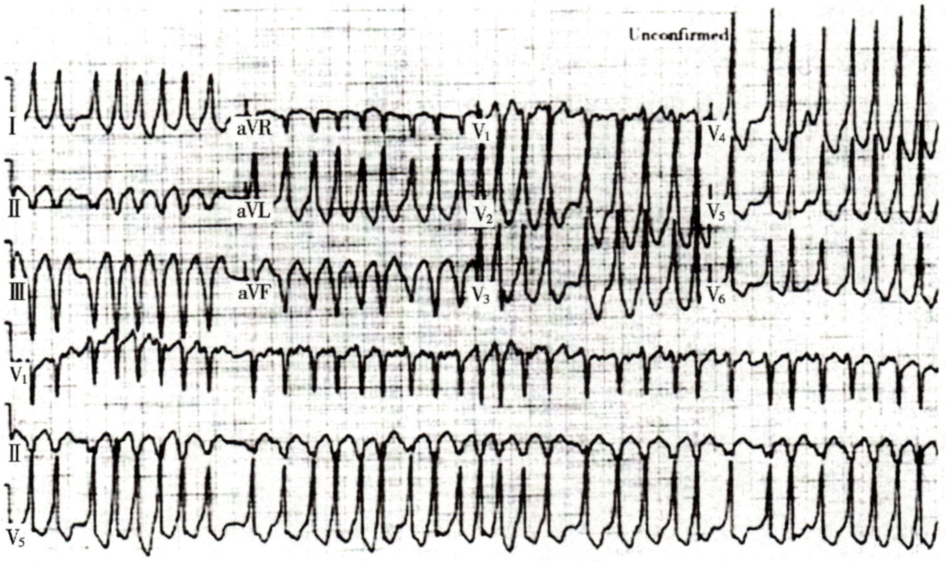

患者，男性，30岁，因阵发性心悸10余年，加重一天入院，入院诊断为心房颤动、心室预激。心电图V_1导联上可见较明显的AF波，QRS波间隔不规整，频率平均约220次/分，QRS波宽窄不等，Ⅰ、aVL和V_2～V_6导联上可见明显的预激波，V_1导联QRS波呈RS形，而V_2导联呈R波形，且Ⅰ、aVL导联呈R波形，预激波正向，提示左后间隔旁路。房颤时经旁路前传时的最短R-R间期为200毫秒，提示这样的患者有引发室颤、猝死的危险。

图2-43　心房颤动伴预激综合征1例

(二)心室反应

房颤的心室反应依赖于房室结的电生理特性、迷走神经和交感神经的张力、是否存在房室旁路和药物作用。存在房室传导阻滞伴室性或交界区心动过速时，心动周期(R-R间期)可以非常规整。

房颤的心室率极为不匀齐的机制是房室交界区的隐匿性传导。快速而不匀齐的AF波，其中有若干仅激动了心房，根本未达到房室结；达到房室结的激动又有很多在房室结内受到干扰，不能通过或只能部分通过下传至心室，因此心室率呈现高度不匀齐。同时，由于心房波不同程度地通过房室结，AF波与R波间的时距也非常不规则。

房颤时出现快速不规则持续的宽QRS波心动过速，强烈提示房颤通过旁路传导或合并束支差异性传导。过快的心室率(＞200次/分)，提示有旁路存在或室性心动过速。房颤时宽QRS波出现时需要鉴别是室性期前收缩或是室内差异性传导(图2-44、图2-45)。如出现较多的室性期前收缩，特别是服用洋地黄的患者出现室性期前收缩二联律及洋地黄型“鱼钩样”ST-T改变时，应注意是否由于洋地黄过量所致，必要时停用洋地黄药物，以免引起更为严重的室性心律失常。但是，如果洋地黄用量不足，由于房颤波下传心室过快，激动到来时传导系统尚未脱离相对不应期，此时往往伴有室内差异性传导，这种情况下则需要增加洋地黄用量以减缓心室率。因此在持续性房颤中鉴别宽QRS波的性质有重要的临床意义。一般鉴别要点：由于室内差异性传导与传导系统的相对不应期有关，QRS波多为典型的束支传导阻滞形。房颤的R-R间期长短很不规则，传导系统的相对不应期随之变化。较长的R-R间期后，相对不应期略有延长，若是接踵而来的R-R间期较短，则QRS波便会落在相对不应期，极易发生室内差异性传导。因此，长间期后较早出现的QRS波考虑是室内差异性传导所致的宽QRS波，而且QRS波前半部分的形态与室上性搏动的 QRS 波相同。室性期前收缩前没有上述 R-R 间期的"长-短"规律，形状与室上性搏动的 QRS 波形状也完全不同。

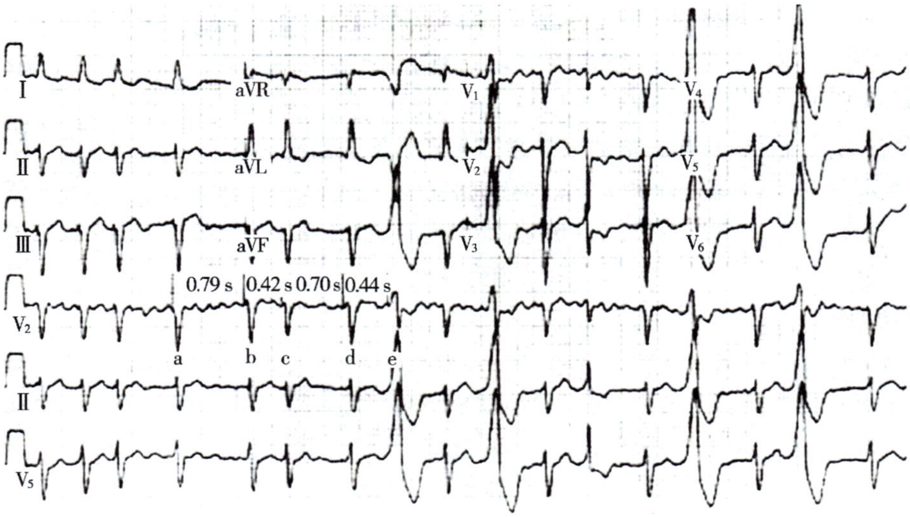

图中 V_1 导联上，ab 间期＞cd 间期，bc 间期＜de 间期，从房颤发生室内差异性传导的规律来看，心搏 c 理应比心搏 e 更容易发生室内差异性传导。但心搏 e 的 QRS 波宽大畸形，符合室性期前收缩的特征。

图 2-44　心房颤动伴室性期前收缩 1 例

四、治疗

房颤的治疗主要有三个目标：①心率控制。②预防血栓栓塞。③纠正心律失常。开始的治疗策略包括心率控制和节律控制。心率控制策略是指控制心室率，而心律并未转复和维持窦性心律。节律控制策略指试图转复并维持窦性心律。理论上，节律控制应当优于心率控制，但是 AFFIRM 研究显示，两种治疗策略在死亡率和脑卒中发生率方面、对患者生活质量的影响及对于心力衰竭的发生和恶化方面并无显著性差异。RACE 试验发现，心率控制组在预防死亡和降低发病率方面的疗效并不逊于节律控制组。对于症状较轻的老年房颤患者，心率控制治疗是合理的治疗手段。但无论哪一种策略都需要抗凝治疗，预防血栓栓塞并发症。

房颤的直接血流动力学危害是房颤时失去了心房的"泵血"作用，使心排血量降低 10%以上。除此之外，过快和不规则的心室率进一步加重血流动力学损害，长期过快的心室率及心室激动的极不规则会损害心室功能和结构。快而不规则的心室率形成血栓的可能性较缓慢而均匀的心室率明显增大。

（一）控制心率

房颤时，药物控制心室率的有效率为 80%。持续性或永久性房颤患者常口服 β 受体阻滞剂或钙通道阻滞剂（维拉帕米、地尔硫䓬）将心室率控制在生理范围。在需要快速控制心室率或不适合口服药物时，可以静脉应用药物，如果伴低血压或合并心力衰竭时要小心应用，因为此时钙通道阻滞剂可以导致血流动力学进一步恶化。心力衰竭患者应静脉给予洋地黄或胺碘酮。有房室旁路的患者，如果血流动力学状态稳定，可以静脉应用普鲁卡因胺和伊布利特。胺碘酮同时具有抗交感神经和钙通道的拮抗活性，抑制房室传导，可以有效控制心房颤动时心室率。在其他药物无效或禁忌使用时，静脉注射胺碘酮有助于控制房颤的心室率。

（二）复律治疗

对于可转复为窦性心律的持续性房颤患者，若房颤是造成急性心力衰竭、低血压或冠状动脉疾病患者心绞痛恶化的主要原因，则需要立即复律。实现复律一般靠药物或直流电复律的方法。

1.药物复律

房颤发生7天内应用药物复律的效果最好。指南推荐的复律药物包括氟卡尼、多非特利、普罗帕酮、伊布利特和胺碘酮。药物复律的主要危险是抗心律失常药物的毒性，如胺碘酮的不良反应包括心动过缓、低血压、视力障碍、甲状腺功能异常、恶心、便秘、静脉炎等，而奎尼丁由于疗效欠佳而不良反应发生率较高，已不作为一线推荐药物。

2.直流电复律

房颤伴心肌缺血、症状性低血压、心绞痛、心力衰竭、预激综合征，快速心室率药物治疗无效时，或患者血流动力学状态不稳定，或症状难以耐受时应施行电复律。房扑直流电复律起始功率可以较低，但是房颤复律则需要高能量，一般≥200 J。为避免损伤心肌，两次电击时间间隔＞1分钟。直流电复律的主要危险是栓塞和各种心律失常。

（三）抗凝治疗

所有房颤患者，特别是伴有糖尿病、高血压、肥胖和高龄等高危因素时，除有禁忌证者外，均应进行抗凝治疗，预防血栓栓塞。服用华法林时，监测INR的目标值国际上通常为2.0～3.0，国人一般维持在1.8～2.5即可。开始治疗时应当至少每周监测一次，待结果稳定后，至少每月监测一次。对于无高危因素的年轻患者，可服用阿司匹林预防血栓。

（四）非药物治疗

1.导管消融

早期射频导管消融仿效外科迷宫术在心房内膜造成多条线性瘢痕，成功率40%～50%，但是并发症很高。随后的研究发现起源于肺静脉或其开口附近的电活动常诱发房颤，并且证明去除这些病灶可以终止房颤，由此导管消融治疗房颤广泛开展起来。随着房颤导管消融技术的日趋成熟以及标测手段（电解剖标测系统和非接触标测系统）与消融器械的不断完善，目前该项治疗的成功率已经获得很大提高，目前对无器质性心脏病的阵发性房颤消融的成功率在80%～90%，并发症发生率明显下降（＜2%），因此导管消融为大多数药物治疗失败或电转复窦性心律困难的患者提供了一种较好的治疗方法。

2.外科治疗

包括：①房颤同期合并其他手术的射频消融治疗。这种方法适用于合并器质性心脏病的房颤患者，成功率相对较高。②微创胸腔镜射频消融：适用于孤立性房颤患者，该方法还可以同期进行左心耳的夹闭或切除，以避免左心耳血栓形成，降低脑栓塞的发生率。③改良迷宫手术：这是一种在手术过程中采用的技术，可以在心房组织上进行射频消融而无需进行“切与缝”，从而提高房颤的治愈率，并且在术中不额外增加手术损伤和手术时间。④左心耳夹闭或切除：左心耳是血栓形成的主要部位，因此在房颤的外科治疗中，进行左心耳的夹闭或切除，以减少血栓栓塞的风险。⑤迷路神经化治疗：心外膜自主神经节与房颤的发生和维持有关，因此在房颤手术中，可能会切断Marsall韧带并尽可能消融心外膜自主神经节。

（张洪涛）

第五节　心室扑动与心室颤动

心室扑动和心室颤动是最严重的心律失常，心室呈蠕动状态，丧失了有效的整体收缩能力，各部分心室肌处于一种快速而不协调的乱颤状态，从机械效应来说，和心室停搏没有区别，常为心脏病或其他疾病临终前的心电图变化。

一、产生机制

心室扑动、心室颤动与心房扑动及心房颤动的产生机制基本相似，所不同的是异位起搏点位于心室内。主要有以下两种学说：①由于激动折返形成环形运动或多源性折返所致。②因心室内有单一的或多发的兴奋灶所造成。

从病理学角度看，心肌缺氧、药物中毒等提高了心肌的应激性，缩短了不应期，引起两侧心室的除极不平衡，而使心室不应期不一致，易于引起心室的激动折返。沿固定途径发生的折返形成心室扑动；多数异位点引起的多发性折返则形成心室颤动。此外，在心肌缺氧及先天性 Q-T 间期延长综合征时，任何室性期前收缩落在前一心搏的 T 波上时（R-on-T 现象）正处于心室的易损期，易于诱发心室颤动。

二、心室扑动和心室颤动的心电图表现

（一）心室扑动的心电图表现

心室扑动的心电图表现为规则、频速、大振幅的连续性波动，不能分辨出 QRS 波群和 T 波，频率为 150～250 次/分，通常持续时间短暂，很快变为心室颤动（图 2-45）。

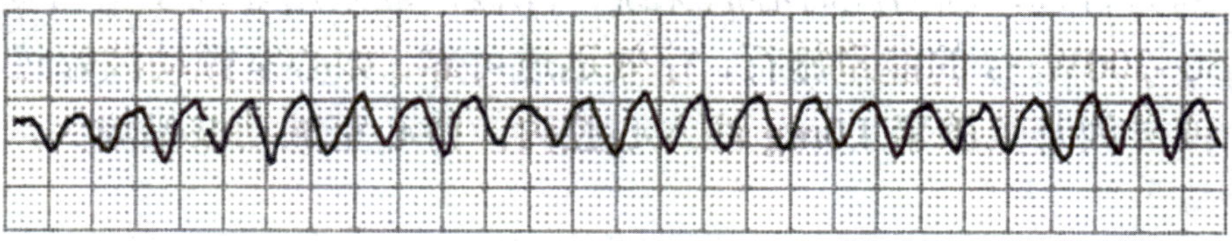

图 2-45　心室扑动

（二）心室颤动的心电图表现

心室颤动的心电图表现为 QRS 波群和 T 波完全消失，代之以形状不同、大小各异、极不规则的颤动样波形，频率为 250～500 次/分。开始时往往振幅较大，颤动振幅＞0.5 mV 时，称之粗大心室颤动；颤动振幅＜0.5 mV 时，称为细小型心室颤动（图 2-46）。

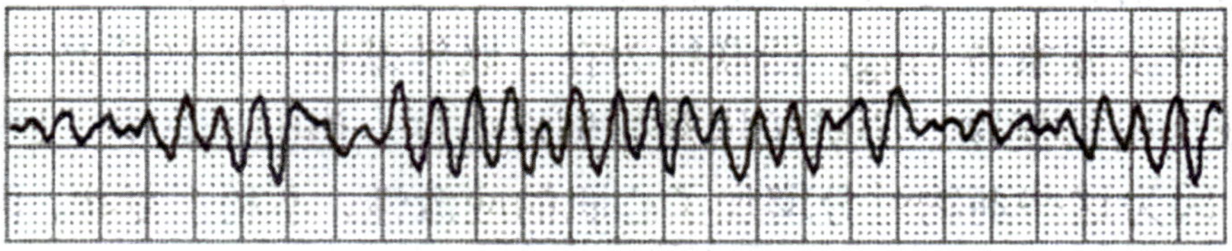

图 2-46　心室颤动

三、心室扑动和心室颤动的临床意义和治疗

(一)心室扑动和心室颤动的临床意义

心室扑动和心室颤动这两种心律失常,多发生于急性心肌梗死、慢性缺血性心脏病、心肌炎、完全性房室传导阻滞发生阿-斯综合征的过程中、风湿性心脏病、各种原因所致缺氧、酸中毒、严重低血钾及低血镁、高血钾、Q-T 间期延长综合征、甲状腺功能亢进(特别是甲亢危象)、心导管检查及心血管造影、心脏外伤及心脏手术、低温麻醉,或洋地黄、奎尼丁、普鲁卡因胺、锑剂、灭虫灵、依米丁(吐根素)、肾上腺素,全麻时使用的氯仿及环丙烷等药物中毒、电击及溺水等,这些可称为原发性心室扑动和颤动,及时积极抢救可能恢复。在各种心脏病合并心力衰竭、呼吸衰竭、低血压等的临终前发生者,称之为继发性心室扑动,多不易复苏。

心室扑动或心室颤动发生时,突然意识丧失、呼吸停止、抽搐、昏迷、发绀等,并出现心音、脉搏消失,血压测不到。如在开胸手术时发生,可见到心室呈不规则的"蠕动状"颤动,心肌颜色渐由红变紫。心室扑动或心室颤动常为严重心脏病或其他疾病临终前的一种极危险的心律失常。一般说来,心肌状态尚好,则扑动波频率较快,振幅较大,复律易成功。反之,心肌状态差时,频率较慢,振幅较低,即使积极治疗,亦不易成功。如果在抢救过程中,心室颤动波振幅逐渐变低,频率渐慢,提示心脏电活动即将停止,60%~80%心脏停搏是心室颤动所引起时,而当心室扑动波振幅逐渐降低时,接着出现的是心室颤动。

(二)心室扑动和心室颤动的治疗

电击复律应列为首选,因为此时心肌无统一除极,故采用非同步电击复律。电功率成人一开始即应用 150~300 (W·s)的能量施行,疗效迅速可靠。如心室颤动波幅过小者,先以 0.1%肾上腺素 1.0 mL 或异丙肾上腺素 1.0 mg 注入心腔内,待心室颤动波幅增大,再行除颤更为有效。

如情况紧急,或无条件电击复律时,可立即握拳以小鱼际部适当叩击胸骨中段,此法可发生约 5 (W·S)电能作用,可终止折返机制的心室扑动或颤动,同时应立即进行胸外心脏按压,以建立最低限度的人工循环,呼吸减弱或停止时,即刻进行有效的 1∶3 口对口人工呼吸,并迅速实施气管内插管进行加压呼吸,以纠正缺氧。经此处理也可使部分患者心室颤动消除或可争取充足时间做除颤准备。

必要时可心脏内注射药物,常用心腔内注射包括三联针、四联针:三联针包括肾上腺素、去甲肾上腺素、异丙肾上腺素各 1 mg,四联针为在三联针基础上加阿托品 1 mg。此方法治疗后部分患者可自动复律,或为电击复律、心脏按压复律创造条件。但有人认为三联针、四联针用于心室颤动弊多利少,因为这些药物过分增加了心肌的应激性,不利于复律,因此推荐新三联针,即肾上腺素、阿托品各 1 mg,利多卡因 50 mg。

(张洪涛)

第六节　窄 QRS 波心动过速

一、伴有快速心室率的心房颤动

如心室率不是很快，大多数心房颤动完全不规则的心律容易在床边被识别，也容易在心电图上看到 f 波(图 2-47)。但是如果心室率极快，则可能不容易识别其心律的不规则性和心电图上的 f 波(图 2-48)。

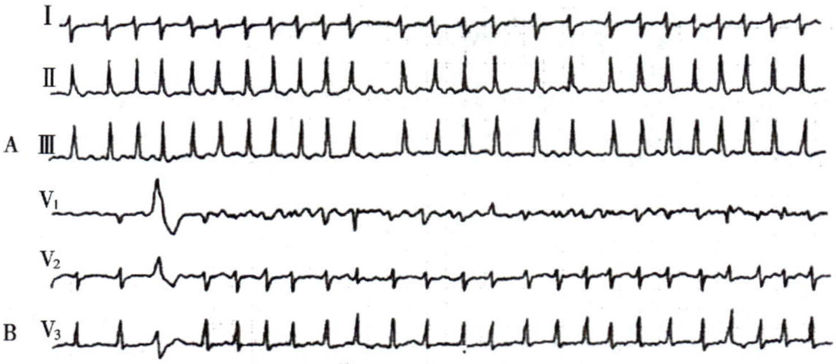

两例心房颤动，具有快速心室率(160 次/分左右)。f 波在 A.Ⅱ导联最清楚，在 B.V_1 导联最清楚。B 中的第三个 QRS 波群为左室源性期前收缩。

图 2-47　两例具有快速心室率的心房颤动

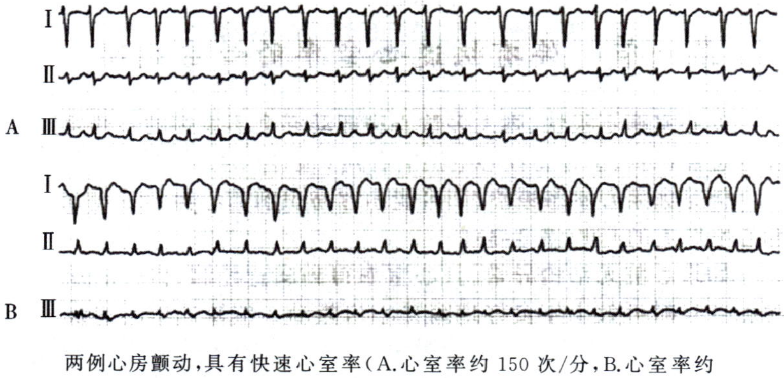

两例心房颤动，具有快速心室率(A.心室率约 150 次/分，B.心室率约 170 次/分)。各导联看不到 f 波，心律完全不规整为诊断心房颤动的依据。此两例说明，f 波不是诊断心房颤动的必需心电图表现，各导联无 P 波，RR 间期完全不等是诊断心房颤动的可靠依据。

图 2-48　另两例房颤患者心电图(房颤波不明显)

如果心脏无结构异常，且心室率得到满意控制，慢性心房颤动患者有时可数十年良好地耐受心房颤动。但快速型心房颤动(平均心室率＞100 次/分)，尤其发生于严重器质性心脏病的患者，如严重二尖瓣狭窄、心力衰竭或不稳定型心绞痛等患者，则可导致严重后果，甚或危及患者的生命。

二、心房扑动

1∶1房室传导的心房扑动少见(常见于有房室旁道或药物治疗不当时),但一旦发生可导致250～300次/分的心室率,而引起严重症状。当临床上遇到心室率≥250次/分的室上性心动过速时,应首先想到1∶1房室传导的心房扑动,其次应考虑为逆向性房室折返性心动过速。

2∶1房室传导的心房扑动临床常见,有时诊断也较困难。容易诊断的情况如图2-49,较难诊断的病例如图2-50。有人认为不典型2∶1房室传导的心房扑动的被识别靠的是医师经验与感觉,而不是心电图判断。当见到心室率在150次/分左右(135～165次/分)的窄QRS波心动过速时,应首先排除心房扑动的可能;心室率150次/分左右的宽QRS波心动过速亦应排除2∶1房室传导的心房扑动,如图2-51、图2-52。

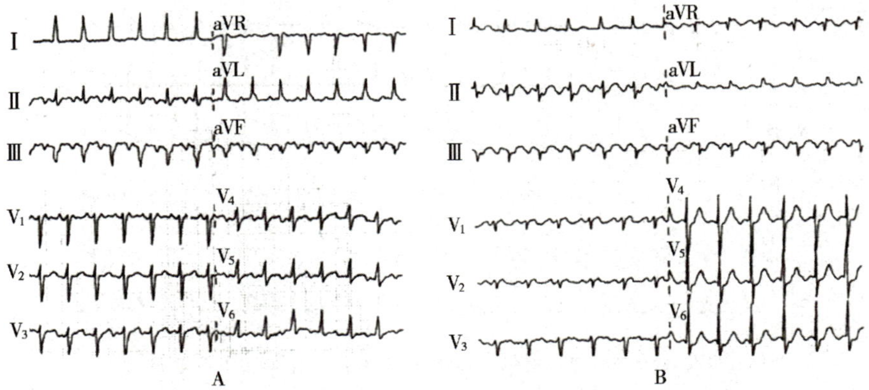

A.心房扑动波(F波)在V_1导联最为清楚,在其他各个导联上也可见到或高度怀疑有F波,但在Ⅰ导联很难肯定有无F波。B.锯齿状扑动波(F波)在Ⅱ、Ⅲ、aVF和V_1导联最清楚(与A.两例不同患者)。

图2-49　2∶1房室传导的心房扑动

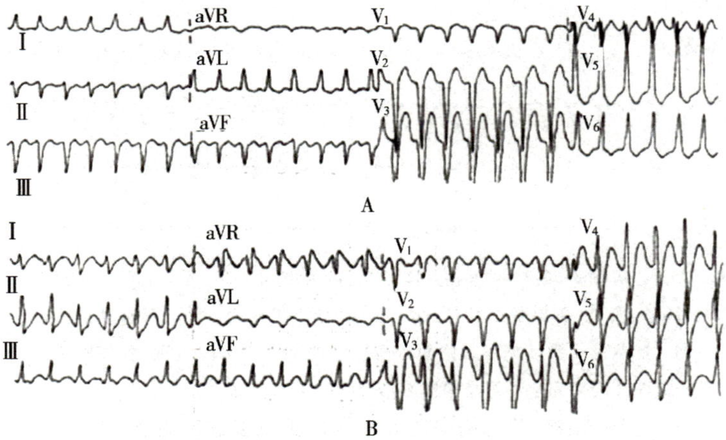

两例2∶1房室传导的心房扑动。A.的心室率为160次/分。B.的心室率为155次/分。对在此范围的心室率的窄QRS波心动过速,应高度警惕心房扑动的可能性。这两例患者的12导联心电图的任一导联都不易清楚分辨出F波。

图2-50　心房扑动波不明显的2∶1房室传导的心房扑动

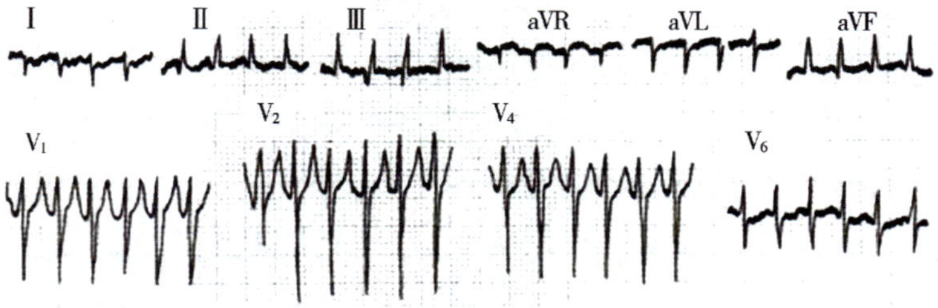

顺向性房室折返性心动过速。图示心室率 255 次/分。逆传的 P′波与 QRS 波群明显分开，位于 ST 段上，在肢体导联最为清楚。Ⅰ与 aVL 导联之 P′波倒置，表明房室旁路位于左侧。

图 2-51　顺向性房室折返性心动过速

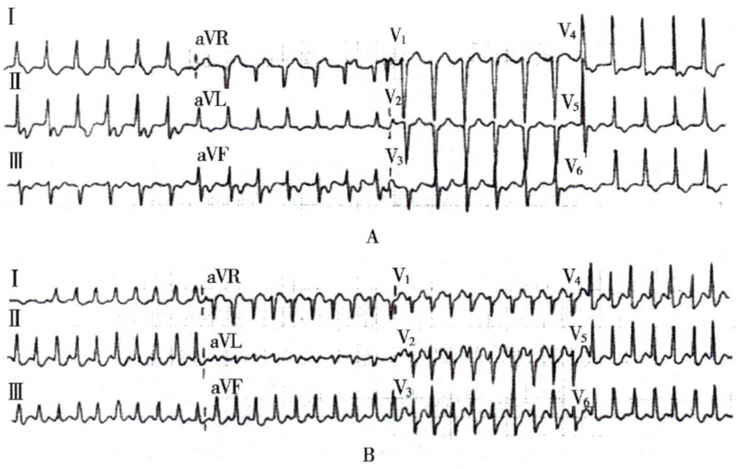

两例顺向性房室折返性心动过速。A.心室率 152 次/分，逆传的 P′波在Ⅱ、Ⅲ和 aVF 导联最清楚，与 QRS 波群间有明显距离。B.心室率230 次/分，可见 QRS 波群呈电压交替，在胸前导联，尤其 V_3 最为清楚。

图 2-52　两例房室折返性心动过速的不同特征

诊断 2∶1 心房扑动的主要困难在于扑动波(F 波)常重叠或埋藏于 QRS 波或 T 波中，而不易识别。尽管 F 波常在Ⅱ、Ⅲ、aVF 和 V_1 导联最清楚，但有时并非如此，可能 F 波仅在某一导联清晰可见，而在所有其他导联却难以识别，因此，同步记录与全面分析 12 导联心电图十分重要。

Bix 规则(Bix Rule)可能有助于 2∶1 心房扑动的诊断，即只要见到心动过速的“P”波恰巧在两个 QRS 波群之间，就应高度警惕另一“P”波埋藏于 QRS 波群之内[注：“P”代表心房扑动波(F 波)]。

三、顺向性房室折返性心动过速

顺向性房室折返性心动过速(O-AVRT)时的折返环路是经正常房室交界区下传心室，经房室旁路逆传心房。此为 W-P-W 综合征或有隐匿性房室旁路患者最常见的窄 QRS 波心动过速类型。它需与房室结折返性心动过速鉴别(图 2-53、图 2-54)。识别房室折返性心动过速的要点是 P 波位于ST 段上，与 QRS 波是分离的。如果心动过速时Ⅰ与 aVL 导联的 P 波倒置，可判断房室旁路位于左侧。房室折返性心动过速的频率大多比房室结折返性心动过速频率要快些，前者快于 200 次/分者要多些，但两种心动过速的心率范围有很大重叠性，故心率快慢对鉴别二者的意义不大。QRS 波群的电压交替现象亦更常见于房室折返性心动过速，但电压交替是一种心率相关现象（心率越快，越易发生），并不是房室折返性心动过速特有的心电图表现。

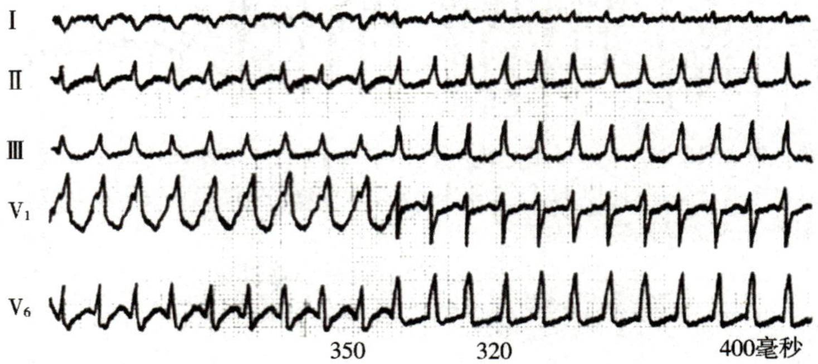

顺向性房室折返性心动过速由右束支传导阻滞型转为无束支传导阻滞型，前者周长为 350 毫秒，后者缩短为 320 毫秒，此提示右侧游离壁旁道参与的折返激动。在出现功能性右束支传导阻滞时，室上性激动需先循对侧束支传导，再经室间隔，最后才传至右侧，从而折返环扩大，故传导时间延长，致心动周期延长。

图 2-53　顺向性房室折返性心动过速出现右束支传导阻滞时心动过速频率变慢的机制

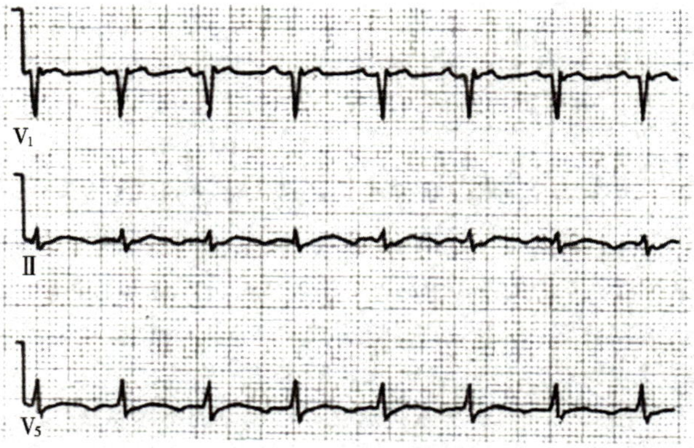

本图为房性异位心动过速。V_1 导联 P 波直立，Ⅱ与 V_5 导联 P 波倒置，故为左房起源性房速。注意房室呈 2∶1 传导，心房率 214 次/分。

图 2-54　房性异位性心动过速

顺向性房室折返性心动过速的心电图相对特征是在发生室内差异性传导时心率可能减慢，即慢于无室内差异传导时的心率（图 2-55）。若房室旁路的位置与出现的束支传导阻滞图形在同一侧，例如出现左束支传导阻滞型的室内差异性传导时心率减慢，则说明房室旁路位于左侧。但上述表现仅出现在右或左侧游离壁旁道的患者中，而不会出现在间隔部旁道的患者中。

四、房性心动过速

（一）心电图特点

1. 自律性心动过速和折返性心动过速的鉴别

鉴别自律性心动过速和折返性心动过速的要点包括：①自律性心动过速发作时有心率逐渐

加快的过程，即温醒现象。折返性心动过速则无温醒现象。②自律性房性心动过速起始时的P′波与之后的P′波形态相同，期前刺激可使自律性房性心动过速的节律重建，而对折返性心动过速而言则可使其终止。

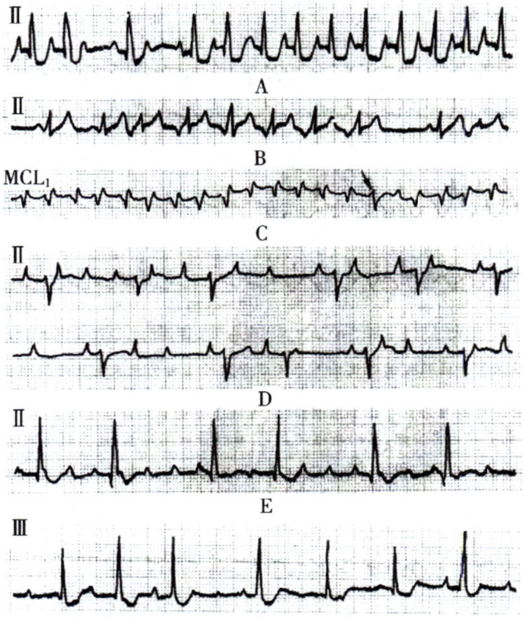

异位性房性心动过速心电图表现：A.心动过速伴有房室传导阻滞，此可除外顺向性房室折返性心动过速，且房室结折返性心动过速的可能性亦很小。并且P波显然不是逆传的，因Ⅱ导联P波直立。B.所有P波形态相同，并有温醒现象(心率逐渐增快)。C.心动过速中间插有未下传的心房期前搏动(箭头所示)，它使节律重建。D.多源性房性心动过速。E和F.两例洋地黄中毒患者的房性心动过速伴房室传导阻滞。F.为多源性房性心动过速，ST段斜形下降呈现典型的洋地黄效应图形。

图 2-55　异位性房性心动过速

2.房性心动过速

房性心动过速的P′波大多容易分辨，因它位于QRS波群的前方，即大多在R-R间期的后半部，如图2-54至图2-56。

房性心动过速的P′波可呈单一形态或多形性；如果P′波呈多形性，则应诊断为多形性房性心动过速，它多见于慢性阻塞性肺疾病患者，也可见于洋地黄中毒患者。洋地黄中毒所致的房性心动过速常伴有不同程度的房室传导阻滞，如图2-57。

3.交界性异位性心动过速

交界性异位性心动过速(Junctional Ectopic Tachycardia，JET)在心动过速发作时QRS波为窄型，为一种特殊型的室上性心动过速。心率多在110～250次/分(图2-58)。本类心动过速心电图有以下特点。

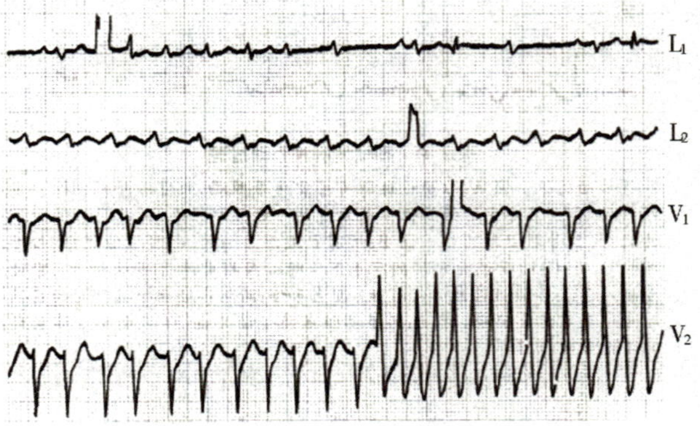

本图示房性期前收缩演变为 2∶1 房速传导的房扑（第二条）与房颤（第三条），继之又转变为房室 1∶1 传导的房扑（第四条），此时心室率达 300 次/分。

图 2-56 房性期前收缩转化为房性心动过速、心房颤动、心房扑动

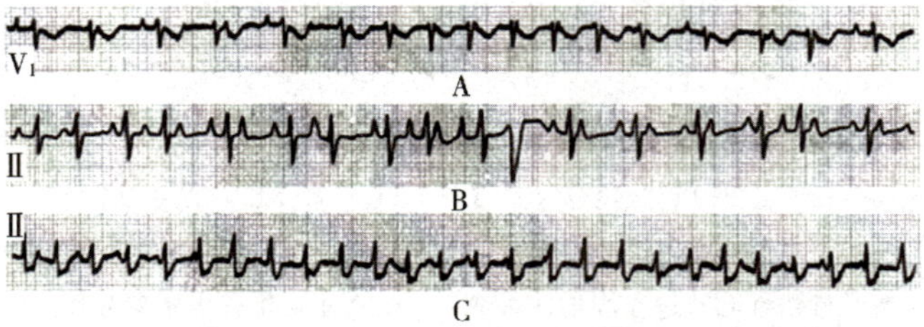

A.伴有房室传导阻滞的房性心动过速。房室传导阻滞的存在可除外顺向性房室折返性心动过速，也极少可能是房室结折返性心动过速。B.多源性房性心动过速。C.异位交界区心动过速。与房性心动过速的不同之处在于偶有房性起搏点发出的冲动夺获心室。

图 2-57 伴房室传导阻滞的房性心动过速

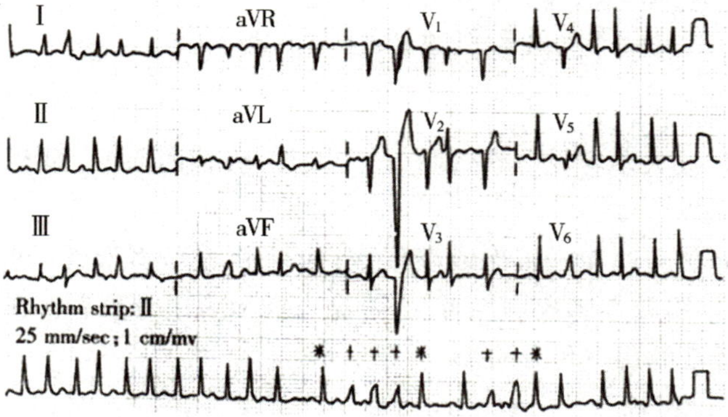

1 例交界性异位性心动过速发作时的心电图记录。注意心律不规则，且偶有窦性夺获心搏（*）与室内差异性传导（+）。最下一条心电图为Ⅱ导联长联记录。

图 2-58 交界性异位性心动过速

（1）QRS 波呈正常窄型，心动过速发作时有温醒现象。

（2）常伴间歇性室房逆传导。即心动过速 QRS 波后间歇出现逆传 P′波。少数有持续性室房逆传者心电图表现酷似房室结折返性心动过速。

(3)大多数病例呈无休止性发作，即间歇性反复发作心动过速，但每阵发作之间可出现几个正常窦性心搏。

(4)有时心动过速发作时心室率极不规则又无明显 P 波，故会误诊为心房颤动或多源性房速。此时，应记录长联心电图以识别偶发性窦性夺获。

(二)临床意义

自律性房性心动过速患者，尤其儿童，大多有器质性心脏病，如先天性心脏病(尤其是手术治疗后的先心病或心肌病等)，但成人患者可能心脏无结构异常，故称为特发性交界性自律性心动过速。但必须指出，由于本型心动过速呈无休止型反复发作的特点，故可诱发心脏扩大与心力衰竭甚或发生晕厥，故一旦诊断后应积极治疗。药物中以胺碘酮联合普罗帕酮治疗较为有效，但因药物的毒性作用常难坚持长期应用。

近年，开展导管射频消融术治疗可使大部分此类患者之心动过速获得根治。Hamdan 等报道11 例患者中 9 例在导管消融治疗后获得根治，另 1 例术后并发三度房室传导阻滞而需使用永久性起搏器以维持一定的心率。

五、房室结折返性心动过速

房室结折返性心动过速为最常见的窄型 QRS 波心动过速类型之一，本型心动过速发作有自限性，即部分患者在年长后可自行消失。其心电图特征为发作时看不到 P′波，或 P′波紧靠在 QRS 波群终末部分，类似于 QRS 波群的一部分，在 V_1 导联 P′波貌似 r′波，形成假性 rSr′而与不完全性右束支传导阻滞图形酷似；在Ⅱ、Ⅲ和 aVF 导联则可产生假性“S”波(图 2-59 至图 2-61)。在比较患者窦性心律与室上速发作时的心电图记录时容易揭示上述表现。

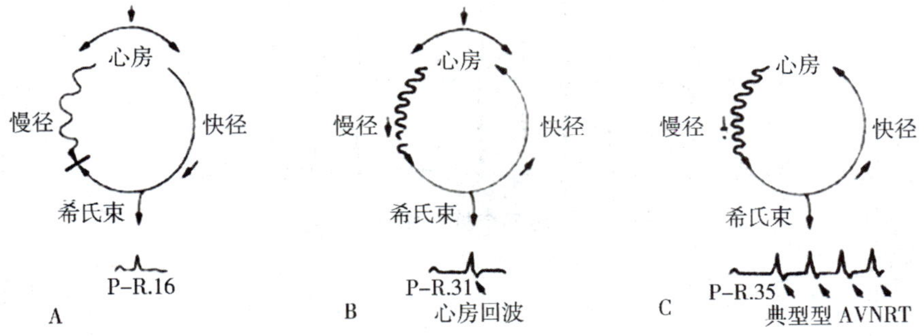

A.窦性节律的冲动前向同时传导至快径和慢径。由于希氏束经由快径而激动，因此 P-R 间期正常。冲动下传到快径远端后又逆向激动慢径，与慢径的前向冲动相撞而抵消。B.由于快径的前向不应期比慢径长，一个适时的房性期前收缩受阻于快径，只能沿慢径下传激动希氏束，因此 P-R 间期延长。冲动下传至慢径远端时快径已获得足够的时间恢复其兴奋性，因此冲动再次逆向沿快径传导至心房，产生典型的心房回波。心房回波再次兴奋慢径，但慢径此时尚未恢复兴奋性，因而冲动在此处前向受阻。C.配对间期更短的房性期前收缩受阻于快径而沿慢径下传，同时产生心房回波，心房回波能再次前向兴奋慢径，如此周而复始构成持续性 AVNRT。

图 2-59　常见型房室结折返性心动过速(AVNRT)的电生理机制

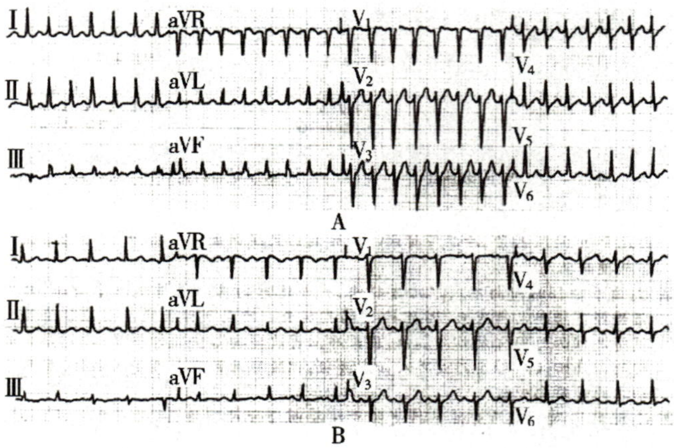

A.房室结折返性心动过速，心率192次/分。逆传的P′波紧靠在QRS波群，在Ⅱ、Ⅲ和avF导联形成伪S波，在V_1导联产生假r波，使QRS波图形类似于不完全性右束支传导阻滞。B.推注维拉帕米5 mg后，恢复窦性心律，伪S波和假r波均消失。

图2-60 房室结折返性心动过速

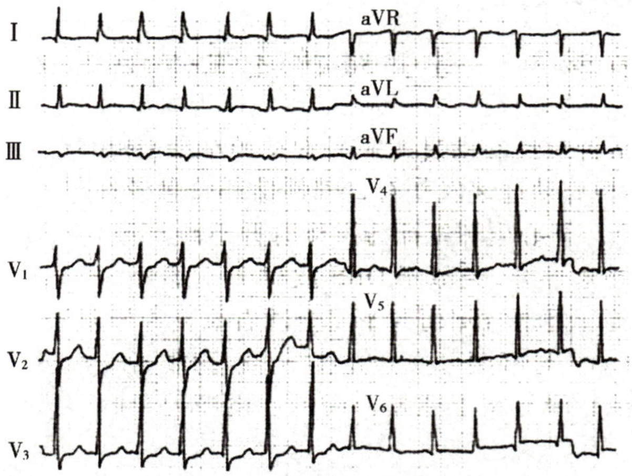

图2-61 房室结折返性心动过速

（张洪涛）

第七节 宽QRS波心动过速

一、室性心动过速

（一）识别要点

（1）遇到宽QRS波心动过速（WT）首先应考虑室性心动过速（VT），因为WT中室性心动过速最为常见。在已发表的WT所有系列性研究报道中，室性心动过速都占2/3或4/5，故室速要比室上性快速性心律失常伴室内差异性传导等情况常见得多。应该记住，心肌梗死后或心肌病患者出现宽 ORS 波心动过速时 95％以上可能是室性心动过速。

（2）必须询问的问题。如果患者能够回答问题，应当问患者是否患过心肌梗死，何时发生的，如果第一次心动过速发生在心肌梗死之后，而不是心肌梗死之前，可以肯定患者的宽型 QRS 波心动过速为室性心动过速（图 2-62）。

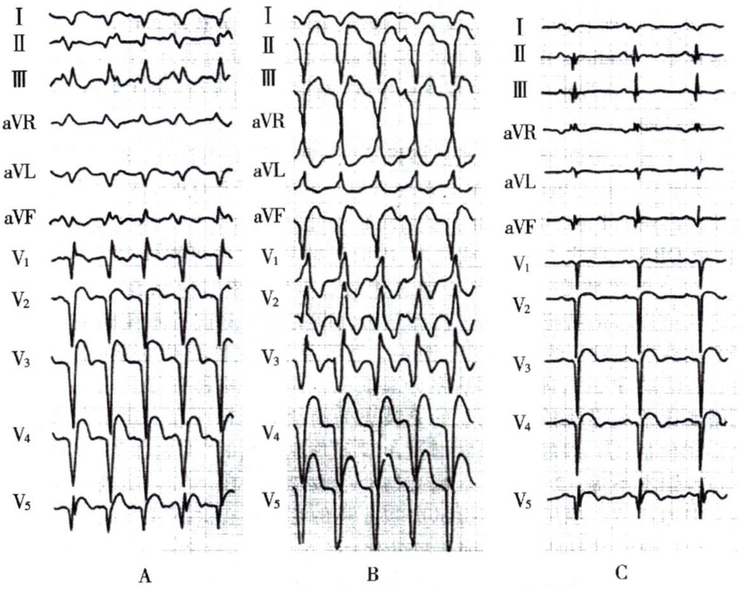

患者，男性，72 岁。5 年前患广泛前壁心肌梗死。在其室性心动过速发作时，心电图示有房室分离。A.与 B.中各导联均可见到与 QRS 波群节律无关的 P 波，在Ⅱ、Ⅲ、aVF 导联最为清楚。C.为窦性心律时的心电图，示有广泛前壁心肌梗死。

图 2-62　前壁心肌梗死合并室性心动过速

（3）不要过分强调或依靠心室率的不规整。有人强调室性心动过速节律不规整。心动过速与室上性心动过速相比，确实前者略不规整，但室性心动过速一旦持续，在大多数患者中心律会逐步变得规整。Wellens 报道的 70 例室性心动过速和 70 例室上性心动过速中，完全规整的节律见于 65 例室上性心动过速和 55 例室性心动过速。

（4）不要过分强调或依靠揭示独立的心房活动，即发现房室分离。房室分离在心电图上表现为与心室活动（QRS 波）完全无关的规律性出现的 P 波。由于在室性心动过速时，P 波常重叠或埋藏于 T 波或 QRS 波群之上或之内，因而识别 P 波可能极为困难或不可能。在分析宽型 QRS 波心动过速的心电图时应认真分析 T 波与 QRS 波群图形的特征，注意是否间断有 P 波的重叠而使 T 波与QRS 波群形态发生改变。图 2-63 显示了室性心动过速时独立出现的心房活动（P 波），即房室分离现象。体格检查寻找房室分离的证据要比单纯寻找独立的 P 波更为简捷和可靠。房室分离的体检特征：①颈静脉搏动出现不规则的“大炮性”A 波。②第一心音强度不等。③逐次心搏间的收缩压不等。出现以上三个体征中的任何一项即提示房室分离的存在。图 2-63则显示了室性心动过速时动脉收缩压的变化。

从理论上讲，伴有逆向室房传导阻滞的房室交界性心动过速也可能出现室房分离，但这种情况在临床上非常罕见，因此在临床实践中应当承认室房分离是诊断室性心动过速极有价值的依据。

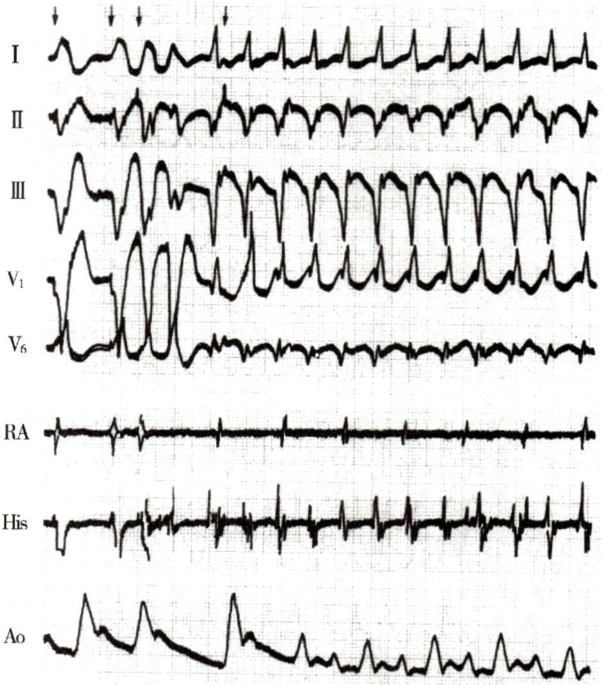

室性心动过速由两个心室期前电刺激诱发。在主动脉压力记录(Ao)中显示动脉收缩压随心房收缩时间与心室收缩的相对关系不同而变化。RA 为右心房内电极导管记录的右房电活动。His 代表希氏束电图。

图 2-63　室性心动过速时房室分离所致的动脉压改变

心电图上出现心室夺获或室性融合波也是支持室性心动过速的有力证据。它也是房室分离的表现形式,但所有的室性心动过速中仅 50%左右的心电图可见房室分离,而其余的一半患者或有心房颤动或有室房逆传。室房逆传可为 1∶1 或 2∶1,也可呈不同比例的文氏传导。图 2-64示室性心动过速伴有7∶6的室房逆向文氏型传导。

一半左右有房室分离的室性心动过速患者中,大约又有一半在心电图上难以辨认 P 波。如果患者的血流动力学稳定,食管导联心电图记录十分有助于显示体表心电图不能识别的 P 波。

心室夺获或室性融合波仅见于少数室性心动过速,且这些患者需具备以下条件:①心室率≤140 次/分。②良好的房室传导。③室房逆向传导功能较差。

(5)不可仅依靠Ⅱ导联心电图。Ⅱ导联心电图可能对识别 P 波很有帮助,但对 QRS 波群形态特征分析有很大局限性。Ⅱ导联在所有的四种不同类型宽 QRS 波(左束支传导阻滞、右束支传导阻滞、右室室性心动过速和左室室性心动过速)中均可出现类似的 QRS 波群(图 2-65)。San Francisco 的一项研究表明,根据Ⅱ导联的特征仅能对 34%的宽 QRS 波心动过速患者做出正确诊断,而采用胸前导联 V_1、V_6、MCL_4 和 MCL_6 中的任何一个导联可对 75%～80%的宽 QRS 波心动过速患者做出正确诊断。

下述四图的四种情况在Ⅱ导联的 QRS 波群均呈现同一图形,而 V_1 导联或 MCL_4 导联的 QRS 波群却完全不同。

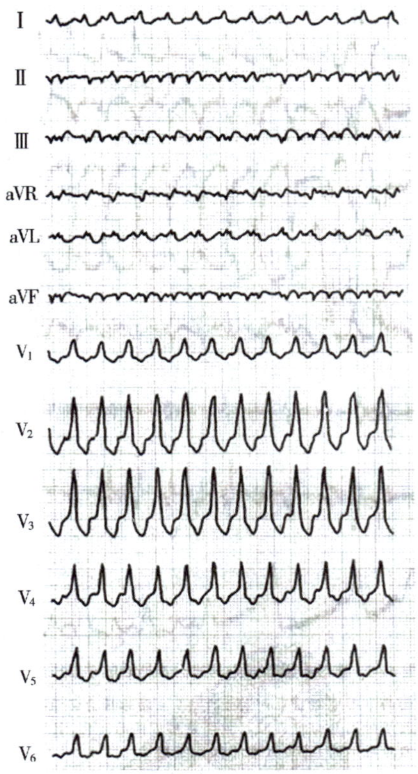

在Ⅱ、Ⅲ、aVF 导联，逆传的 P′波清晰可见。RP′间期逐渐延长，直到室波不能逆向回传心房，不产生 P′波。胸前导联的 QRS 波群均为正向波，即呈 R 或 Rs 型。

图 2-64　室性心动过速伴逆传文氏型传导阻滞

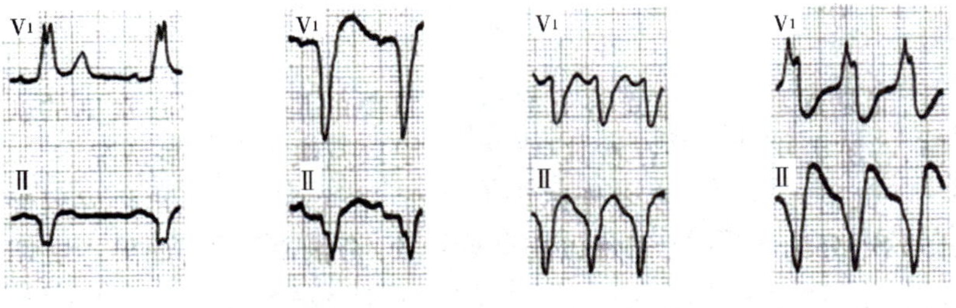

A.右束支传导阻滞型　B.左束支传导阻滞型　C.右室起源的室性心动过速　D.左室起源的室性心动过速

图 2-65　单纯记录Ⅱ导联诊断室速的缺点

(6)不要依靠计算机诊断。正如同计算机很可能漏诊而医师一眼便可识别的心肌梗死一样，计算机不能准确解释宽 QRS 波心动过速的心电图表现，且容易漏诊室性心动过速(图 2-66)。

(7)不可认为室性心动过速一定会发生血流动力学不稳定。临床上常见的错误概念是室性心动过速总是会有血流动力学不稳定。事实上，有时室性心动过速可持续数天，而没有发生血压下降，并被患者良好耐受。血流动力学是否稳定并不取决于心动过速，而是取决于心动过速起源于心室还是室上部位，更重要的是取决于心室率的快慢、心脏大小和是否存在其他心脏病变及患者的全身情况。无论心动过速是室性还是室上性，正常心脏总是可较好耐受 150 次/分的心室率，而难以耐受 250 次/分的心室率;如果心脏明显扩大,即使心室率 150 次/分,患者也很难较长时间耐受;如果患者有急性心肌梗死、洋地黄中毒或其他心脏病,患者常难以耐受任何类型的心动过速。

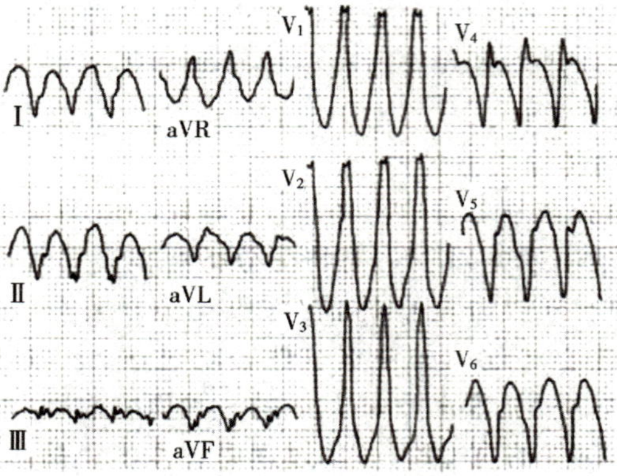

额面电轴在右上象限。V_1 导联的 QRS 波群为 R 波,具有双峰,左峰高于右峰(兔耳型)。V_6 的 QRS 波群呈 QS 型。

图 2-66　典型的易于诊断的室性心动过速

(8)掌握临床和心电图的诊断和鉴别诊断要点(图 2-67、图 2-68)。①临床要点:注意有无室房分离的物理体征,即颈静脉搏动示不规则的大炮性 A 波,第一心音强度不等和收缩压不断变化。②心电图要点:支持室性心动过速诊断的心电图特征列于表 2-1。

必须指出,上述这些心电图特征性表现的敏感性均较低,即仅见于少数室性心动过速患者,但它们的特异性很高,可达 87%～100%。但如果综合使用所有上述心电图表现,则总的阳性率或敏感性仍是较高的。

无任何特征是完全可靠的,更不会在同一患者身上全部展现,但如果临床医师熟悉这些特征,则可对 85%～90%的宽QRS 波心动过速做出及时而正确的分类。

(二)QRS 波群的图形特征

1.总的 QRS 波的图形

室速总的 QRS 波的图形既不像右束支传导阻滞,也不像左束支传导阻滞。此处暂不讨论心室预激综合征的问题。可产生宽 QRS 波群的有两种情况——束支传导阻滞和心室异位激动。如果宽 QRS 波群是由于束支传导阻滞,12 导联心电图的 QRS 波群图形特征应当符合典型的左束支或右束支传导阻滞的图形特征之一。如果 12 导联的 QRS 波群图形既不像典型左束支传导阻滞,也不像典型右束支传导阻滞,则其机制很可能是室性异位心律(图 2-69)。

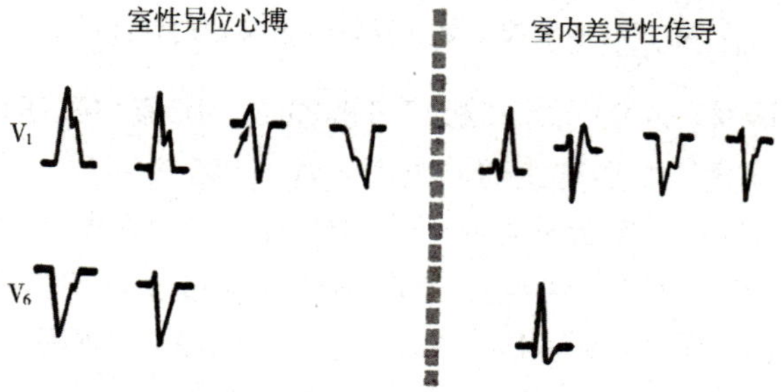

图 2-67　室性异位激动与室内差异性传导的不同形态特点

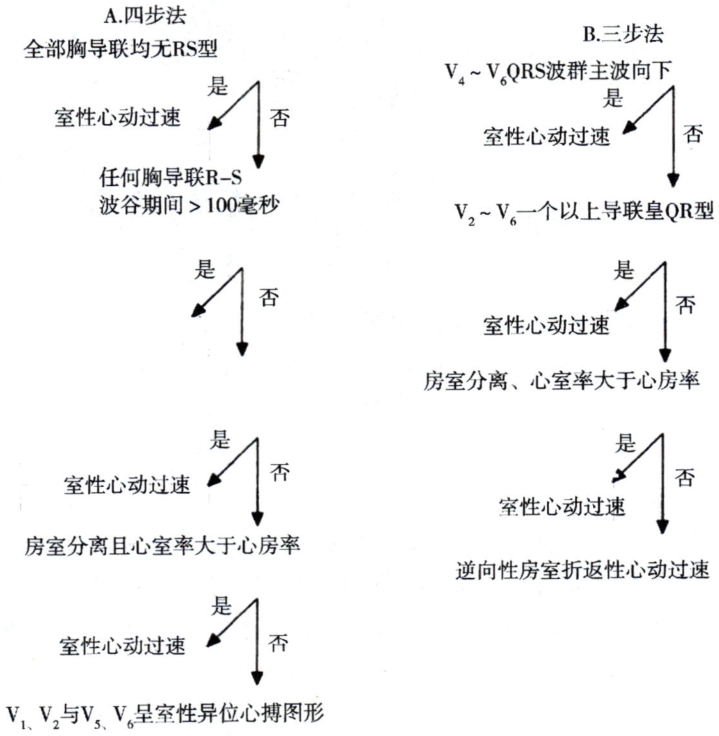

图 2-68　Brugada **分步法鉴别室性心动过速(A)与逆向性房室折返性心动过速(B)**

表 2-1　支持室性心动过速诊断的心电图特征

QRS 波群形态

　总的特征：既不像典型左束支传导阻滞也不像右束支传导阻滞图形

　全部胸导联：无 RS 图形，或任何 RS＞0.10 秒

　单一导联

　V_1 导联：呈 qR 或 R 形，尤其是伴有左峰较高时(高左兔耳型)；或单峰型；或 QR 或 RS 图形。肥胖的 r 波或下降支粗钝延迟，r 波至 S 波最低点＞0.06 秒

　V_6 导联：呈 rS、QS 或 QR 图形；S 或 QS 深度＞15 mm；峰或底＞0.07 秒

QRS 波电轴或极向

　电轴位于“无人区”

　胸前导联主波同向(均正向或均负向)和(或)QRS 波间期＞0.14 秒

室房分离

　独立的 P 波

　心室夺获

　融合波

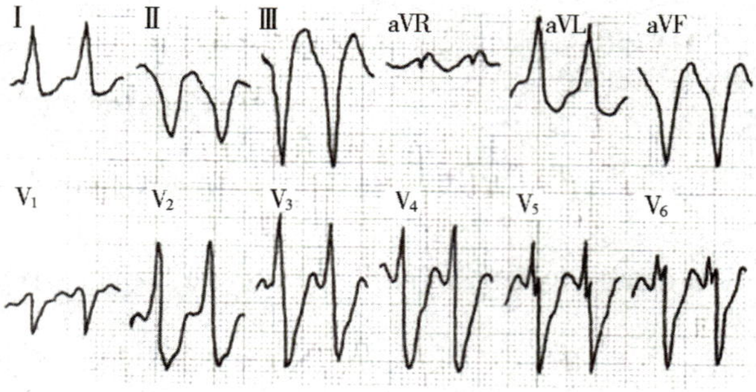

V_1 和 V_6 的 QRS 波群既不像右束支传导阻滞，也不像左束支传导阻滞。并且 V_1 导联起始的“肥胖”r 波和之后到达 S 波低谷的时间延迟都支持室性心动过速的诊断。

图 2-69　室性心动过速(一)

2.胸前导联

Brugada 指出，如果无一胸前导联（全部胸导联）显示双向的 RS 型波群（图 2-70），则无须进一步分析心电图，可以肯定为心室异位心律；如果胸导联中任一导联显示呈 RS 型波形的 QRS 波群，且任何一个胸导联从 QRS 波群起点至其顶点或最低点的时间＞0.10 秒，则亦支持为室性异位心律（图 2-71）。

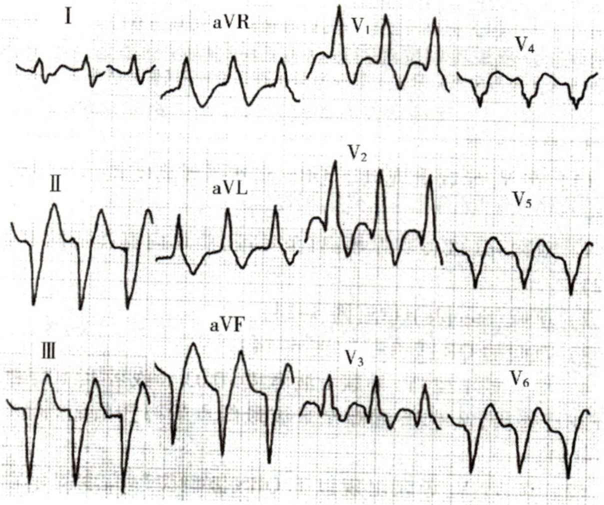

胸前导联均无 RS 型的 QRS 波群，并且 V_6 的 QRS 波群为 QS 型，V_2 和 V_3 的 QRS 波群为 qR 型，V_4～V_6 的 QRS 波群均为负向，可排除预激综合征（W-P-W）伴室上性心动过速。

图 2-70　室性心动过速(二)

3.单一导联

(1)在 V_1 导联出现以下 QRS 波群图形高度提示系室性异位心律：①双向 qR 或伴有左峰高（兔耳征）的单向有挫折的 R 波（图 2-72）。②单峰 QRS 波群（图 2-73）。③双向的 QR 或 RS 波（图 2-75）。④肥胖的 r 波（V_1 导联 r 波宽度＞0.03 秒）或者其下行支进展缓慢或有挫折，从 QRS 起点至 S 波最低点的时间延迟（图 2-75 和图 2-76）。

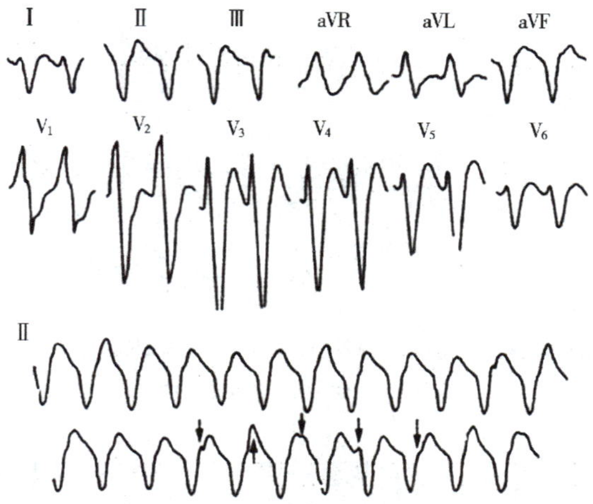

所有胸前导联的 QRS 波群均呈 RS 型；V_1 导联的 RS 间期为 0.17 秒，所有其他胸前导联的 RS 间期至少 0.10 秒或 0.11 秒。并且额面电轴位于“无人区”(Ⅰ、Ⅱ、Ⅲ导联 QRS 主波方向均向下)，最后一行心电图示有室房分离(箭头所示为 P 波)。

图 2-71　室性心动过速(三)

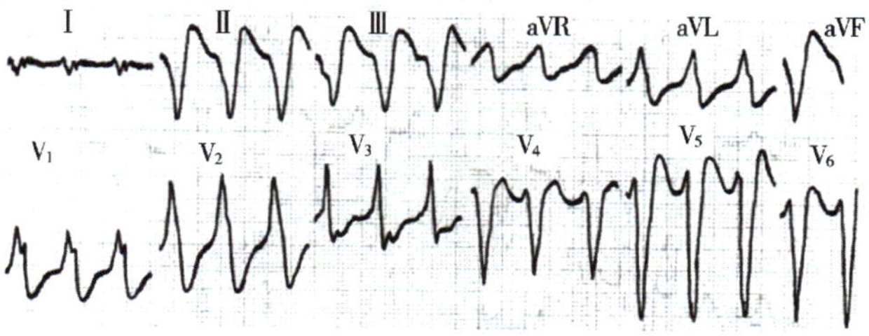

额面电轴在“无人区”。V_1 呈左耳高的兔耳征。V_6 导联的 QRS 波群呈 rS 型，V_6 的 S 波深度＞15 mm。

图 2-72　室性心动过速(四)

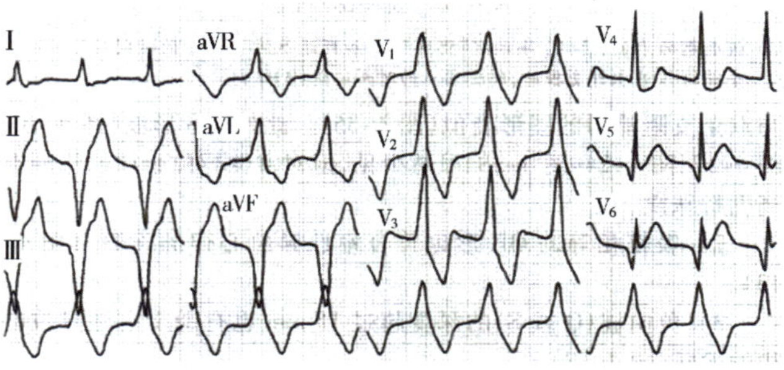

V_1 导联的 QRS 波群呈“尖塔式”的单一宽大 R 波。V_6 导联的 QRS 波群呈振幅相等的双向 QR 型。

图 2-73　室性心动过速(五)

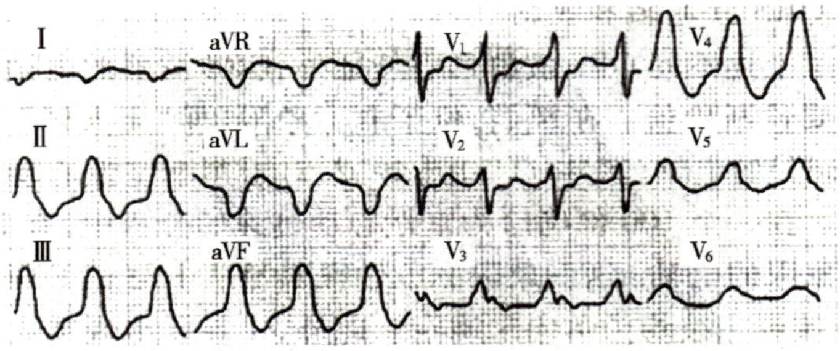

额面电轴异常右偏。V_1 导联的 QRS 波群呈振幅相等的 RS 型。

图 2-74　室性心动过速(六)

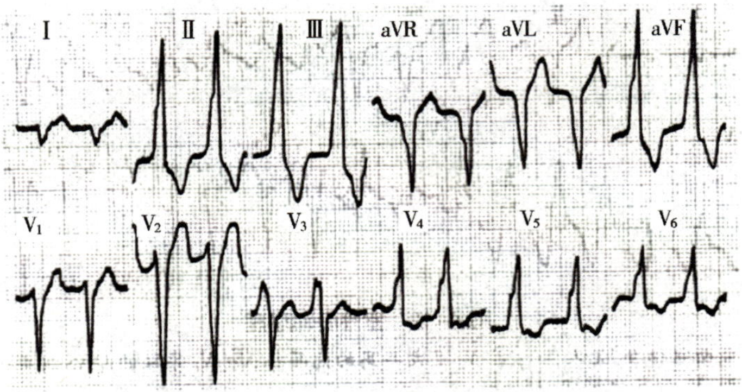

额面电轴右偏。V_1 导联有"肥胖"r 波和到达 S 波谷底点的时间延迟。V_6 导联的 R 波上升支挫折，到达顶点的时间延迟(0.10 秒)。

图 2-75　室性心动过速(七)

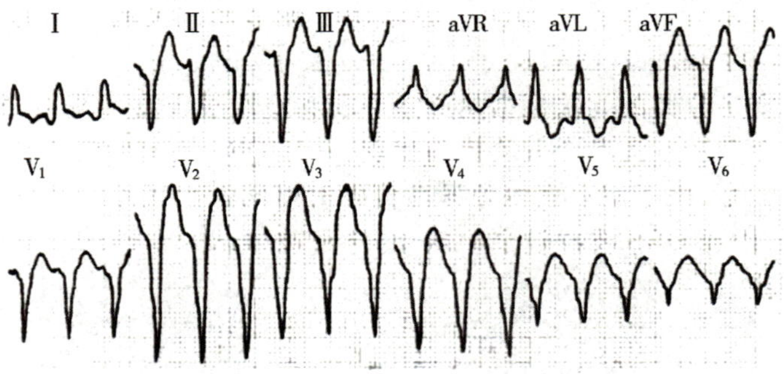

患者，男性，45 岁，急性广泛前壁心肌梗死合并室性心动过速。全部胸前导联的 QRS 波群呈负向同向性，即均呈 QS 型。V_1 导联到达 S 波最低点的时间延长。急性前壁损伤在Ⅰ和 aVL 导联可见 ST 段抬高，胸前导联有显著的弓背向上型 ST 段抬高。

图 2-76　急性前壁心肌梗死合并室速

(2)在 V_5、V_6 导联出现以下 QRS 波群图形高度提示室性异位心律：①rS 图形(无 q 波，由小 r 波和较深而宽的 S 波组成)为左室异位心律最常见的 QRS 图形，但遗憾的是它与双束支传导阻滞时的图形类似。此外，QS 形波虽然少见，但对室性异位心律的诊断有高度特殊性。②振幅相等的 QR 形也符合室性异位心律的诊断。③负向波(Q 或 S)的深度超过 15 mm 也有助于室性异位心律的诊断。④如果从 QRS 波群起点到达其正向波顶点或负向波的最低点时限大于

0.07 秒也强烈支持室性异位心律的诊断。

4.QRS 波电轴和极向

除了上述不同 QRS 波群形态特征外，QRS 波群的电轴方向也具有重要诊断价值。在额面，位于右上象限(即“无人区”)的电轴对于判断室性心动过速极有意义。在一个 100 例确诊为室性心动过速的分析中，有 27 例具有这一象限的电轴。这一象限的电轴很容易从Ⅰ与 aVF 两个导联的QRS 波群主波均为负向来确定。此外，Ⅰ导联出现宽大的负向 QS 波，而 aVF 导联的 QRS 波群主波向上，即电轴右偏，亦符合室性异位心律的诊断。

在胸前导联 QRS 波群主波方向的一致性(同一性)，即 V_1～V_6 的主波均向上(图 2-76)或均向下(图 2-77)均支持室性异位心律诊断。但例外情况是 W-P-W 征左后旁道前传时亦可产生胸导联 QRS 波正向的同一性，但绝不会产生 V_1～V_6 导联 QRS 波负向的一致性；此外，左束支传导阻滞伴有显著电轴左偏时可产生胸导联负向的一致性，但这一情况极为少见。

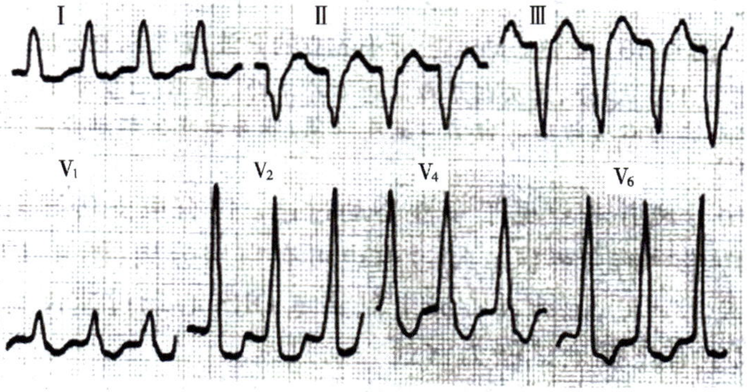

本例室速的另一特点是胸前导联均呈正向 QRS 波群，即 R 型。

图 2-77　室性心动过速伴有 1∶1 室房逆传(食管电极记录证实)

5.QRS 波宽度

虽然室性心动过速和室上性心动过速伴室内差异性传导的 QRS 间期有很大范围的重叠，但前者的 QRS 间期一般较后者更宽。Wellens 发现大多数室性心动过速的 QRS 间期>0.14 秒，而伴室内差异传导的室上性心动过速的 QRS 间期通常<0.14 秒。但这一点不适用于原有束支传导阻滞的患者，原有束支传导阻滞的患者发生室上性心动过速时，其 QRS 间期可宽于 0.14 秒。

6.室房分离

室房分离最直接的证据是与 QRS 波节律无关的独立的 P 波(图 2-78A、图 2-78B)。

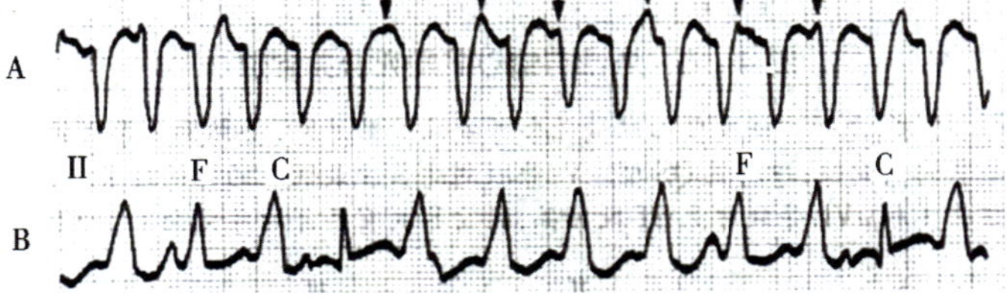

A.心室率 190 次/分，箭头指示独立的心房活动。B.心室率 120 次/分，容易看出独立的心房活动。C.由于心室率较慢，容易出现室性融合波(F)和心室夺获。

图 2-78　室性心动过速，示有独立的 P 波，即有房室分离

室房分离的间接证据是心室夺获和室性融合波(图 2-78C)。心室夺获和室性融合波均提前出现,并且 QRS 波图形较窄。值得注意的是,由于室上性室内差异性传导时可间歇出现差异传导程度较轻,因而 QRS 波群较窄的搏动,这可被误认为室性融合波或心室夺获。

室房分离并非仅见于室性心动过速。伴有束支传导阻滞或室内差异性传导的交界区心动过速也可有室房分离(图 2-79),但这种情况极为罕见,因此在临床上见到宽 QRS 心动过速伴有室房分离,可以很有把握地诊断为室性心动过速。

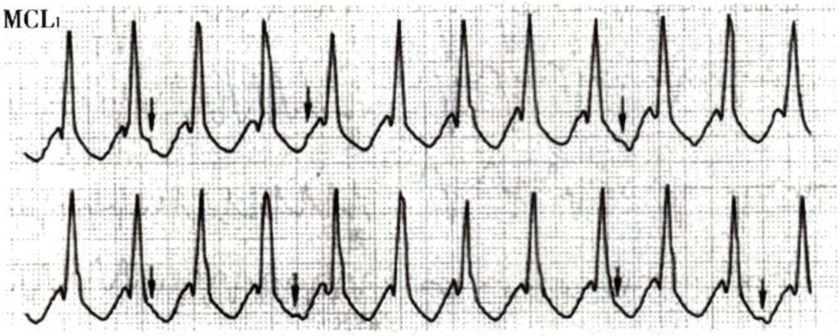

图示(箭头指处)有独立的 P 波,示有房室分离。

图 2-79　伴有右束支传导阻滞型差异性传导的交界性心动过速(心室率 120 次/分)

(三)室速心电图诊断的几个特殊问题

(1)室速起源部位与 QRS 波宽度的关系如图 2-80、图 2-81。

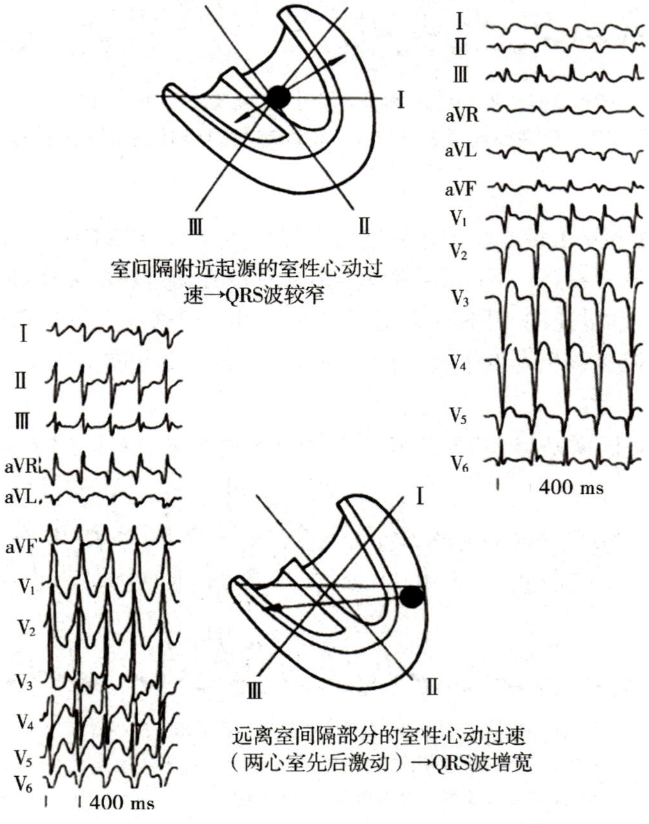

图 2-80　室性心动过速起源与 QRS 波宽度的关系

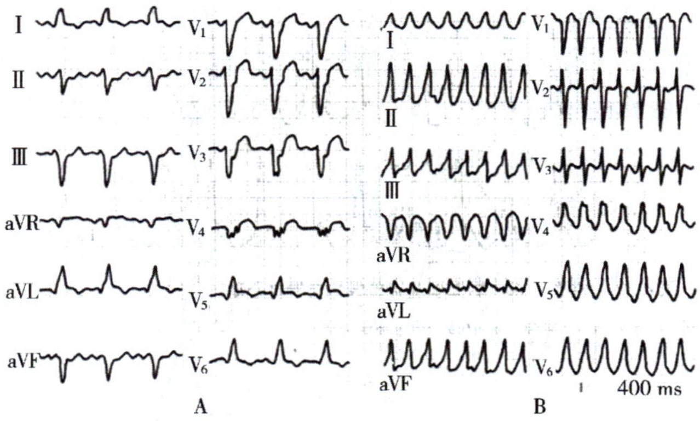

A.为窦性心律时记录，其 QRS 波因陈旧性前侧壁心肌梗死而增宽。B.为发作室性心动过速时记录。该室性心动过速起源于室间隔右侧，故使左、右室同时激动，故 QRS 波宽度比窦性心律时窄（窦性心律时左室激动延迟）。

图 2-81　1 例室性心动过速发作时 QRS 波宽度比窦性心律时 QRS 波窄的特殊病例

(2)室速起源部位与 QRS 波电轴的关系如图 2-82。

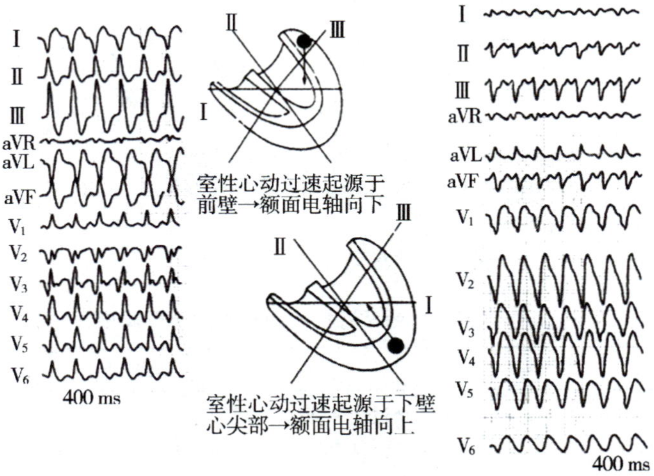

起源于心尖部的室性心动过速使 QRS 波电轴偏上，
起源于前壁基底部的室性心动过速使电轴偏下。

图 2-82　室性心动过速起源与电轴关系

(3)宽型 QRS 波型心动过速：室性心动过速与室上性心动过速的鉴别（图 2-83）。

(4)心电图征象诊断室性心动过速的局限性，如表 2-2。

(5)胸导联 QRS 波同向性（同一性）的机制，如图 2-84。

(6)根据 QRS 波形态初步诊断室性心动过速起源部位，如表 2-3。

二、室内差异性传导

诊断室上性心动过速伴室内差异性传导在很大程度上依赖于 QRS 波群的图形特征。由于临床上室上性心动过速伴差异性传导远不如室性心动过速常见，故如缺乏支持前者诊断的充分证据，一般不随意作此诊断。

室内差异性传导的心电图特征：①呈典型右束支传导阻滞图形：三相的 QRS 波群即 V_1 导

联为 rsR′或 rSR′型；V_6 导联和Ⅰ导联呈 qRs 型。②呈左束支传导阻滞图形：V_1 导联 S 波快速下降，早期到达 S 波最低点。③QRS 波群之前有与之相关的 P 波。④同一导联出现被一正常传导搏动分隔开的一连串呈右束支和左束支传导阻滞图形的 QRS 波。⑤先前的窦性心律时心电图记录可能显示有相同的束支传导阻滞图形。

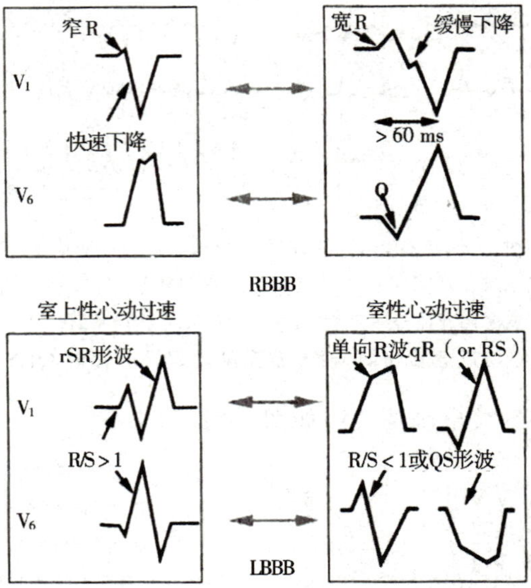

室性心动过速与室上速伴左束支传导阻滞 LBBB 或右束支传导阻滞 RBBB 的鉴别；RBBB 右束支传导阻滞型；LBBB 左束支传导阻滞型。

图 2-83　宽型 QRS 心动过速

表 2-2　心电图征象诊断室性心动过速的若干局限性

表现	限制性
房室分离	室性心动过速时可有室房逆传 亦可见于交界性心律伴束支传导阻滞与房室分离者
QRS＞0.14 秒	原有左束支传导阻滞者 旁道前传的房室折返性心动过速 药物作用致室内传导阻滞
电轴左偏	对左束支传导阻滞型心动过速的鉴别无帮助 亦可见于右侧或后间隔旁道前传的房室折返性心动过速 室上速应用 Ic 类药后
电轴右偏	对完全性右束支传导阻滞型心动过速的鉴别无帮助
AVR 以外导联出现 q(Q)R 波	仅见于心肌有瘢痕、梗死或淀粉样变性引起的室性心动过速
胸导联 V_1～V_6 的同向性图形	左后旁道前传的房室折返性心动过速亦可出现 V_1～V_6 同一性向上的 R 波
一个或一个以上胸导联 R 波至 S 波最低点距离≥100 毫秒	室上性心动过速用药后室内传导延长者 逆向型房室折返性心动过速 原有左束支或右束支传导阻滞者
心室夺获或融合波	仅见于心率较慢的室性心动过速

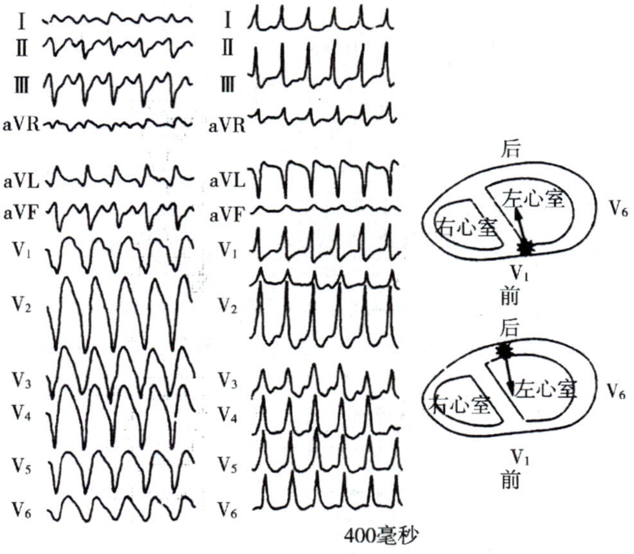

A　　B

A.1 例左室心尖部起源的室性心动过速，心电图 $V_1 \sim V_6$ 均为负向性 QRS 波。B.1 例左后壁起源的室性心动过速，全部胸导联均为正向波。必须指出：左后旁道前传之室上性心动过速（逆向性房室折返性心动过速）亦可呈同样同一性图形。

图 2-84　室性心动过速胸导联 QRS 波同向性（同一性）的机制

表 2-3　根据 QRS 波形态初步判断室性心动过速的起源部位

V_1	VT 出口/起源	QRS 波额面电轴
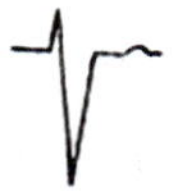 左束支传导阻滞型	室间隔或右心室	电轴＋60～＋140——右心室流出道 其他电轴： 束支内折返或右心室疤痕引起的 VT
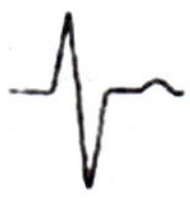 RS型	室间隔或左心室流出道	＋60～＋140——左心室流出道 电轴偏上——间隔下部
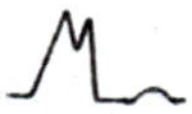 右束支传导阻滞型	左心室	电轴偏上——下壁 电轴偏下——前壁 电轴偏右——侧壁

$V_2 \sim V_4$ 导联以 R 波为主波，提示 VT 起源于心室基底部，如右心室流出道 VT 之 QRS 波＞140 毫秒，提示起源于游离壁；＜140毫秒示起源于间隔部。如 R 波过渡区出现在 V_2 导联，提示 VT 起源于肺动脉瓣直下方或左心室流出道。

（一）经典型右束支传导阻滞型差异性传导产生的 QRS 波

典型的右束支传导阻滞型差异性传导产生三相性 QRS 波群，在 V_1 导联呈 rsR′或 rSr′波，在 V_6 导联及 I 导联呈 qRs 或 RS 形波，如图 2-85、图 2-86。

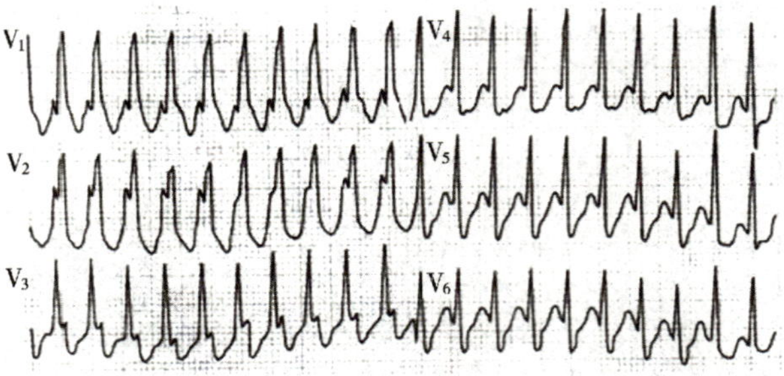

V_1 导联的 QRS 波群呈 rsR′型，V_6 导联 QRS 波群呈 qRs 型。

图 2-85　室上性心动过速伴右束支传导阻滞型室内差异性传导

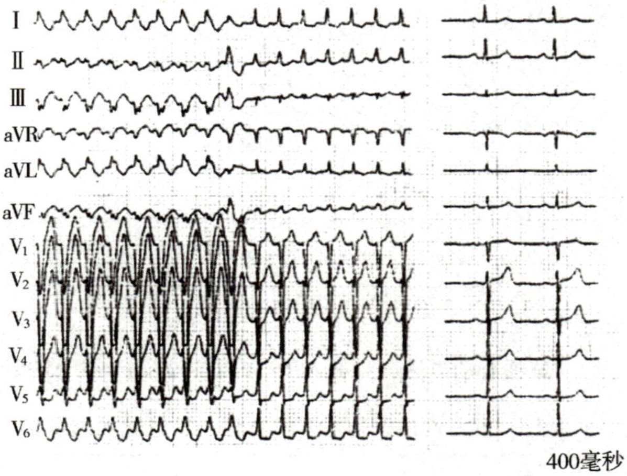

V_1 导联 r 波窄而小，且快速形成 S 波（r→S 波谷距离短）高度提示室上速伴室内差异性传导。注意在一个室性期前收缩后心动过速转为窄型 QRS 波，此进一步支持为室上速。

图 2-86　室上性心动过速伴左束支传导阻滞型室内差异性传导

（二）左束支传导阻滞型差异性传导在 V_1 导联的 QRS 波

左束支传导阻滞型差异性传导在 V_1 导联表现为 QS 或 rS 图形，且心室波总是显示快速下降至 S 波的最低点（<0.07 秒），如图 2-87、图 2-88。

（三）QRS 波群之前有 P 波

另一有意义的心电图表现为 QRS 波群之前有 P 波，如图 2-89。但应注意的是，当心室率很快时，P 波可被误认为跟随于前一个 QRS 之后。另一方面，室性心动过速偶可呈 1∶1 的室房逆向传导。而心室率很快时，又难以辨认 P 波的方向，因而不可能区分是逆传 P 波还是异位节律的 P 波。

三、经房室旁路前传的逆向性房室折返性心动过速

在经房室旁路前传的快速心律失常中，心室最早激动部位未经正常传导系统传导，所产生的畸形宽大的 QRS 波群难与起源于同一部位的室性心动过速相鉴别。Brugada 指出的以下三条心电图表现有助于除外旁路参与的快速性心律失常。

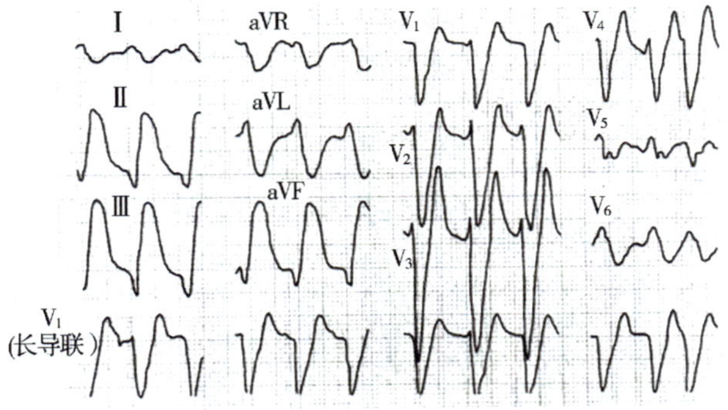

唯一支持此诊断的图形特征为 V_1 导联到达 S 波最低点的时间短暂。相反在 V_1 导联，P 波与 QRS 波群的关系变化提示可能为室性心动过速。但正是这些 P 波最终成为诊断室上性机制的关键线索，因为仔细观察发现房室呈文氏型传导，进而证实本例为房性心动过速。

图 2-87　房性心动过速伴左束支传导阻滞

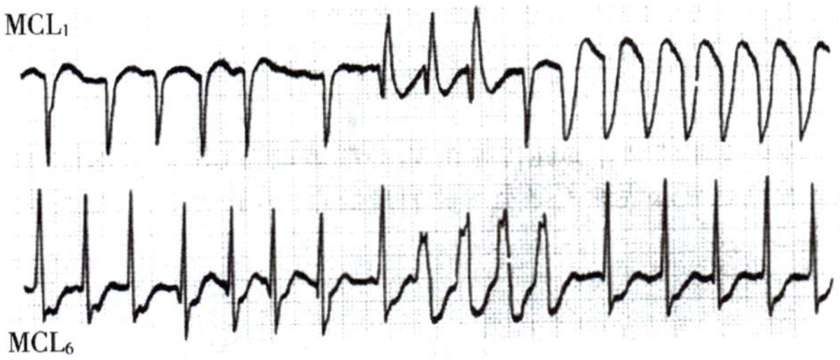

在每一导联均可见呈左束支和右束支传导阻滞两种不同图形的 QRS 波，其间插有一个较正常传导的 QRS 波群。在 MCL_1 导联，右束支传导阻滞图形为 rSR′，左束支传导阻滞图形的下降支（S 波）光滑，快速到达最低点，而上升支粗钝缓慢。在 MCL_6 导联，右束支传导阻滞图形为 qRS，左束支传导阻滞图形为单向 R 波。

图 2-88　心房颤动伴交替性右束支传导阻滞型或左束支传导阻滞型差异性传导

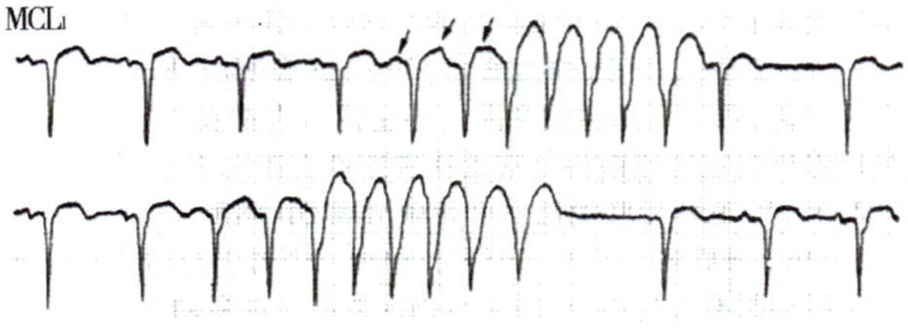

每一短阵宽 QRS 波心动过速均有加快的 P′波（箭头所示），这些 P 波引发每一阵心动过速的发作。宽 QRS 波的 S 波下降支光滑，快速到达最低点，而上升支粗钝迟缓，符合典型左束支传导阻滞图形。

图 2-89　房性心动过速伴左束支传导阻滞型差异性传导

（1）$V_4 \sim V_6$ 的 QRS 波群主波向下——这表明心动过速的起源点在心尖部，众所周知房室旁路的心室插入点都在心底部——因此可以除外房室旁路前传的室上性快速性心律失常。

（2）$V_2 \sim V_6$ 五个导联中任一个导联出现 QR 图形。

（3）QRS 波群多于 P 波，因为任何类型旁道参与的心动过速，每一次搏动都有心房参与，即旁室仍保持顺序性激动。

现回头看图，有两点可除外预激性心动过速，即A-AVRT：①V_2和V_3导联的QRS波群为QR型。②V_4～V_6全部为负向的QRS波（QS型）。根据同样的两点，亦可以除外图2-90预激性（旁道参与活动）心动过速的可能性。

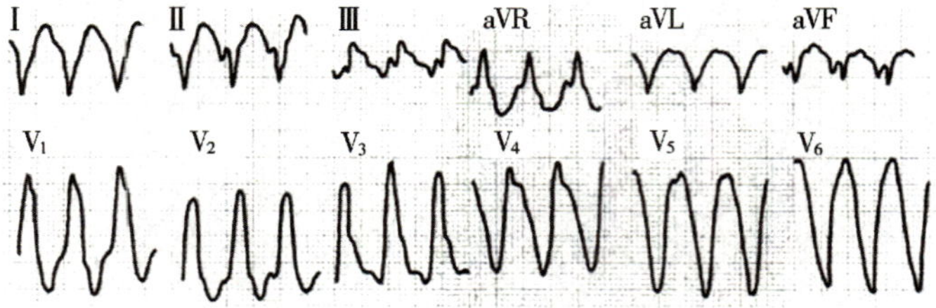

额面电轴在"无人区"，V_1的R波达峰早，V_6呈QS型，深度＞15 mm。并且由于V_4～V_6全部为负向QRS波群，V_3为qR型，故可除外W-P-W的房室旁路前传性心动过速。

图2-90　室性心动过速（频率172次/分）

现举1例经房室旁路（kent束）前传的房性心动过速，如图2-91。

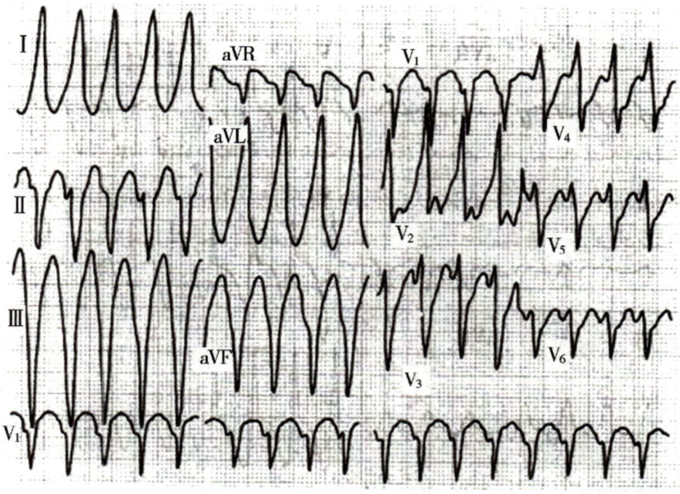

经房室旁路下传心室，在图形上难以与室性心动过速相鉴别，本例经电生理检查才确诊。

图2-91　房性心动过速（频率186次/分）

应注意鉴别经房室旁路前传的快速性心房颤动和室性心动过速，要点是前者呈极快和极不规则的心室律，这是预激综合征合并心房颤动的特征（图2-92）。

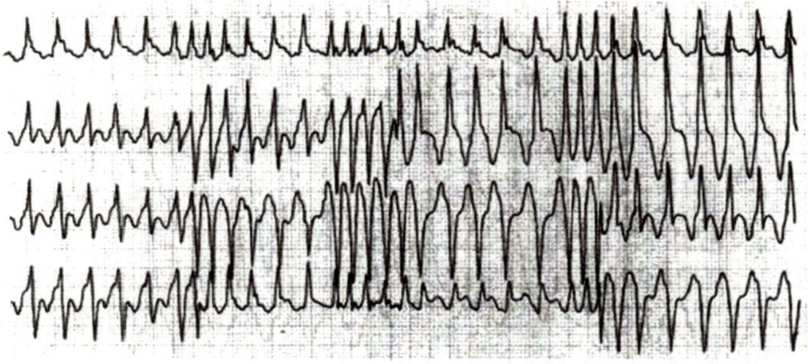

R-R间期完全不等，心室率极不规则，最短的R-R间期200毫秒，相当于300次/分的心室率，而最长的R-R间期2倍于最短R-R间期，各QRS波宽窄变异大。

图2-92　心房颤动，经房室旁路下传心室（心室率220次/分）

下面再列举一些不同宽QRS心动过速的心电图表现(图2-93至图2-101)以供参考,其诊断和鉴别诊断要点在图解中有详细说明。

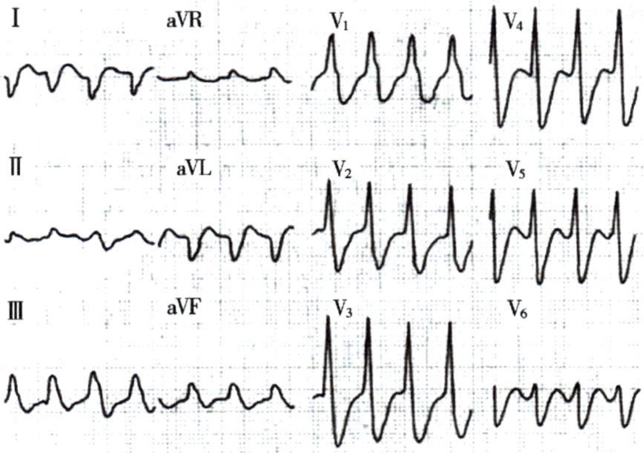

额面电轴右偏,V_1导联的QRS为"尖塔形"的单形R波,V_6导联之QRS波群为rS型。

图2-93　室性心动过速(频率170次/分)

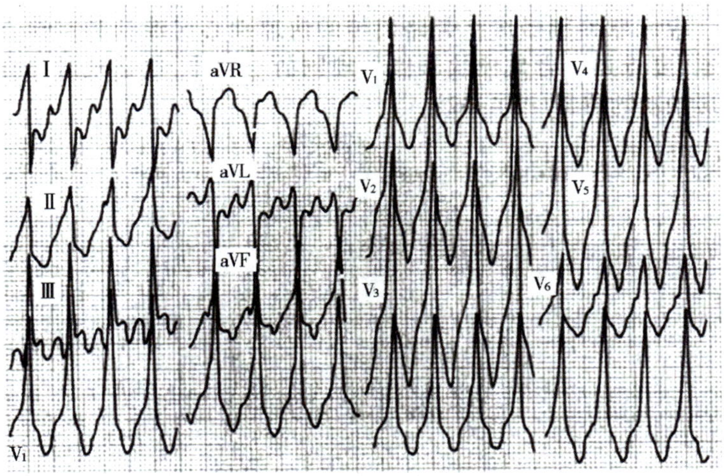

胸前导联QRS波群均呈正向同向性,但此特征亦可见于旁道前传的房室折返性心动过速。本例经电生理检查确诊为室性心动过速。

图2-94　室性心动过速(心率188次/分)

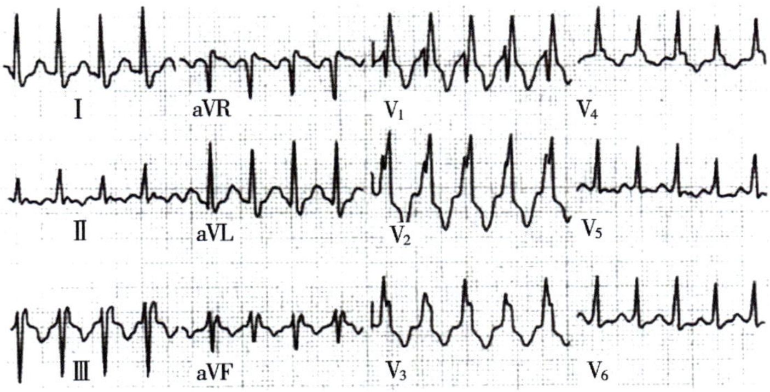

V_1导联QRs波群为rSR′型,Ⅰ和aVL导联为qRS型。此外,可见QRS波群的电压交替,V_3导联最清楚。

图2-95　室上性心动过速伴右束支传导阻滞型差异性传导(频率185次/分)

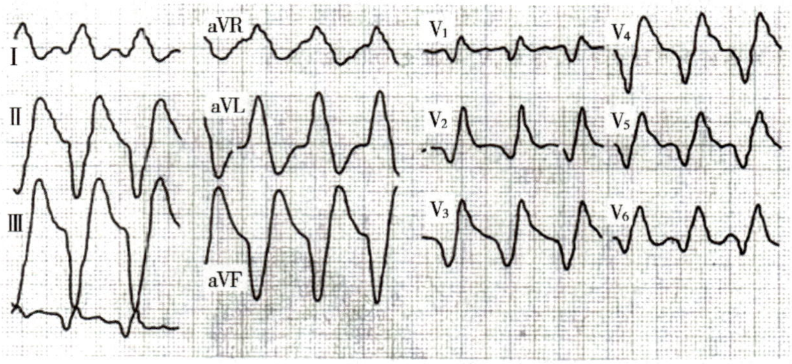

本例室性心动过速特点：极宽大的 QRS 波，间期达 0.22 秒；V_1～V_6QRS 波群均为 QR 型，此特点可除外经旁道前传的室上性心动过速。

图 2-96　室性心动过速(频率 122 次/分)

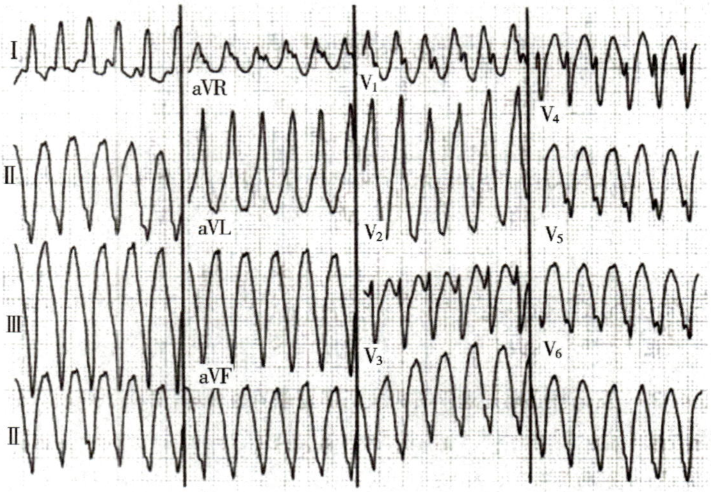

图 2-97　室性心动过速(频率 242 次/分)

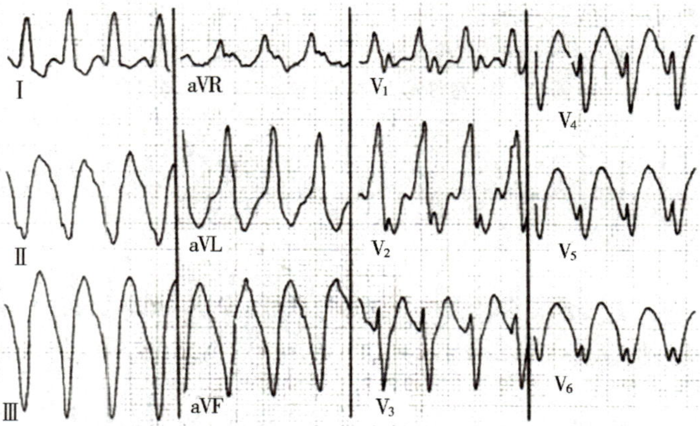

QRS 间期 0.20 秒，V_1 导联之 QRS 波群为左耳高的兔耳征，V_6 导联呈 QS 型。

图 2-98　室性心动过速(频率 178 次/分)

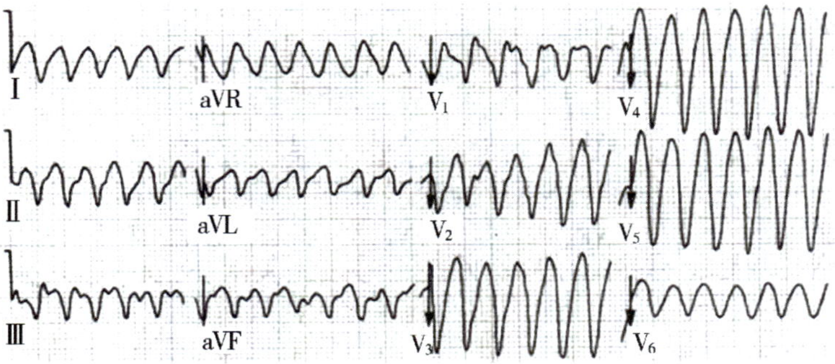

室性心动过速频率达 266 次/分，有人称之为心室扑动。额面电轴在“无人区”，胸前导联的 QRS 波群均呈负向同向性，故凭体表心电图可确诊为室性心动过速。

图 2-99　频率极快的室性心动过速

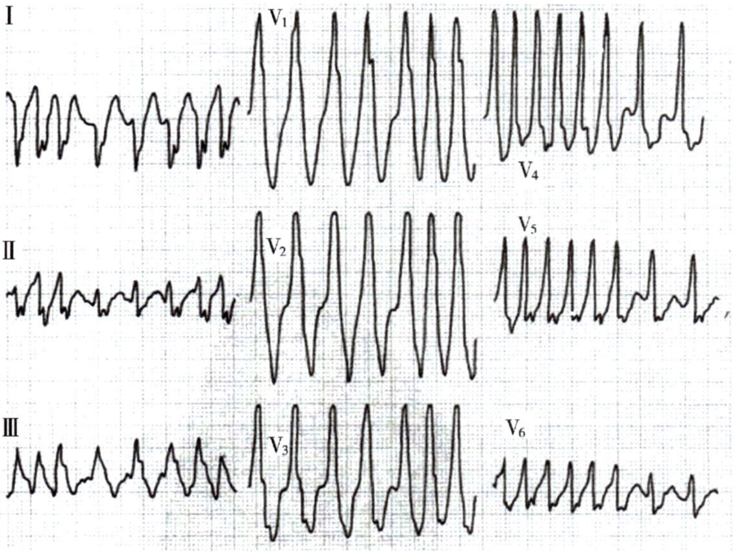

R-R 间期完全不等，QRS 波宽窄交错，心室率极快达 300 次/分。

图 2-100　心房颤动，经房室旁路下传心室

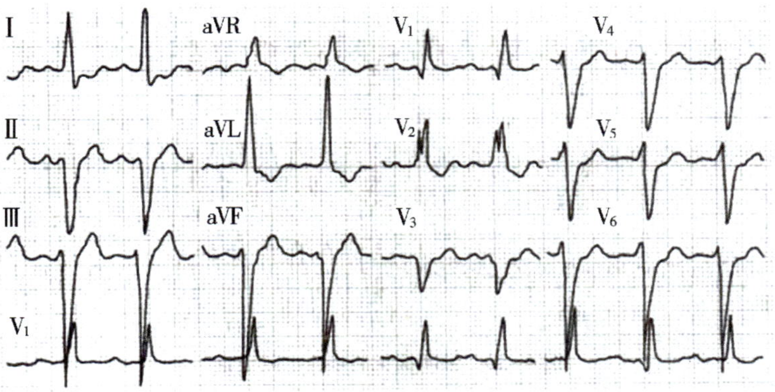

注意 V_6 导联 QRS 波群呈 rS 型，酷似室性异位心律。

图 2-101　窦性心律伴双束支传导阻滞（右束支传导阻滞＋左前分支传导阻滞）

四、不伴器质性心脏病的室性心动过速

不伴器质性心脏病的室性心动过速系指用目前临床常规检测手段不能发现有心脏结构改变,且亦排除了冠状动脉疾病的一类特发性室性心动过速,其分类如表2-4。

表2-4 不伴结构性心脏病的各种宽QRS波心动过速的分类

一、单形性
(一)室上速(SVT)
1.伴束支传导阻滞
(1)功能性(右束支传导阻滞型多于左束支传导阻滞型)
(2)过去已存在的
(3)频率依赖性
(4)非特异性室内传导延迟(药物、电解质紊乱等)
2.逆向性房室折返性心动过速(经房室结逆传)
(二)室性心动过速(VT)
1.LBBB型,电轴偏下(特发性右室VT)
2.RBBB型,电轴偏上(特发性左心室VT)
3.起搏器介导的VT
二、多形性
(一)室上性心动过速
预激综合征合并房颤(旁道前传)
(二)室性心动过速
1.扭转型室性心动过速(长QT综合征,先天性或获得性)
2.Brugada综合征(也可发作单形性室性心动过速)
3.儿茶酚胺性多形性室性心动过速
4.短QT综合征

维拉帕米敏感性束支性室性心动过速是左心室特发室性心动过速的最常见类型,但心电图QRS波向量可有很大不同。熟悉其心电图特征表现,可协助检出本类室性心动过速,并为导管消融治疗提供依据。

本型室性心动过速有三个亚型。①左前束支型:右束支传导阻滞型伴电轴右偏(少见型),如图2-102。②左后束支型:呈右束支传导阻滞型伴电轴偏上(常见型),如图2-103。③间隔上部束支型:QRS波较窄,电轴正常或右偏(罕见型),如图2-104。

五、宽型QRS波心动过速的急诊处理原则

根据临床和心电图特征可以鉴别大部分的室性心动过速、室上性心动过速伴差异性传导或房室旁路前传的快速性心律失常,并分别进行合适的治疗。

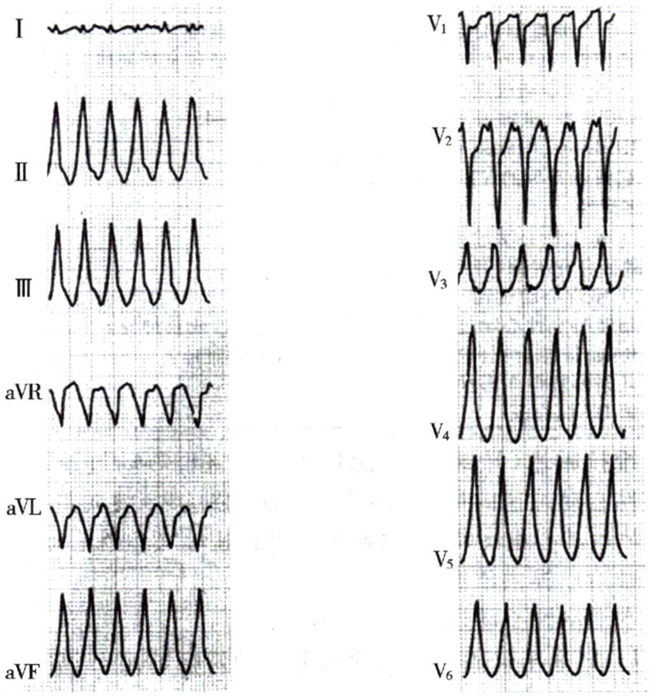

心率 230 次/分，呈 LBBB 形态、电轴向下，QRS 宽度 160 毫秒，aVL 导联 QRS 波倒置，V_1 至 V_6 导联 R 波逐渐增加，$V_{3R}/S>1$。

图 2-102　右室流出道室性心动过速体表 12 导联心电图

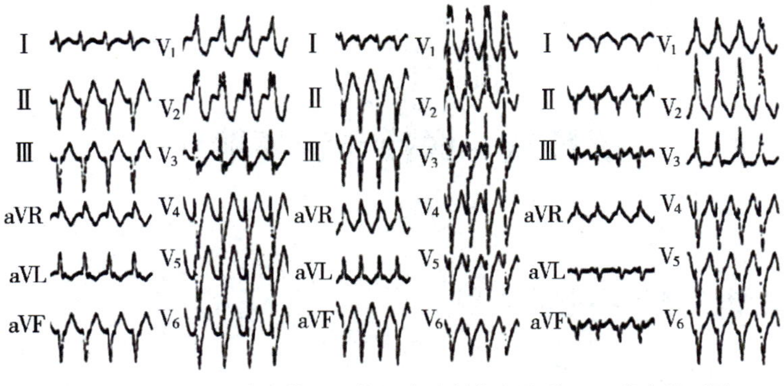

注意上述 6 例均为右束支传导阻滞型，但电轴与各导联 QRS 波向量不同。

图 2-103　三种异搏定敏感性左后束支性室性心动过速的心电图

对于临床和心电图表现暂时不能鉴别的宽型 QRS 波心动过速应按室性心动过速处理，且禁用洋地黄、维拉帕米或地尔硫䓬。对于诊断不明但有血流动力学不稳定的心动过速，应立即同步直流电击复律；对于血流动力学稳定的患者可试以静脉注射普鲁卡因胺 10 mg/kg，5 分钟内静脉注射。心脏结构正常的宽 QRS 波心动过速亦可试用普罗帕酮静脉注射，剂量为 1～2 mg/kg，用 5 分钟时间缓慢静脉注入。药物治疗无效者，亦应及时行同步直流电击复律。

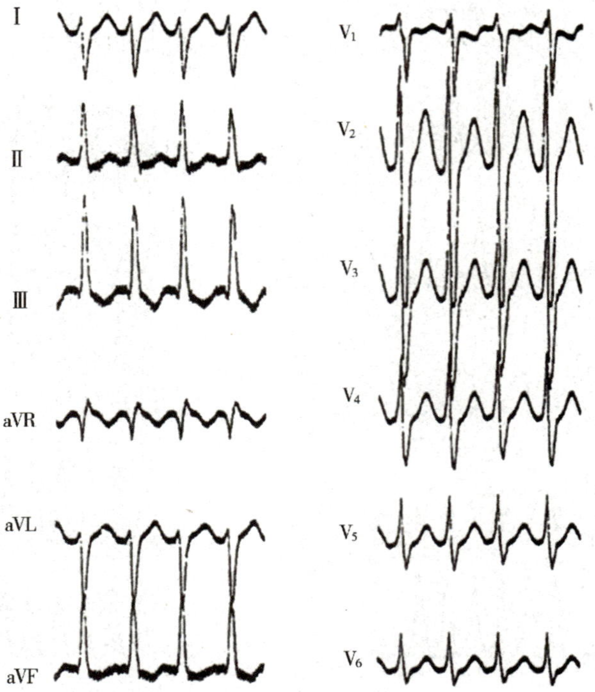

注意本型室性心动过速 QRS 波较窄(100 毫秒),R 波过渡区出现在 V_3 导联。

图 2-104　维拉帕米(异搏定)敏感性左上间隔性室性心动过速的心电图特点

(马　琳)

第八节　逸搏与逸搏心律

一、逸搏及逸搏心律的心电图表现

(一)房性逸搏及房性逸搏心律

房性逸搏较少见,主要是由于窦性冲动受到抑制,房性起搏点自律性高于窦性起搏点时,便可控制心脏,产生房性逸搏。

1.房性逸搏的心电图特点

房性逸搏的心电图特点见图 2-105。

(1)在一个长间歇后出现一个与窦性 P 波形态不同的 P′波。

(2)P′-R 间期>0.12 秒或略短于窦性 P-R 间期。

(3)QRS 波群和窦性相同。

2.房性逸搏心律的心电图特点

(1)连续 3 个或 3 个以上的房性逸搏。

(2)其频率 50～60 次/分。

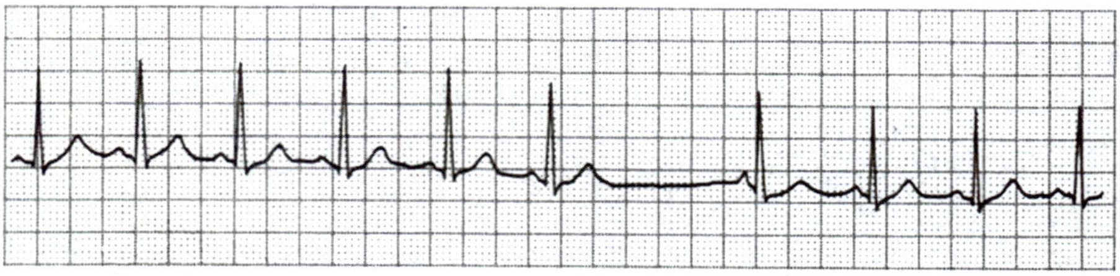

图 2-105　**房性逸搏**

3.房性逸搏和房性逸搏心律的临床意义和治疗

房性逸搏心律是一种少见的被动性异位心律，可以发生于健康人。值得注意的是左心房心律多见于器质性心脏病患者，如冠心病、风湿性心脏病、高血压性心脏病、肺心病、先天性心脏病等。所以发生房性逸搏或房性逸搏心律时，应进一步查清原因，针对病因进行治疗。

(二)交界性逸搏和交界性逸搏心律

房室交界性逸搏往往继发于明显的窦性心动过缓、窦性停搏或窦房传导阻滞的长间歇之后。在二度或三度房室传导阻滞时，由于窦房结的冲动不能通过房室交界区到达心室，交界性逸搏亦可发生。在个别期前收缩或某些快速室上性心律失常后，窦房结功能暂时受到抑制，不能发放冲动，使自律性较低的房室交界区取而代之，产生交界性逸搏。

1.交界性逸搏的心电图特点

交界性逸搏的心电图特点见图 2-106。

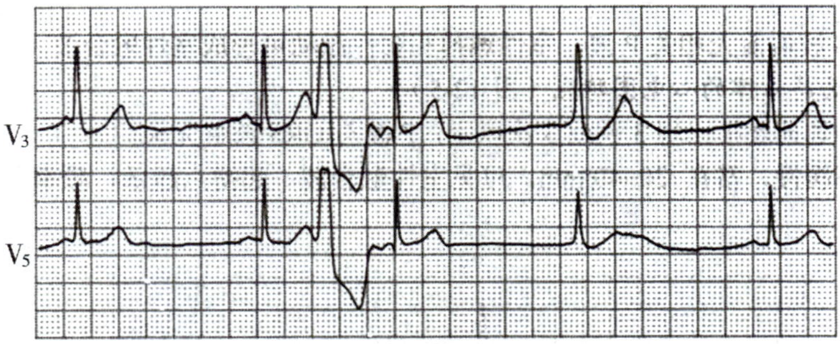

图 2-106　**交界性逸搏**

(1)在一个长间歇之后延缓出现一个 QRS 波群，其形态与窦性相同或略有差别，逸搏间距常固定不变。

(2)P′波为逆行性，逆行 P′波可出现在 QRS 波群之前(P-R 间期＜0.12 秒)，或在 QRS 波群之后(R-P 间期＜0.20 秒)或埋没在 QRS 波群之中(QRS 波前后见不到逆行 P 波)。

2.交界性逸搏心律的心电图特点

交界性逸搏心律的心电图特点见图 2-107。

(1)交界性逸搏连续出现 3 次或 3 次以上，室率缓慢匀齐，40～60 次/分。

(2)QRS 波群正常或与窦性稍有差异。

(3)QRS 波群前后可有逆行 P′波或埋于 QRS 波群之中。

3.交界性逸搏和交界性逸搏心律的临床意义和治疗

交界性逸搏和交界性逸搏心律可发生于无心脏病的患者，在窦性心动过缓、窦性心律不齐、迷走神经张力增高者均可发生。但常见于心脏病患者，如炎症损害窦房结、冠状动脉长期供血不足引起窦房结退行性变、心肌病、心肌梗死、心脏手术、电解质紊乱均能出现此种心律。

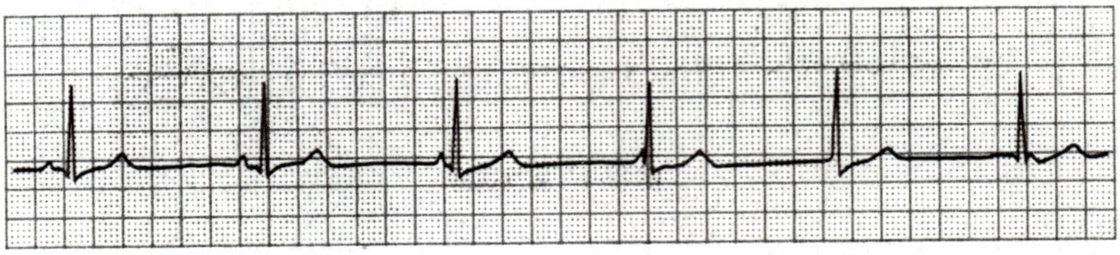

图 2-107　交界性逸搏心律

交界性逸搏和交界性逸搏心律是心脏的一种生理保护机制，它的临床意义取决于原发疾病，其本身无重要意义。一般说来，短暂的交界性逸搏心律无显著的临床意义，持久的交界性逸搏心律多提示心肌损害。对于过缓的逸搏心室率亦能引起阿-斯综合征发作，并使心室率难以控制。在治疗上主要针对病因，如药物中毒引起，应立即停药。当逸搏心率较慢，症状明显，可用阿托品、异丙肾上腺素以适当增快心室率。药物治疗无效者可用人工心脏起搏。偶发于窦缓时的交界性逸搏无须治疗。

(三)室性逸搏和室性逸搏心律

当窦房结、心房、房室交界区等起搏点均处于抑制状态，自律性非常低下，或窦房结的冲动不能通过房室交界区而下传时，室性起搏点被动地产生激动，称为室性逸搏。

1.室性逸搏的心电图特点

室性逸搏的心电图特点见图 2-108。

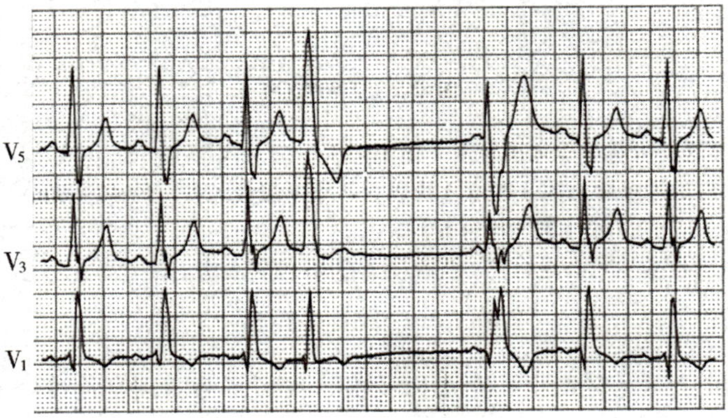

图 2-108　室性逸搏

(1)在一个长间歇后出现一个宽大畸形的 QRS 波群，时限≥0.12 秒，T 波与主波方向相反。

(2)QRS 波群前无相关 P 波，室性逸搏和窦性激动可形成室性融合波。

2.室性逸搏心律的心电图特点

室性逸搏心律的心电图特点见图 2-109。

(1)室性逸搏连续出现 3 次或 3 次以上，P 波与 QRS 波群无关。

(2)室率缓慢，常在 20～40 次/分，可见室性融合波。起搏点越低，频率越缓慢，且倾向于不齐。

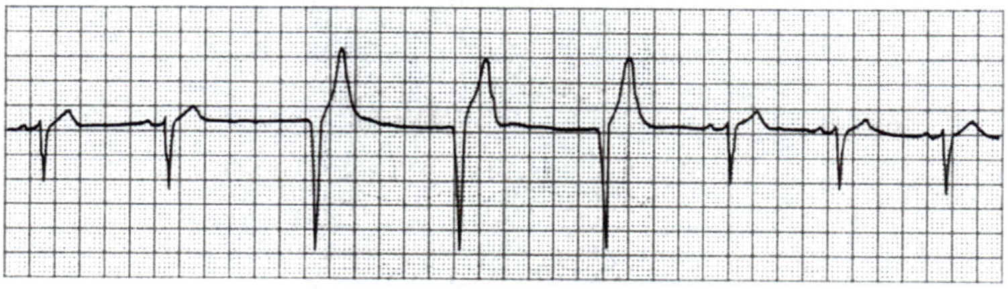

图 2-109 室性逸搏心律

3.室性逸搏和室性逸搏心律的临床意义与治疗

室性逸搏和室性逸搏心律常见于严重心脏病患者，如冠心病、心肌炎、高度或完全性房室传导阻滞。患者缺氧、酸中毒、严重高血钾可以出现此种心律，在心搏骤停恢复期及临终前亦常出现室性逸搏和室性逸搏心律。室性逸搏心律是最严重的心律失常之一，在濒死期心室的频率可极不稳定，常有逐渐减慢的趋势。但正常人过度吸气或屏气，迷走神经兴奋，偶可发生室性逸搏。一些药物中毒亦可引起。

二、加速的逸搏心律

当异位节律点的自律性受到某些因素的影响而增高，频率超过窦性心律的频率，则出现加速的逸搏心律，亦称非阵发性心动过速。

加速的逸搏心律频率并不很快，通常为 60～140 次/分，很少超过 140 次/分。由于接近窦性心律的频率，因而两者常发生竞争现象，时而由窦性，时而由异位激动控制心室，可形成完全性或不完全性房室脱节。

加速的逸搏心律发作特点为逐渐发作，终止形式常是缓慢停止。其与窦性搏动之间没有固定的联律间期，故产生的机制与折返无关。加速的逸搏心律在发作间期无期前收缩，且异位起搏点周围不存在保护性传入阻滞，一旦窦性心律的频率超过异位起搏点的频率时，则心脏即为窦性心律所控制。

根据异位起搏点的部位，将加速的异搏心律分为加速的房性、交界性及室性逸搏心律。

(一)加速的房性逸搏心律

由于某些因素影响，心房内异位节律点自律性增高，当其频率超过窦性心律时或窦房结的自律性降低时，便发生加速的房性逸搏心律。

1.心电图特点

加速的房性逸搏心电图特点见图 2-110。

(1)连续 3 次或 3 次以上的 P′波，其形态与窦性不同。

(2)P′波频率 70～140 次/分，节律整齐。

(3)P′-R 间期>0.12 秒。

(4)QRS 波群呈室上性。

(5)如异位起搏点为心房下部，则呈逆行 P 波，偶尔呈左房性。

(6)有时并存窦性心律，此时房性与窦性心律间歇出现，形成窦房竞争现象。

2.临床意义与治疗

加速的房性逸搏心律常见于累及心房的器质性心脏病，如风湿性心脏病、慢性肺源性心脏病、冠心病等，亦可见于洋地黄中毒或全身感染。个别病例见于无器质性心脏病患者。

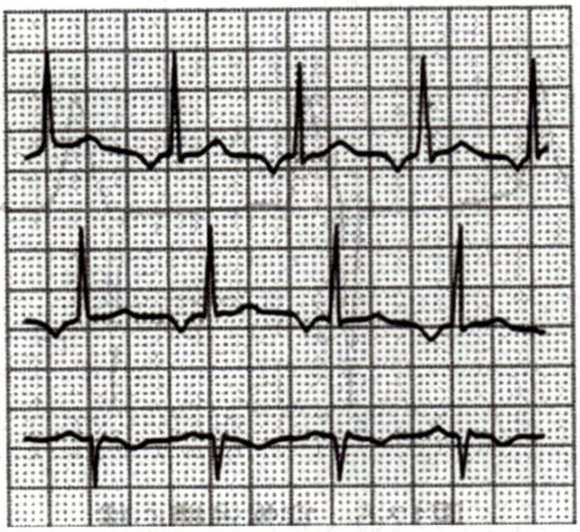

图 2-110　加速的房性逸搏心律

治疗原则仍以病因治疗为主，由于心率无明显增快，对血流动力学无明显影响，故心律失常本身常不需特殊治疗。

(二)加速的交界性逸搏心律

加速的交界性逸搏心律是最常见的自身性心动过速，产生原理较为复杂。其一，当窦房结功能障碍时，交界区则被动地发生逸搏心律，其频率较快时即形成加速的交界性逸搏心律。其二，交界区起搏点自律性增高。其三，自主神经张力不稳定。其四，期前收缩诱发，在发生室性期前收缩后，室性异位激动可逆性传入房室交界区，不但使交界区提前激动，还可使交界区的自律性暂时增高，稍高于窦性心律，而形成加速的交界性逸搏心律。

1.心电图特征

特征如图 2-111 所示。

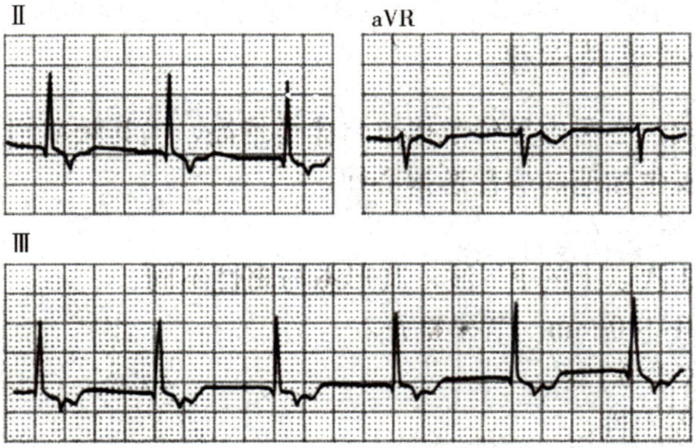

图 2-111　加速的交界性逸搏心律

(1)室率或逆行 P′波频率为 70～130 次/分；QRS 波群时间、形态正常或与窦性 QRS 波群相同，QRS 波群前后可见不到逆行 P 波，QRS 波群前或后可有逆行 P′波；P′-R 间期＜0.12 秒或 R-P′间期＜0.20 秒。

(2)一般情况下 R-R 间期匀齐，若有心室夺获或外出阻滞可以不匀齐。

(3)有时尚有窦性心律与之形成干扰性房室脱节。完全性房室脱节时，R-R 间期匀齐，P-R 间期不固定，P 波在 QRS 波群之前，稍后或隐伏于其中。此时，心房由窦房结控制，心室由交界区节律点控制，心房波与心室波在时间上无关系。

(4)窦性激动常夺获心室，形成不完全性房室脱节，心室夺获的 QRS 波群提前出现，其前有窦性 P 波，P-R 间期>0.12 秒。亦可形成间歇性干扰性房室脱节，即窦-交界区竞争现象。

2.临床意义及治疗

加速的交界性逸搏心律常见于心脏病患者。①如冠心病，尤其是急性心肌梗死。②心肌炎。③慢性肺源性心脏病，尤其是合并感染或心力衰竭时。④心肌病，高血压性心脏病，细菌性心内膜炎。⑤心脏手术。⑥糖尿病酮症酸中毒，低血钾。⑦洋地黄中毒。⑧极少数见于原因不明者。

这些因素均可累及房室交界区组织，引起不同程度的缺血、缺氧、炎症、变性、坏死等病变，引起传导障碍。同时此区域的自律性增加，在这种基础上，洋地黄中毒更易诱发快速的异位节律。

临床上，通常此种心律失常多为良性心律失常，随着原发病的好转而消失，有时加速的交界性逸搏心律是急性风湿热的唯一心电图表现，随着抗风湿治疗，心律失常亦随即消失。这种心律失常不引起心房或心室颤动。尤其应注意的是心房颤动患者使用洋地黄过程中，出现了非阵发性交界性心动过速常提示洋地黄过量或中毒。

加速的交界性逸搏心律由于频率接近窦性心律，血流动力学变化不大，一般不需要特殊处理。主要是针对病因治疗，洋地黄中毒引起者，应立即停用洋地黄，同时用钾盐或苯妥英钠，心率很快者，可试用普鲁卡因胺或奎尼丁，β 受体阻滞剂(如普萘洛尔)，但有心力衰竭者禁用。由电解质紊乱引起者，应积极治疗原发疾病，可随原发疾病的好转而心律失常消失。但如心率过快或存在心力衰竭时，未用过洋地黄者，可用洋地黄治疗。如果在房室分离时，由于心房收缩不能帮助心室充盈，心排血量降低，可引起血流动力学异常，可用阿托品增快窦性心律，则可能使此种心律失常消失或房室分离消失。

(三)加速的室性逸搏心律

由于窦房结及房室交界区起搏点高度受抑制，如窦性停搏、窦房传导阻滞、窦性心动过缓或由于房室传导阻滞，窦性激动不能下传至心室，心室内浦肯野纤维发出较快的激动超过窦性频率，而控制心室发生加速的室性逸搏心律。亦称为非阵发性室性心动过速，或加速性心室自主节律。

1.心电图特征

特征如图 2-112 所示。

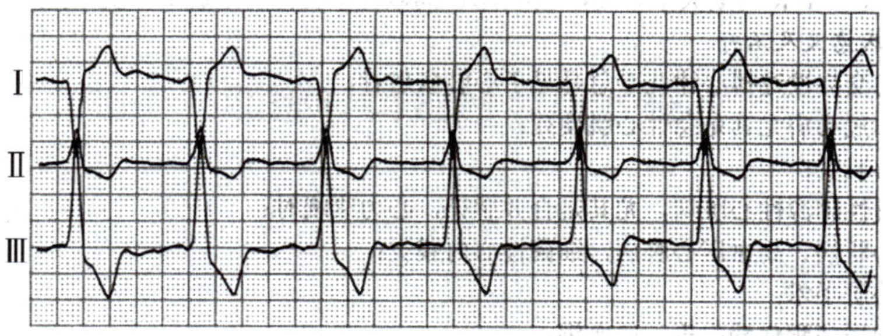

图 2-112　**加速的室性逸搏心律**

(1)QRS 波群宽大畸形，QRS 间期≥0.12 秒，其前无相关联的 P 波。

(2)心室率 60～110 次/分，一般持续时间较短，常少于 30 个心动周期，发作起止均缓慢。

(3)因其频率接近窦性频率，故易发生房室脱节、心室夺获或室性融合波。

2.临床意义及治疗

加速的室性逸搏心律在急性心肌梗死时甚为常见，尤以急性下壁心肌梗死多见。最常见于急性心肌梗死后24～48小时内，亦见于风湿性心脏病、心肌炎、发热、高钾血症、洋地黄中毒、心脏手术。有报告指出，在无心脏病证据的情况下也可发生。

加速的室性逸搏心律由于频率不太快，对血流动力学影响不大，且多出现在舒张末期，故不宜诱发心室颤动。如频率<75次/分，预后较好；当心室率>75次/分和节律不规整时，则有可能发生心室颤动，预后差。

总的治疗原则是针对病因治疗，当心率<75次/分，可不给特殊处理，或用阿托品0.5～1.0 mg，山莨菪碱液5～10 mg静脉内注射，必要时每5分钟重复，以提高窦性频率，抑制加速的室性逸搏心律。如心室率>75次/分，静脉注射利多卡因50～100 mg；如无效则5～15分钟后再注射50～100 mg；如果转为窦性心律，以1～4 mg/min静脉点滴维持，亦可用苯妥英钠125～250 mg加生理盐水缓慢静脉注射。如果导致血流动力学显著异常，病情危急时可考虑电复律。

三、过缓的逸搏及过缓的逸搏心律

过缓的逸搏及过缓的逸搏心律并不多见，但有其重要性。由于心率明显低于通常的逸搏及逸搏心律，一般仅为20～40次/分，心排血量会明显下降，血流动力学产生显著变化，患者会出现头晕、乏力、晕厥，甚至心跳停搏，会因阿-斯综合征而死亡，应引起高度重视。

过缓的逸搏及过缓的逸搏心律都是发生在高位起搏点自律性明显降低、消失，或传导阻滞的基础上(如显著的窦性心动过缓、窦性静止、窦房传导阻滞或房室传导阻滞等)，致使低位起搏点被动地发生逸搏或逸搏心律，只是逸搏或逸搏心律的异位起搏点自律性很低，这仍是一种生理代偿机制，其作用在于以保持机体不致由于心脏停搏过久而发生危害。

根据起搏点位置不同，又可分为3种类型：①过缓的房性逸搏心律，其频率<50次/分。②过缓的房室交界性逸搏心律，其频率<40次/分。病窦患者，如合并过缓的交界性逸搏心律，往往是双结病变，预后差。③过缓的室性逸搏心律，频率低于25次/分以下。往往是临终前的心电图。凡是具有过缓的逸搏心律特点的心搏，仅偶尔出现1～2次者，称之过缓的逸搏。

(马　琳)

第九节　心脏传导阻滞

一、窦房传导阻滞

发生于窦房结和心房肌之间的传导阻滞，称为窦房传导阻滞。窦房传导阻滞主要见于迷走神经张力增高或洋地黄、奎尼丁的毒性作用，可用阿托品消除，大多是暂时性的。也可见于急性心肌梗死或急性心肌炎患者。持久的窦房传导阻滞多见于病态窦房结综合征。

(一)窦房传导阻滞的产生机制

窦房结电位很小，在体表心电图上不能描出，需用窦房结电图方可测出，窦房结的电活动只能通过窦性P波间接推测出来。窦房结产生的激动，因窦房结与心房交界区的传导阻滞（传出传导阻滞）未能传导到心房，不能激动心房和心室，心电图上表现为一个或数个心动周期消失，不出现P波和QRS波群。其传导阻滞的程度分为三度：一度窦房传导阻滞仅有窦房传导时间延长，但全部窦性激动均能传入心房；二度窦房传导阻滞不仅有窦房传导时间延长，也有部分窦性激动不能传入心房；三度窦房传导阻滞时，所有的窦性激动均不能传入心房。

（二）窦房传导阻滞的心电图表现

1.一度窦房传导阻滞

一度窦房传导阻滞是指窦性激动在窦房传导过程中传导时间延长，但每次窦性激动均能传入心房，在体表心电图上无法察觉窦性活动。由于窦房传导的延迟是匀齐的，因此P-P间期基本相等，与正常心电图无法区别。

2.二度窦房传导阻滞

二度窦房传导阻滞分为Ⅰ型（文氏型）与Ⅱ型两类，二度Ⅰ型窦房传导阻滞是由于窦房交界区的相对不应期及绝对不应期发生病理性延长所致，而以前者为主，而二度Ⅱ型窦房传导阻滞则也是由于两种不应期病理性延长所致，而以后者为主。

(1)二度Ⅰ型窦房传导阻滞：二度Ⅰ型窦房传导阻滞亦称文氏型二度窦房传导阻滞或窦房间期递增型窦房传导阻滞。窦房间期（S-P间期）是指窦房结的激动通过窦房交界区传到周围心肌的时间，亦称之为窦房传导时间。但窦房交界区的传导，不像房室传导阻滞有P-R间期可供参考，而二度窦房传导阻滞只有靠P-P间期的变化来分析。

研究者们认为该型传导阻滞是由于窦房交界区的相对不应期及绝对不应期发生病理性延长，尤其是相对不应期发生病理性延长。但近期认为，它是一种传导功能逐渐衰减的表现，使窦性激动在下传过程中传导速度进行性减慢，直到完全被阻滞不能传入心房，此现象周而复始。因为窦房传导时间（S-P间期）逐渐延长，而每次S-P间期的增量则逐渐减少，故心电图表现为P-P间期进行性缩短，直至因P波脱落而发生长P-P间期，长P-P间歇前的P-P间期最短，接近正常窦性周期（实际上仍比正常的窦性周期略长或相等），长的P-P间期小于最短的P-P间期的2倍，等于窦性周期间距的2倍减去一个阻滞周期中每次心动周期S-P间期的增量之和。

心电图特点（图2-113）：①须为窦性P波。②有P-P间期逐渐缩短而后出现长的P-P间期的规律并周而复始。③长P-P间期小于最短P-P间期的2倍。

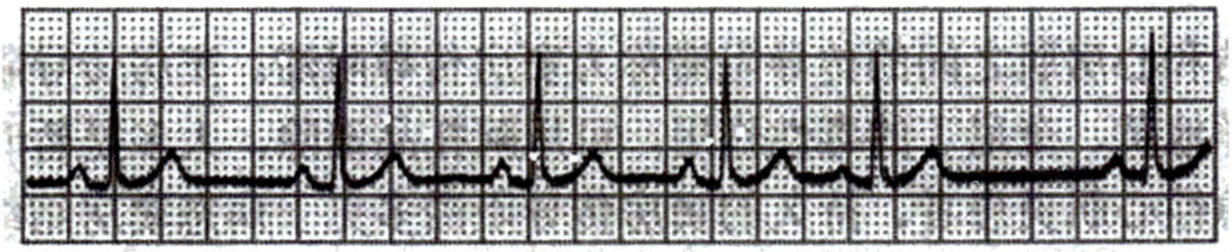

图2-113　二度Ⅰ型窦房传导阻滞

(2)二度Ⅱ型窦房传导阻滞：二度Ⅱ型窦房传导阻滞也称为S-P间期固定型二度窦房传导阻滞。常有2种类型。

其一，传导比例规整的二度Ⅱ型窦房传导阻滞：可出现3∶2、4∶3、5∶4等传导比例，且保持不变；亦可出现2∶1传导，即每隔1次才下传的窦房传导阻滞，2∶1窦房传导阻滞的特点为规则的窦性心律，缓慢，仅30～40次/分，比正常窦性心律的频率减少一半，当运动或用阿托品后，心率可成倍增长。

心电图特点(图 2-114):①窦性 P 波。②规则的 P-P 间期中突然出现一个长间歇。其间没有 P-QRS-T 波群。③长的 P-P 间期是短的 P-P 间期的整倍数,常见的是 2 倍或 3 倍。④常出现逸搏,也可合并房室传导阻滞,也可以是病态窦房结综合征的一个表现。

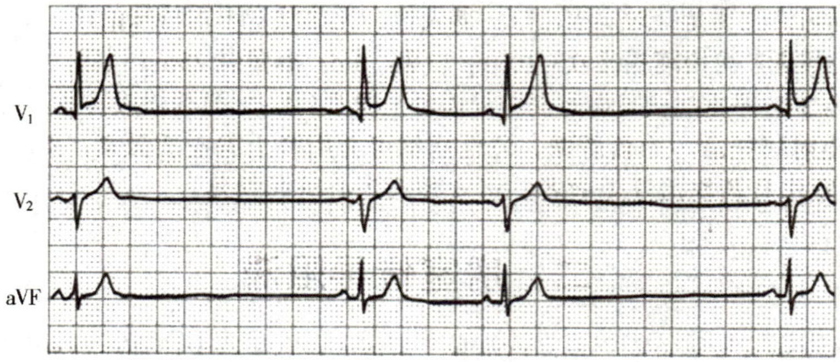

图 2-114 二度Ⅱ型窦房传导阻滞

其二,传导比例不规整的二度Ⅱ型窦房传导阻滞:在一系列窦性心搏中,突然出现一个无窦性P 波的长间歇,长间歇的 P-P 间期恰为窦性周期的 2 倍或 3 倍,其传导比例不固定。

3.三度窦房传导阻滞

窦性激动全部在窦房交界区内受阻滞而不能下传,心电图上窦性 P 波完全消失,很难与窦性停搏区别,如出现房性逸搏心律,则有助于三度窦房传导阻滞的诊断,因为窦性停搏时,心房内起搏点同时受抑制,多无房性逸搏出现。

(三)窦房传导阻滞与窦性心动过缓鉴别

窦性心动过缓的心率一般为 40～60 次/分,常伴有心律不齐。如果窦性心律的频率在 40 次/分以下时,应考虑到有窦房传导阻滞的可能。2∶1 窦房传导阻滞的心率常为 30～40 次/分,缓慢且匀齐,阿托品试验时,窦性心动过缓的心率逐渐增加,在 2∶1 窦房传导阻滞时则心率突然成倍增加。3∶2 窦房传导阻滞可表现为二度Ⅱ型窦房传导阻滞,心动周期呈短的 P-P 间期与长的 P-P 间期交替出现的现象,长的 P-P 间歇恰为窦性周期长度的 2 倍。但也可表现为二度Ⅰ型窦房传导阻滞,心动周期也呈短的 P-P 间期与长的 P-P 间期交替出现,只是长的 P-P 间歇小于 2 倍短的 P-P 间期。

(四)窦房传导阻滞的临床意义与治疗

窦房传导阻滞是较少见的心律失常,既可暂时性出现,也可持续性存在或反复发作。它可见于迷走神经功能亢进或颈动脉窦敏感的健康人。但绝大多数见于器质性心脏病,常见于冠心病、急性下壁心肌梗死,也见于高血压性心脏病、风湿性心脏病、心肌炎、先天性心脏病,此外还可见于高钾血症、高碳酸血症、白喉、流感等窦房结损伤(包括出血、缺血、炎症、梗死)。窦房结退行性变是窦房传导阻滞常见的原因,药物如洋地黄、奎尼丁、胺碘酮、维拉帕米、丙吡胺、β 受体阻滞剂中毒时亦可引起,但多为暂时性的。

窦房传导阻滞常无症状,或有“漏跳”、心悸、乏力感,但长时间的阻滞可出现眩晕、黑蒙、昏厥,甚至昏迷、抽搐。窦房传导阻滞如为偶发多为功能性,频发的窦房传导阻滞多为器质性,当心室率＞45 次/分的窦房传导阻滞,持续时间短,无阿-斯综合征发作者,预后好;反之,老年人或晚期心脏病患者频发的窦房传导阻滞,持续时间长,如无逸搏心律则可发生阿-斯综合征,预后差。

迷走神经张力增高所致的窦房传导阻滞预后好。

窦房传导阻滞主要是针对病因治疗。偶发性、无症状者不需特殊治疗，如频发、持续时间长或症状明显者，可用阿托品 0.3～0.6 mg 口服，3 次/天；麻黄碱 25 mg 口服，3 次/天；异丙肾上腺素 10 mg 口服，3 次/天；严重病例可静脉滴注异丙肾上腺素（用 5%葡萄糖液稀释），每分钟 1～3 μg，亦可静脉注射阿托品、山莨菪碱。急性病例可并用肾上腺皮质激素，对于黑蒙、晕厥、阿-斯综合征发作且药物治疗无效者，可安装人工心脏起搏器。

二、房室传导阻滞

以往对房室传导阻滞的概念，只认为是在房室交接区（房室结与房室束）发生了激动传导阻滞的现象：现在由于应用心内心电图如 His 束电图等，证明了房室传导阻滞可发生在由心房至心室内末梢纤维的全部传导系统中的各个部位，并且是呈水平型的阻滞，即不包括一支传导阻滞而另一支下传的单支传导阻滞。目前，一般将房室传导阻滞分为一度、二度及三度三类。

房室传导阻滞是由于房室传导系统不应期的延长所引起。房室传导系统的绝对不应期，相当于 QRS 波的开始至 T 波的顶点，相对不应期相当于 T 波顶点至 T 波终点。因此，出现在T 波之后的P 波，只要不存在传导阻滞，P-R 间期应是正常的。

（一）房室传导阻滞分型分度的鉴别

1.判断二度Ⅰ型与Ⅱ型房室传导阻滞的常用鉴别方法

常用的方法有阿托品试验、运动试验、颈动脉窦按压试验（表 2-5）。

表 2-5　无创性判断二度Ⅰ型或Ⅱ型房室传导阻滞的方法

项目	Ⅰ型（房室结阻滞）	Ⅱ型（结下阻滞）
阿托品	改善	恶化
运动	改善	恶化
颈动脉窦按压	恶化	改善

2.高度危险的房室传导阻滞

有下列心电图表现者为高度危险的房室传导阻滞，应尽快给予起搏治疗。

（1）QRS 波增宽和（或）心室率＜40 次/分者。

（2）伴 Q-T 间期明显延长与 T 波深度倒置者（图 2-115）。

（3）间歇性完全性房室传导阻滞（用药物增快心率易导致矛盾性的长时间心室停搏）。

（4）交替性束支传导阻滞并 P-R 间期延长者（图 2-116）。

（5）心室逸搏节奏点多变。

（6）合并室性期前收缩者。

（7）任何类型房室传导阻滞合并原因不明的晕厥发作者。

（8）急性心肌梗死合并二度Ⅱ型房室传导阻滞（图 2-117、图 2-118），或三度房室传导阻滞，或双束支传导阻滞，或完全性左束支或右束支传导阻滞者。

（9）间歇性三束支传导阻滞（图 2-119、图 2-120）。

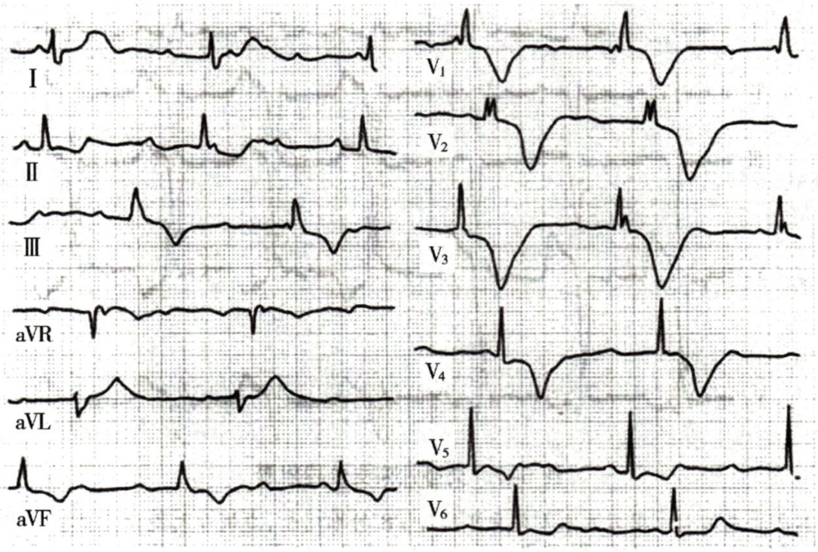

图 2-115　高危性完全性房室传导阻滞

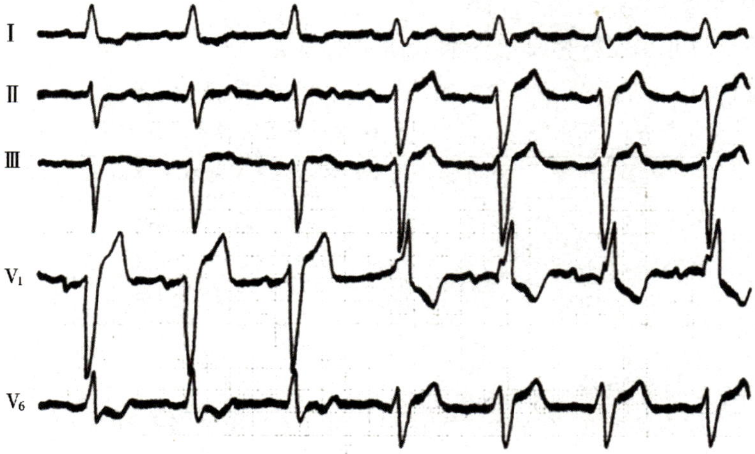

图 2-116　交替性束支传导阻滞

左侧心电图为左束支传导阻滞伴 P-R 间期延长，右侧心电图示突然演变为右束支传导阻滞伴 P-R 间期延长。注意本类传导阻滞患者无论有无心动过缓或晕厥病史，均易发生猝死，故一旦诊断应尽快给予人工起搏治疗。

另外，有一种假性间歇性一度房室传导阻滞心电图需加以鉴别：这种情况通过电生理检查发现，其实是生理性交替性经房室结慢、快通道下传，致 P-R 间期交替性出现延长(图 2-121)。

(二)完全性房室传导阻滞

任何类型房室传导阻滞出现严重心室率减慢者均属心脏急症(图 2-122、图 2-123)。诊断完全性房室传导阻滞需符合下述三个条件：①没有房室传导。②心室率＜45 次/分。③心房率不慢。所谓阻滞-加速性分离现象，它常见于急性下壁心肌梗死患者，这是一种程度较轻的传导阻滞，其特点为心室率较快，有时亦伴心房率增快。本型房室传导阻滞常在短时间内自行消失。间歇性三束支传导阻滞也可发展为完全性房室传导阻滞而致心室停搏(图 2-124)。

(三)高度房室传导阻滞

一定的心房率(＜130 次/分)情况下,2 个或 2 个以上心房激动不能下传心室时,称为高度或进展性房室传导阻滞,有时高度房室传导阻滞亦可导致极慢的心室率,而发生晕厥甚至猝死,如图 2-125～图 2-128。

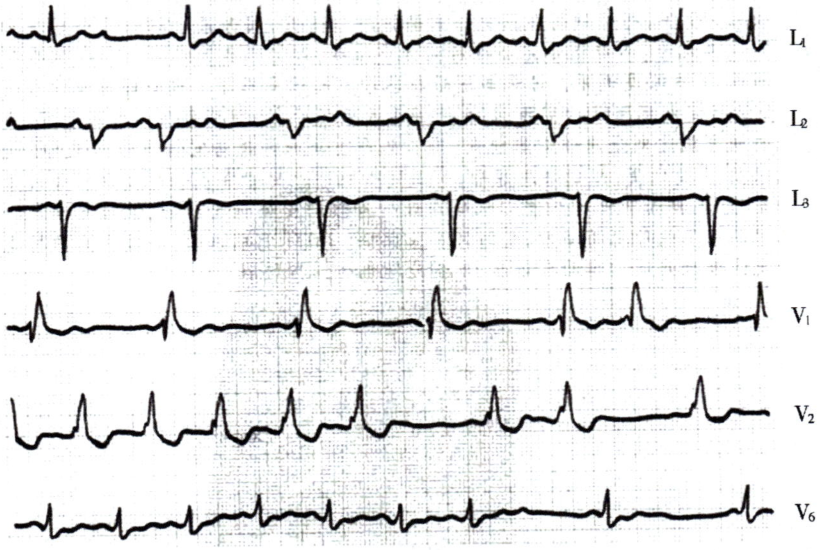

窦性心律 P-R 间期为 200 毫秒。继之出现 P 波突然不能下传,QRS 波形态属右束支并左前分支传导阻滞,故属二度Ⅱ型房室传导阻滞。

图 2-117　莫氏Ⅱ型传导阻滞

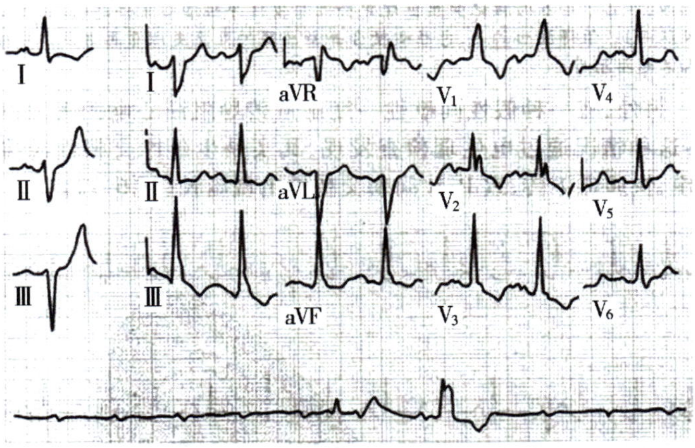

左侧心电图示基本心律为窦性心律,75 次/分,P-R 间期 240 毫秒;QRS 波宽度 120 毫秒,呈 2∶1 房室传导阻滞。本例 P-R 间期仅轻微延长且 QRS 波增宽,故提示为二度Ⅱ型房室传导阻滞。

图 2-118　1 例二度Ⅱ型二度房室传导阻滞

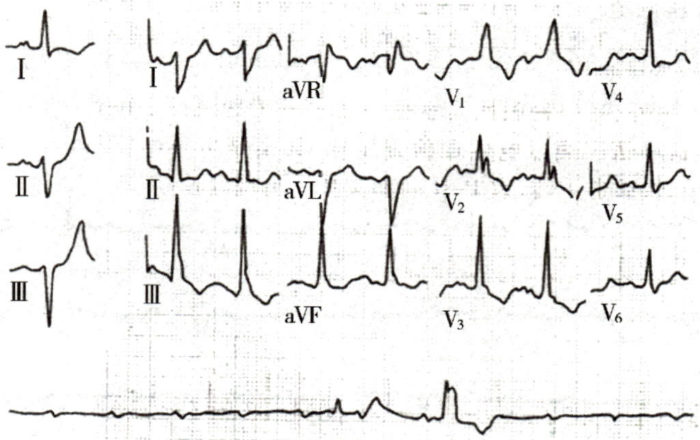

左侧心电图示基础心律为窦性心律(频率 100 次/分)，呈左前分支传导阻滞图形，2 小时后记录右侧心电图示右束支传导阻滞伴左后分支传导阻滞，P-R 间期为 0.20 秒。3 天后患者出现晕厥发作时描记示三束支完全性传导阻滞导致完全性房室传导阻滞与心室停搏(底部心电图)。

图 2-119　**三束支传导阻滞**

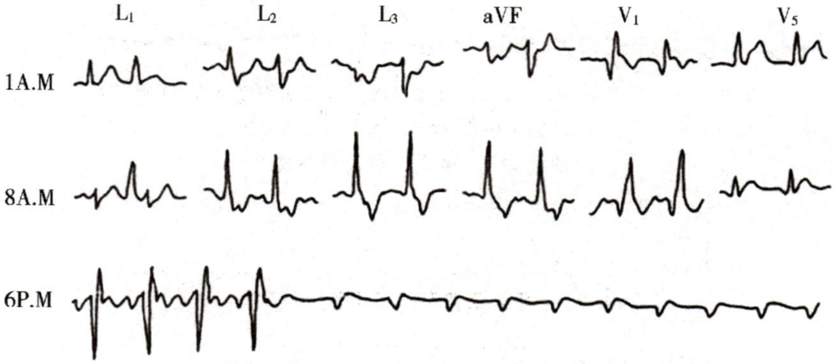

图 2-120　**急性前壁心肌梗死合并三束支传导阻滞**

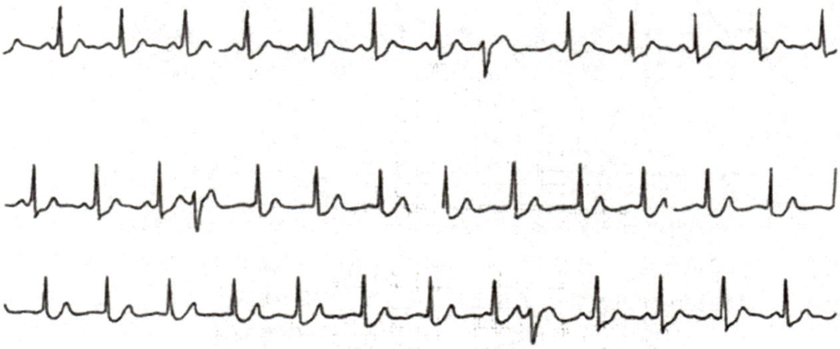

图 2-121　**交替性经房室结快、慢通道前传的心电图表现**

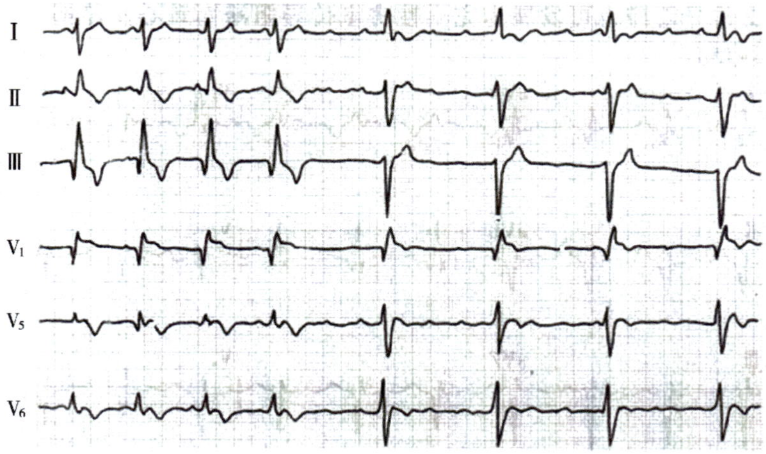

本图左侧为 2∶1 房室传导阻滞，QRS 波形态提示为右束支与左后分支传导阻滞。后半段突然演变为完全性房室传导阻滞，其逸搏节奏点发自左后束支。

图 2-122　2∶1 房室传导阻滞演变为完全性房室传导阻滞

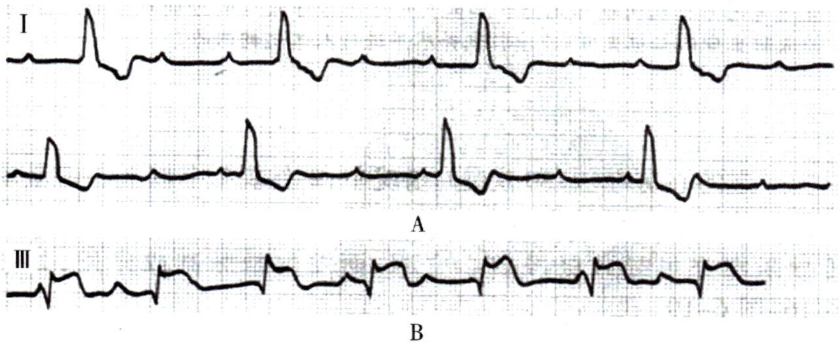

A.完全性房室传导阻滞(心房率 108 次/分，心室率 37 次/分)。心室率绝对规则，尽管心房激动充分发放，但无一发生房室传导。B.示阻滞-加速分离现象，房室传导阻滞情况下，交界性心率达 66 次/分(加速性交界性节律)，心房率 93 次/分(亦呈加速现象)。

图 2-123　两例表现不同的完全性房室传导阻滞

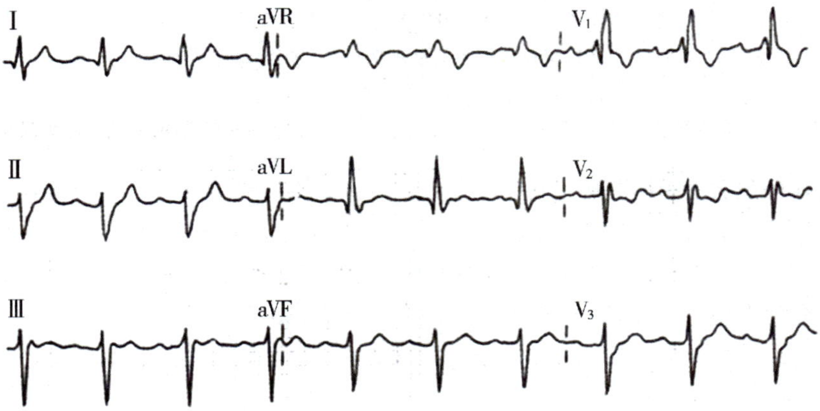

图 2-124　间歇性三束支传导阻滞

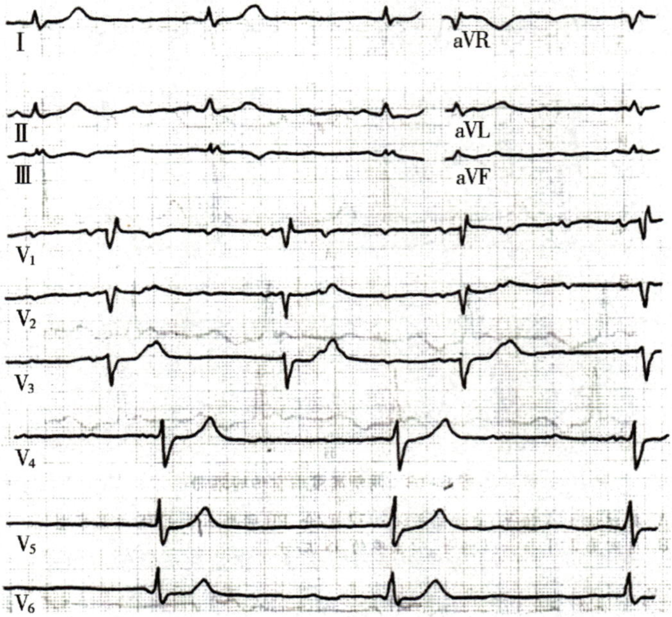

进展型房室传导阻滞，房室呈固定的 3∶1 与 4∶1 传导阻滞，QRS 波呈右束支传导阻滞，4∶1传导时心室率仅 23 次/分，房室传导阻滞部位可能在房室结或希-浦系。但因心室率显著缓慢，因此易发生心脏停搏或心室颤动，故应尽早进行人工起搏。

图 2-125　**进展性房室传导阻滞**

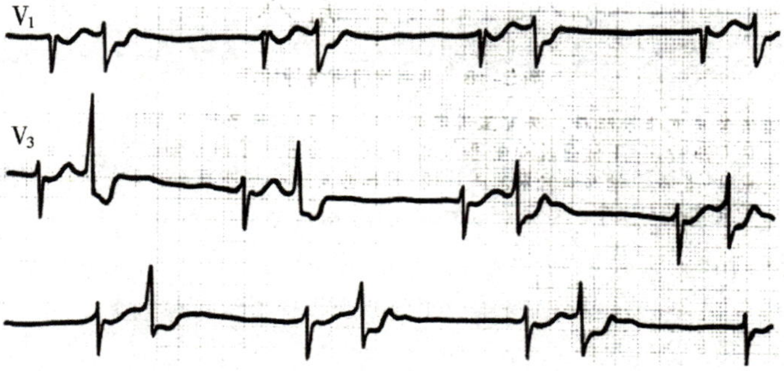

潜在基本心律可能为"直线"性心房颤动伴完全性房室传导阻滞或窦性停搏。上述表现提示本例为高危性心律失常患者，第一步治疗应是立即进行人工起搏。

图 2-126　**洋地黄中毒引起交界性心律(**40 **次/分)伴多形性室性期前收缩(呈两联律)**

(四)二度Ⅱ型房室传导阻滞

本型阻滞常因双束支传导阻滞所致，心电图主要表现为 P-R 间期正常或固定性轻度延长与 QRS 波呈束支传导阻滞图形，发生 QRS 波脱漏前心搏的 P-R 间期常无延长。本型阻滞易发生连续多个 P 波不能下传而致心室停搏，如图 2-129～图 2-133。

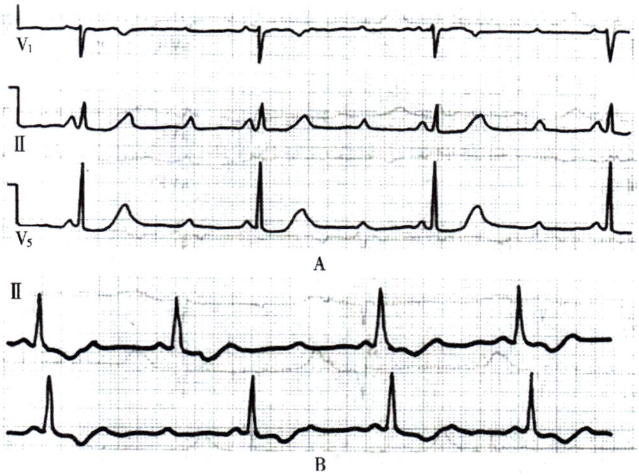

A.持续性 3∶1 传导，使心室率仅为 32 次/分，P-R 间期正常，QRS 波呈窄型。B.房室呈 2∶1 与 3∶1 传导，心室率约 35 次/分。

图 2-127　两例高度房室传导阻滞

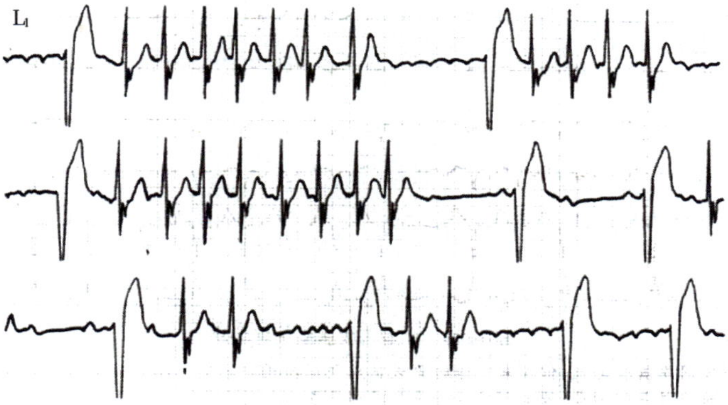

注意每一室性逸搏后出现短阵室上性心动过速。此因室性逸搏冲动促发一超常期传导，而其后每一激动落于前一个 QRS 波的超常期，故持续出现多个室上性 QRS 波群(短阵性室上性心动过速)。

图 2-128　短阵性心房扑动后传为窦性心律伴高度房室传导阻滞

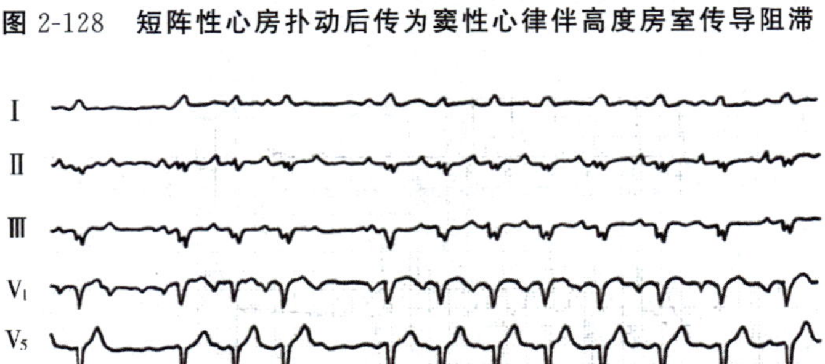

P-R 间期虽有延长，但在未下传的 P 波前后仍保持固定不变。QRS 波呈固定的左束支传导阻滞型，故本型房室传导阻滞部位在右束支水平。

图 2-129　二度Ⅱ型房室传导阻滞

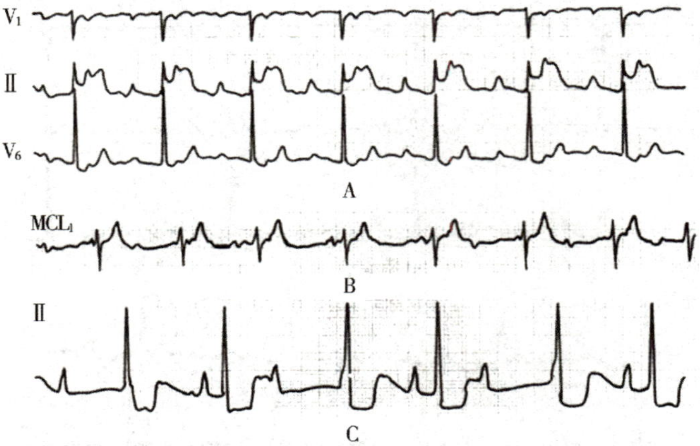

A.急性下壁心肌梗死并发 2∶1 房室传导阻滞。注意传导性搏动的 P-R 间期延长,无束支传导阻滞表现。B.阻滞-加速性分离现象伴有两个心室夺获,注意传导性心搏的 P-R 间期延长。C.逸搏-夺获双联律,注意成对心搏中第一个是交界性逸搏,第二个传导性心搏 P-R 间期延长。

图 2-130　各种Ⅰ型(房室结水平)房室传导阻滞的不同表现

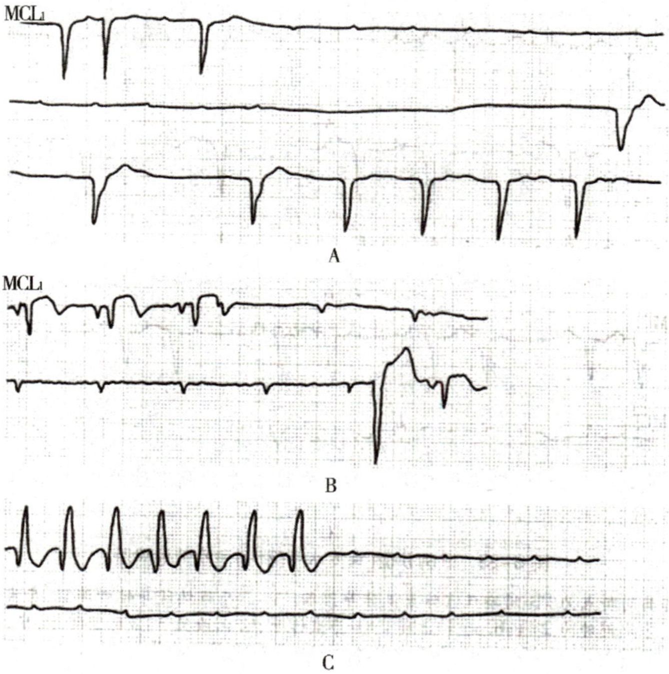

A.剧烈呕吐引起的迷走神经性心室停搏,持续达 11 秒。B.急性前间壁心肌梗死合并未下传性房性期前收缩,后者引起继发性窦性周期延长,而致长达 7 秒的停搏。C.1 例间歇性房室传导阻滞的患者,诊断后因无晕厥发作而未予及时起搏治疗致突然发展为心室停搏而死亡。

图 2-131　各种心室停搏表现

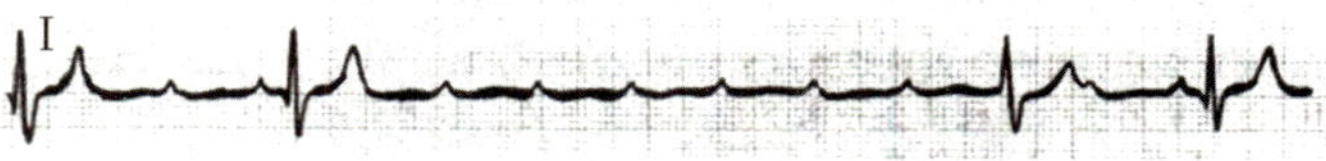

图 2-132　Ⅱ型房室传导阻滞引起 4 秒钟心室停搏而发生阿-斯综合征

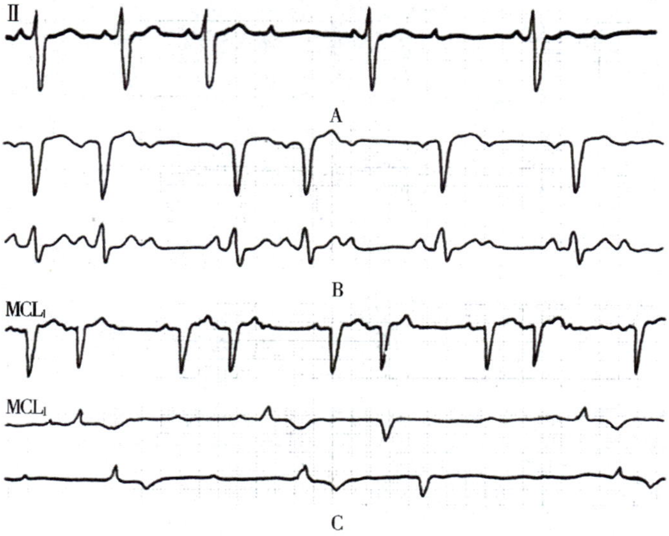

其共同特点为P-R间期正常伴束支传导阻滞。A.3个连续传导性心搏后，房室传导比例转为2∶1。B.先3∶2后2∶1房室传导。C.上条呈3∶2房室传导，中、下条录自数小时后，进一步证实系双束支传导阻滞引起的二度Ⅱ型房室传导阻滞（可见交替性呈右束支与左束支传导阻滞）。

图2-133 3例Ⅱ型（束支水平传导阻滞）房室传导阻滞

相反，典型二度Ⅰ型房室传导阻滞（房室结水平传导阻滞）的特点是P-R间期延长而QRS波正常，但二度Ⅰ型房室传导阻滞可有很多变异型，其中最常见的2∶1房室传导阻滞（图2-134），其次为阻滞-加速性分离，少数可表现为逸搏-夺获双联律、3∶2文氏型房室传导阻滞（图2-135）；另一方面，二度Ⅱ型房室传导阻滞由于房室结传导一般维持正常，故P-R间期无明显延长，但QRS波几乎总是呈束支传导阻滞图形。本型房室传导阻滞极易发展为完全性房室传导阻滞并导致晕厥、猝死，故即使无症状，亦应住院紧急进行人工起搏。2∶1房室传导阻滞伴P-R间期延长但QRS波正常（不增宽）者，常为二度Ⅰ型房室传导阻滞，不可误诊为二度Ⅱ型房室传导阻滞（表2-6）。

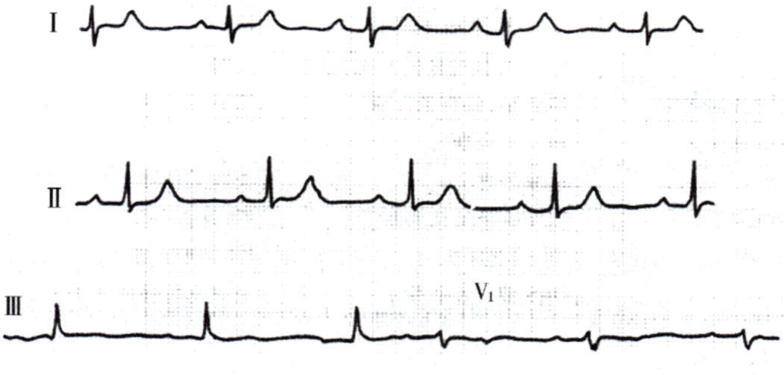

注意Ⅰ、Ⅱ、Ⅲ导联的T波前后未见明确P波，但V_1的T波后可见一P波。提示T-P重叠，此种情况容易被误诊。

图2-134 2∶1房室传导阻滞被误诊为窦性心动过缓并一度房室传导阻滞

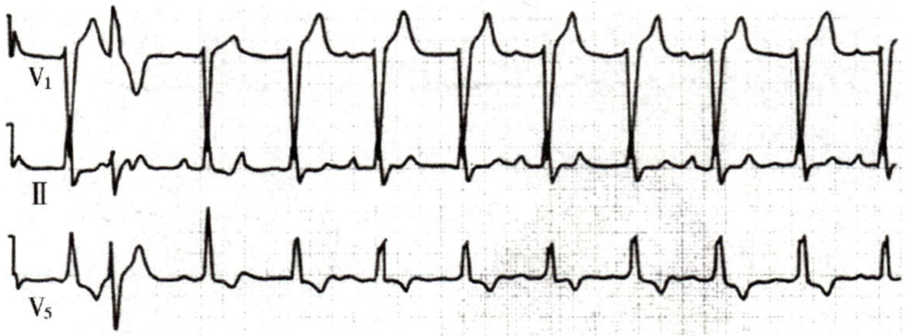

注意 QRS 波呈左束支传导阻滞型。在室性期前收缩代偿间期后 QRS 波正常化，此提示左束支传导阻滞系心率加速依赖性。

图 2-135　窦性心律伴 3∶2 文氏型房室传导阻滞

表 2-6　二度Ⅰ型房室传导阻滞与二度Ⅱ型房室传导阻滞的鉴别

鉴别点	二度Ⅰ型房室传导阻滞	二度Ⅱ型房室传导阻滞
病因	急性心肌炎、洋地黄中毒、急性下壁心肌梗死、迷走神经亢进等	急性前壁心肌梗死、Lev 病、Lenegre 病、心肌病等
传导系统病变特点	多为功能性，有时为组织水肿或炎症，多可恢复	多为广泛不可逆病变，常见不明原因的纤维性变，双侧束支解剖上的传导阻滞
阻滞部位	多位于房室结	多位于希氏束以下
电生理机制	主要为相对不应期延长和递减传导	主要是绝对不应期延长，无或很少有相对不应期改变
病程	常为急性	常为慢性
晕厥	少见	多见
房室传导	常为文氏现象，P-R/R-P 呈反比，少有 2∶1 或 3∶1传导	无文氏现象，PR 关系固定，表现为严重传导阻滞
QRS 波群	多正常	可增宽，≥0.12 秒
应用阿托品	阻滞程度减轻或恢复正常房室传导	无变化或加重
颈动脉窦压迫	阻滞程度增加	阻滞程度减轻或不变
病情转归	很少或暂时发生高度或完全性房室传导阻滞，神经系统症状少见，一般需永久起搏	常发展为持续性高度或完全性房室传导阻滞，神经系统不症状多见，常需安装永久起搏器

三、频率依赖性房室传导阻滞

频率依赖性房室传导阻滞是在心率正常时传导正常，心动过速或过缓时即出现房室传导阻滞，这种现象称为频率依赖性房室传导阻滞，亦称为阵发性房室传导阻滞。病变部位可局限于希氏束内，但大多数为双侧束支病变引起。因心率增快而出现，心率减慢而消失的房室传导阻滞则称为第 3 位相阵发性房室传导阻滞。因心率减慢而出现，心率增快而消失的房室传导阻滞，称为第 4 位相阵发性房室传导阻滞。

(一)第 3 位相传导阻滞

1.第 3 位相传导阻滞的产生机制与心电图表现

心肌纤维兴奋之后有一个不应期，在有效不应期内给予任何刺激都不会发生反应，在相对不应期时，如果刺激能引起反应，则反应振幅低、0 相除极速度慢，这是决定传导速度的两个重要因素，使传导减慢、减弱或被阻滞。而在某些情况下，如急性心肌缺血、心肌炎或应用某些药物之后，不应期比完成复极时间更长(所谓复极后的不应期)，这种情况在房室结常见，在传导组织其他部位亦同样于病理情况下可以发生。因此，第 3 位相阻滞包括正常组织的不应期所引起的传导障碍(即频率增快时所出现的传导障碍)，也包括不应期延长的异常组织中的传导障碍。前者如过早激动或室上性心动过速，当激动抵达房室交界区或室内传导系统，此时房室交界区或室内传导系统正处于动作电位的第 3 位相(相当于心肌兴奋性的部分绝对不应期或全部相对不应期)，于是下传至心室后会产生束支或房室传导阻滞。生理性第 3 位相阻滞心电图常见于如室上性期前收缩，室上性心动过速伴室内差异性传导、未下传的室上性期前收缩、隐匿性交界性期前收缩、各种隐匿性传导、干扰现象等，这些均和第 3 位相阻滞有关。后者则是病理性复极延长，当心率相对增快时，如心率在 100 次/分左右，即可出现束支或房室传导阻滞，反映了心肌细胞动作电位第 3 位相发生了异常的延长，故此种传导障碍属于病理性第 3 位相的范畴。

2.第 3 位相传导阻滞的临床意义

第 3 位相传导阻滞本身不产生临床症状与体征，临床意义主要决定于基础心脏病与伴发的心律失常。一般说来，第 3 位相传导阻滞发生在三大因素的基础上(非常短的配对间期，Ashman 现象、非常快的心室率)，则多为功能性的。如果异常的心室波并不是在上述 3 种情况下，而是意外地出现则提示病理性室内传导障碍。当心室率＞180 次/分时，出现的差异性传导多为功能性，心室率＜150 次/分出现束支传导阻滞，则提示室内传导系统病理性异常。出现差异性传导的最低心率称为临界心率，临界心率是随病情而转变，并没有统一的界限。因为要在生理性第 3 位相传导阻滞与病理性第 3 位相传导阻滞之间划一截然的界限似乎是困难的。这是由于两者的心率范围可能发生某种程度的重叠。但是室内差异性传导呈现左束支传导阻滞图形者以器质性心脏病多见，可能会发展为永久性阻滞。

(二)第 4 位相传导阻滞

1.第 4 位相传导阻滞的产生机制与心电图表现

Singer 等于 1967 年首先在动物实验中发现受损伤后的束支，其舒张期自动除极增强。膜电位降低快，会引起传导障碍。束支损伤后静息膜电位在－60 mV 以下时，出现非频率依赖性传导阻滞。其后，随着束支损伤和静止膜电位的恢复，膜电位降低到－70 mV 左右，舒张期除极即恢复正常或功能增强。这时假若室上性激动到达过迟，便会形成第 4 位相传导阻滞。

同样，第 4 位相传导阻滞的心电图表现也可出现阵发性房室传导阻滞，心电图表现视阻滞的部位不同而定，如希氏束出现第 4 位相传导阻滞时，病变区的膜电位在一个较长间歇后，降低到不能或仅能部分除极的水平；同时阈电位也升高，向 0 电位接近。心电图特点是心率减慢后发生房室传导阻滞。亦可表现为第 4 位相束支传导阻滞，心电图特征为期前收缩间歇后或心率减慢时出现束支传导阻滞图形，可以发生在左、右束支及左束支的分支传导阻滞，心率增快后消失。一般以左束支多见，因为左束支第 4 位相传导阻滞的临界周期比右束支短。当心率有机会进一步变慢才能表现出右束支的第 4 位相传导阻滞，这时往往有 P-R 间期延长。

2.第 4 位相传导阻滞的临床意义

第 4 位相传导阻滞的患者大多有器质性心脏病。另外，第 4 位相传导阻滞是引起复杂心律失常的机制之一，使诊断困难，只有对此种机制有一定的理解，才能对患者进行及时正确的处理。

(王妨娥)

第三章　冠状动脉粥样硬化性心脏病的心电图判读

第一节　冠状动脉供血不足

一、冠状动脉供血不足的概念及病理

虽然冠状动脉供血不足也可由其他较少见的冠状动脉病（如梅毒性主动脉炎引起冠状动脉口狭窄或闭塞及冠状动脉栓塞等）引起，但主要原因（95%左右）由冠状动脉粥样硬化（或冠状动脉粥样硬化性心脏病）引起。由于上述各种冠状动脉病均引起心肌缺血，故统称为缺血性心脏病，而惯用的名称是冠状动脉性心脏病，简称冠心病。

冠状动脉供血不足显然是一种病理生理学改变，由此可引起反映心肌缺血（或缺氧）的发作性胸痛——心绞痛的典型临床表现。冠状动脉供血不足在心电图上表现为特异性的 ST-T 改变（原发性 ST-T 改变）。因此，当心电图上出现缺血性 ST-T 改变时，便诊断为冠状动脉供血不足。

冠状动脉粥样硬化的病理变化，是动脉内膜内脂质沉着、纤维结缔组织增生、内膜明显的局限性增厚和粥样硬化斑块的形成，其结果造成冠状动脉管腔的节段性狭窄。粥样硬化斑块的深层可因血供及营养障碍发生坏死与崩溃，最后自溶、软化而形成粥样物，称粥样瘤。如粥样瘤破溃到内膜面，即形成所谓粥样性溃疡，溃疡面血栓形成，使管腔变得更加狭窄，以至可完全闭塞。动脉粥样硬化常累及弹性型大动脉（如主动脉）及中等管径的动脉（如冠状动脉、脑动脉），其中以累及中等动脉具有重要的临床意义。由于冠状动脉的管径较小（经二维超声心动图测得左、右冠状动脉内径为3～5 mm），当发生粥样硬化斑块时，很易使管腔变窄，引起冠状动脉对心肌的供血不足。冠状动脉对心肌暂时的、反复发生的供血不足，可引起心绞痛。心绞痛多发生在体力劳动（或情绪激动）时，因此时已狭窄的冠状动脉的血流量不能相应地增加，以满足心肌的需求，便引起心肌缺氧，并由此引起典型心绞痛（即劳力性心绞痛）发作。有的心绞痛常在休息时而不在劳力时发生，多发生在午夜至凌晨；胸痛时心电图表现 ST 段抬高；前壁缺血时常伴有室性期前收缩或短阵室速甚至室颤，下壁缺血时常有不同程度的房室传导阻滞或窦性心动过缓；在冠状动脉造影时有时可观察到冠状动脉痉挛，受累的管腔甚至可完全闭塞，同时伴有胸痛及 ST 段抬高。这种心绞痛为变异型心绞痛。一般认为，由动脉粥样硬化引起的冠状动脉狭窄超过 50%才具有临床意义，但由于自发性血管痉挛多数发生在有粥样硬化斑块的部位，因此，较轻的粥样硬化也

可因血管痉挛诱发心绞痛。

冠状动脉痉挛的发生机制：①冠状动脉局部存在高敏感性，器质性病变可使局部管壁平滑肌致敏，因而具有高收缩性。②自主神经张力改变：后半夜机体从副交感神经占优势突然转变为交感神经占优势，交感神经张力升高可诱发血管痉挛。③直接作用于血管壁平滑肌的代谢产物诱发血管痉挛；清晨身体代谢较低，H^+ 浓度也低，下午因代谢增高，H^+ 浓度也高，H^+ 为强烈的钙通道阻滞剂，H^+ 减少则 Ca^{2+} 作用增强，Ca^{2+} 可激活肌原纤维的 ATP 酶，引起冠状动脉平滑肌收缩。④血小板释放血管活性物质：冠脉器质性狭窄，局部血小板聚集和释放的血管活性物质具有强大的血管收缩作用。

关于心绞痛发作时产生疼痛的原理，可能是在缺氧（或缺血）情况下活动时，心肌不能进行正常的有氧代谢，产生过多的乳酸或激肽，这些增多的代谢产物可刺激心脏内传入性交感神经末梢，并在大脑产生痛觉。当这些代谢产物在血流恢复后被冲走，心绞痛即消失。

当心肌缺氧时，相同数量的葡萄糖经无氧分解所产生的高能磷酸键（以三磷酸腺苷的形式储存）远少于正常有氧分解时。例如，每摩尔葡萄糖通过有氧分解途径（产生 CO_2 和 H_2O）可产生 38 摩尔高能磷酸键；而通过无氧分解途径（产生乳酸）仅可产生 2 摩尔高能磷酸键。由于无氧代谢产生的能量不能满足心肌代谢的需要，可使缺血部分的心肌收缩功能减退。乳酸和其他酸性代谢产物的积聚可导致心肌细胞酸中毒，也可降低心肌的收缩力。超声心动图可见缺血部位的室壁收缩运动减低、消失或运动失调，以及左室顺应性减低等。

心肌缺血时，Na^+ 在细胞内积聚，而 K^+ 向细胞外漏出，使心肌细胞的静息膜电位降低，可使心肌细胞的自律性增高，由非自搏细胞变成自搏细胞，造成室性心律失常，以室性期前收缩多见。在心室收缩期，由于靠近心内膜的心室肌承受的压力高，同时由于冠状动脉的分支从心包面向里深入，心肌血流量在室壁的内层比外层少。因此，在血流供应不足时，心内膜下层的心肌较容易发生急性缺血，造成内膜下心肌极化不全，在左心室表面的心电图导联上表现 ST 段压低。

虽然动脉粥样硬化可见于年轻人，但其发生率及病变程度却是随着年龄的增长而逐渐增多、加重。年龄增长可使动脉壁的通透性增加，并能促使血脂水平增高。临床上绝大多数冠心病发生在40 岁以上的人。较易并发冠状动脉粥样硬化的疾病有高血压病、糖尿病及高脂血症。高血压病除使透过动脉内膜渗入管壁的血浆量增多外，还可能因血流动力性创伤损害动脉内膜而改变其通透性，特别是在机械性冲击作用较大的动脉分叉处或开口处。糖尿病时，因体内胰岛素缺乏使糖代谢障碍，致使机体正常代谢用的热量来源不足。在热量不足的情况下，脂肪大量分解为甘油三酯及游离脂肪酸，后者经 β 氧化而生成大量乙酰辅酶 A，乙酰辅酶 A 在正常情况下应与草酰乙酸缩合成柠檬酸进入三羧酸循环被氧化成 CO_2 和 H_2O。由于糖代谢不畅，三羧循环不能进行，乙酰辅酶 A 又经 β 还原缩合成脂肪酸，所以糖尿病患者的血脂常增高。吸烟者因吸入较多的 CO，使血液内碳氧血红蛋白浓度显著增高（可占血红蛋白的 10%～20%），从而损害动脉壁和心肌，并可促使血脂升高，因而吸烟可促进动脉粥样硬化形成。可见，高血压病、糖尿病、高脂血症和吸烟均是冠状动脉粥样硬化性心脏病的危险因素。

二、心绞痛典型症状及冠状动脉供血不足的心电图表现

（一）劳力性心绞痛的典型症状

1.劳力性特点

劳力性心绞痛常在活动较多时（其次是情绪激动时）发生，静止常使疼痛缓解。

2.呈发作性

强调每次发作的一致性，如常在饭后(激动或上楼梯时)发生。不同患者发生特点不同。

3.疼痛时间短

一般持续数分钟，很少超过15分钟，仅持续数秒的针刺样胸痛不是心绞痛特点，可能为疲劳综合征。

4.疼痛部位

可在口裂以下(如下牙)肚脐以上(如胃脘区)的任何部位，但多数患者发生在胸骨后。胸骨后疼痛是心绞痛疼痛发作的典型部位。

5.疼痛性质

并非刀割样或针刺样，而是闷憋感或紧缩感。

6.含化硝酸甘油

含化硝酸甘油常可使疼痛缓解，少数患者无效。

(二)冠状动脉供血不足的心电图表现

当心电图出现冠状动脉供血不足时，冠状动脉的血流量多下降70%以上。冠状动脉供血不足可引起多种心电图改变，其中有些为特异性改变，有些改变无特异性。

1.冠状动脉供血不足的特异性心电图改变

(1)ST段缺血型压低(图3-1)：多见于急性心肌缺血，心内膜下缺血较心外膜下缺血更严重时。缺血型ST段压低有以下特点：①ST段与R波顶点垂线所成的交角≥90°。②能定位，有对应改变。③压低的ST段可呈水平型、弓背型或下垂型，ST段压低≥0.05 mV才有诊断意义。下垂型和弓背型ST段压低，常合并乳头肌功能障碍。下垂型ST段压低常有陈旧性梗死和乳头肌纤维化，弓背型ST段压低常有乳头肌缺血及域梗死。

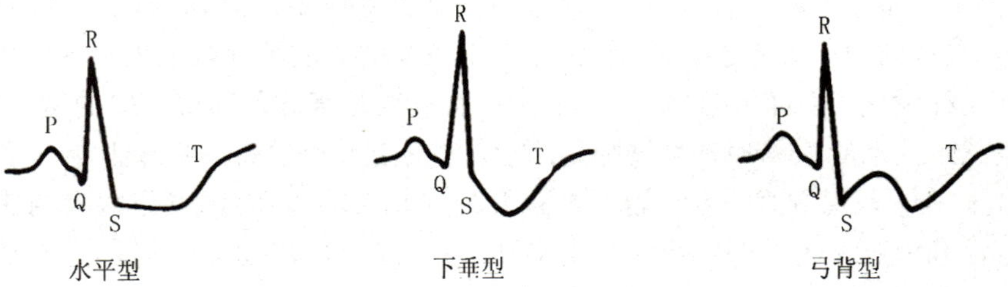

图3-1 ST段缺血型压低类型

(2)ST段近似缺血型(类缺血型)压低(图3-2)：有诊断意义的ST段近似缺血型压低，具有以下特征。①ST段与R波顶点垂线所成的交角介于81°～89°，ST段的回升速度＜1 mm/s。②ST段与T波有明显的分界线，ST段长度＞0.08秒，ST段压低＞0.075 mV才有意义。③T波往往低平或双向。

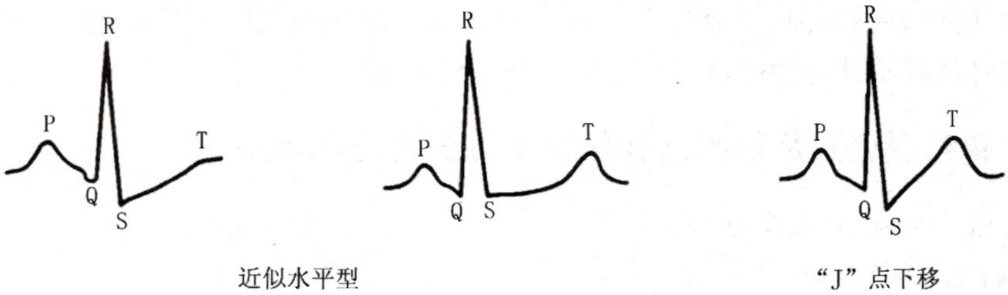

图3-2 ST段近似缺血型压低

ST 段下移的机制：典型心绞痛的心肌有一定程度的缺血（缺氧），致使细胞内糖原的有氧分解受限，无氧酵解增加，但后者产生的能量仅为心肌收缩所需能量的 1/10。为了满足心肌的能量需要，必须消耗大量的糖原储备，必将从细胞外液中摄取更多的糖作为补充，葡萄糖的摄入必将把细胞外液的大量 K^+ 带入细胞内，使细胞内的 K^+ 浓度升高，这就加大了细胞内、外液之间 K^+ 的浓度差，使缺血部位心肌细胞的膜电位增加。由于（轻度）缺血的心肌部位于静止时极化电位升高，使等电位线（T-P 段）升高至 O 线以上，当心肌完全除极时，缺血部位与正常部位之间不再有电位差存在，等电位线（ST 段）降至 O 线水平，因而在很多导联上表现为 ST 段降低。

（3）T 波低平或倒置：T 波改变的原因很多，看来至少可有以下 5 类原因：①各种原因引起的心肌损害（包括冠状动脉供血不足）。②自主神经功能失调。③心电位及转位变化，T 波伴随 QRS 波群改变而变异。④生理生化变异引起 T 波改变，如血电解质紊乱、饮冷水、运动员心电图及老年心电图（无冠心病的老年人心电图）。⑤药物影响等。冠状动脉供血不足引起的 T 波改变常有以下特征：常能定位；有动态改变；有对应（导联）改变，如 $T_{Ⅰ}$ 低平或倒置，则 $T_{Ⅱ、Ⅲ}$ 直立，即 $T_{Ⅰ}<T_{Ⅱ、Ⅲ}$；其余如 $T_{aVL}<T_{aVF}$，$T_{V5\sim6}<T_{V1\sim2}$。

冠状动脉供血不足的 T 波改变形成原理：如缺血区域出现在心外膜下心肌层，由于此处的心肌复极比心内膜面心肌复极缓慢，在心室复极期间产生了一个由缺血区指向健康区的背向探查电极的向量-T 向量，于是在心电图上出现倒置的 T 波。相反，T 波高耸提示缺血区域在心内膜下。

（4）ST 段不移位，但平直延长，T 波短小对称，上升支较陡，此种 ST-T 改变同样能定位，有对应（导联）改变。

（5）ST 段抬高甚至呈单向曲线：多见于严重心肌缺血，出现损伤型 ST 段改变，常见于变异型心绞痛。

（6）T 波高耸：T 波高耸的标准：①T 波电压＞10 mm（1 mV）。②T 波电压＞QRS 电压。心肌缺血引起的 T 波高耸的特点：T 波高耸、基底变宽，同时伴有同导联的 QRS 电压减低。一部分梗死前期病例在 $V_{3\sim4}$ 导联见到此种改变。

（7）左胸前导联或其他导联出现 u 波倒置：这是一种少见的心肌缺血的心电图表现，多见于 $V_{5\sim6}$、Ⅰ、Ⅱ导联或横置型心电位的 aVF 导联上。

（8）一过性梗死波形：心绞痛发作时出现 Q 波，甚至 ST 段也有轻度抬高；心绞痛发作后，Q 波消失，ST 段回到基线，无梗死的演变过程。此种 Q 波一般都是短小的。

2.冠状动脉供血不足的非特异性心电图改变

（1）心室肥厚：左心室肥厚多为慢性冠状动脉供血不足引起，不少病例伴有小片心肌梗死。

（2）心脏传导阻滞或异位节律等心律失常：并非罕见。

（3）病态窦房结综合征。

（三）变异型心绞痛的临床表现及心电图特点

变异型心绞痛的发病，可以单纯由冠状动脉痉挛所引起，亦可能在原有冠状动脉粥样硬化基础上发生痉挛。变异型心绞痛的临床表现：①常发生于休息或一般活动时，疼痛与用力或情绪激动无关。②疼痛的程度较一般心绞痛剧烈，持续时间较久，用硝酸甘油可以缓解。③疼痛呈周期性，往往在夜晚、凌晨或白天的同一时间发作。④不少患者疼痛发作时心率明显增快、出现室性异位心律、血压升高，但也有少数患者血压下降。

变异型心绞痛的心电图和典型心绞痛的心电图明显不同。典型心绞痛发作时病变部位显示缺血型 ST 段下移，而变异型心绞痛则多表现为 ST 段抬高。变异型心绞痛发作时心电图可见如下改变：①ST 段抬高伴有对应导联的 ST 段压低，ST 段抬高有时呈单向曲线，但发作后可恢复正常。②T 波增高相当多见，若发作时间较短，T 波由原来低平变为直立；若发作严重，在 ST 段上升的同时，T 波可高尖。③若发作严重，除了 ST 段抬高外，也可见到 QRS 波群改变，即 R 波增高变宽，S 波减小甚至消失。④部分患者在发作时也可出现 u 波倒置。⑤心律失常，以室性期前收缩较多见，少数形成短阵室速，亦可有房室传导阻滞。

变异型心绞痛 ST 段抬高的机制：变异型心绞痛多发生在严重心肌缺血时。此时，K^+ 自细胞内外逸，为了维持细胞内、外渗透压的平衡，相应数量的 Na^+ 渗入细胞内。其心电图表现与轻度心肌缺血时（ST 段下移）相反。当细胞内、外 K^+ 浓度差距减小时，该部分心肌的极化程度必然随之降低，这时的情况恰与急性心肌梗死的情况相似，即未受损部分心肌的极化程度较缺血部分心肌高，便产生了“损伤电流”，使 ST 段相对抬高。

三、心脏负荷试验

冠心病患者在安静时，心电图可能完全正常（25％～40％），但临床又有可疑冠心病的表现，此种情况可用增加心脏负荷的方法进行试验，目的是给心脏增加一定的负荷量，使心肌耗氧量增加，当心肌耗氧量超过冠状动脉供氧能力时，心电图则表现心肌缺血性改变，借此可估计受试者有无冠状动脉供血不足。但必须指出，这些试验都是辅助诊断方法，应密切结合临床资料及患者的具体情况来确定。常用的负荷试验有运动试验、饱餐试验和葡萄糖负荷试验。运动试验常用的有蹬梯、踏板、蹬车等。

（一）双倍二级梯运动试验

1.适应证

凡疑有冠状动脉供血不足但临床症状不典型，静息心电图正常或诊断不明确者。

2.禁忌证

（1）新近有心肌梗死病史者。

（2）近期内心绞痛发作频繁，特别是 2 周内有发作者。

（3）心脏明显扩大伴有心力衰竭，严重心律失常者。

（4）心电图有明确缺血性损伤改变者。

（5）有明确的心脏瓣膜病、心肌病及血压在 21.3～24.0/13.3～14.7 kPa（160～180/100～110 mmHg）以上者。

（6）年老、体弱、行动不便者。电解质紊乱、服用强心苷类药物、妇女月经期容易造成假象，暂不宜做此项检查。

3.方法

（1）检查前询问有关病史，向受检者说明注意事项，如运动中发生胸痛、显著气急、出汗或其他不适，应停止检查，立即平卧，记录心电图。

（2）试验前（当天）需禁食，应充分休息、禁烟、禁用硝酸酯和亚硝酸制剂、咖啡因、β 受体阻滞剂、强心苷及奎尼丁等药物，以平静状态下 12 导联心电图作为对照。

（3）按年龄、性别、体重查对蹬梯次数（表 3-1）。调整节拍器，令患者按节拍器频率做上下阶梯运动，注意控制蹬梯运动时间。

表 3-1 双倍二级梯运动试验(3 分钟)蹬梯次数表:男(女)

体重(kg)	年龄(岁)												
	15~	20~	25~	30~	35~	40~	45~	50~	55~	60~	65~	70~	75~79
23~	64(64)												
27~	62(60)												
32~	60(58)												
36~	58(56)	58(56)	58(56)	56(54)	54(52)	54(48)	52(46)	50(44)	50(42)	48(42)	46(40)	46(38)	44 (36)
41~	56(52)	56(54)	56(52)	54(50)	54(48)	52(46)	50(44)	50(44)	48(42)	46(40)	44(38)	44(38)	42 (36)
45~	54(50)	56(52)	56(52)	54(50)	52(48)	50(46)	50(44)	48(42)	46(40)	44(38)	44(36)	42(36)	40 (34)
50~	52(46)	54(50)	54(50)	52(48)	50(46)	50(44)	43(42)	46(40)	46(38)	44(36)	42(36)	42(34)	40 (32)
54~	50(44)	52(48)	54(48)	52(46)	50(44)	48(42)	46(40)	46(38)	44(38)	42(36)	40(34)	40(32)	38 (30)
59~	48(40)	50(46)	52(46)	50(44)	48(42)	46(40)	46(38)	44(38)	42(36)	40(34)	40(32)	38(30)	36 (30)
64~	46(38)	48(44)	50(44)	48(42)	48(40)	46(38)	44(38)	42(36)	40(34)	40(32)	38(32)	36(30)	36 (28)
68~	44(34)	48(42)	50(40)	48 (40)	46(38)	44(38)	42(36)	40(34)	40(32)	38(32)	36(30)	36(28)	34(26)
73~	42(32)	46(40)	48(38)	46(38)	44(36)	44(36)	42(34)	40(32)	38(32)	36(30)	38(28)	34(26)	34(24)
77~	40(28)	44(38)	46(36)	46(36)	44(34)	42(34)	40(32)	38(32)	36(30)	36(28)	34(26)	34(26)	32(24)
82~	38(26)	42(36)	46(34)	44(34)	42(34)	40(32)	38(32)	38(30)	36(28)	34(28)	32(26)	32(24)	30(22)
86~	36(24)	40(34)	44(32)	42(32)	42(32)	40(30)	38(30)	36(28)	34(26)	32(26)	30(24)	30(24)	28(22)
91~		38(32)	42(30)	42(30)	40(30)	38(28)	36(28)	34(26)	32(26)	32(24)	30(22)	28(22)	28(20)
95~		36(30)	42(28)	40(28)	38(28)	36(26)	34(26)	34(26)	32(24)	30(22)	28(22)	28(22)	26(20)
100~104		34(28)	40(26)	40(26)	36(26)	38(26)	34(24)	32(24)	30(22)	28(22)	26(20)	26(20)	24(18)

(4)受检者在每级梯高度 20 m 左右的二级梯上往返蹬走3 分钟。蹬梯转身时均须面向墙壁,要向左向右交替轮转,避免一直朝向同一方向旋转而引起头晕。

(5)运动完毕,受检者立即平卧于检查床上,迅速将导联线与心电图机接妥,按即刻(45 秒内)、2、4、6 分钟(根据需要可酌情延长,运动后出现 ST 段移位者多在 6~10 分钟内恢复运动前水平)依次记录 V_6、V_5、V_4、V_3、Ⅱ、Ⅰ、aVF、aVR、aVL 导联(或其他规定导联)的心电图,力求基线稳定、无干扰。必须注意,有时在运动后即刻及 2~4 分钟有 J 点明显压低者,再过 2 分钟可出现水平型或下斜型 S-T 段压低,说明运动后心电图描记至少 6 分钟。

(6)试验中如患者出现胸痛、胸闷、面色苍白或其他不适,应立即停止试验,除立即平卧记录心电图外,还应立即报告负责医师进行处理。

4.阳性的判定标准

判定 ST 段是否移位,应当以 2 个 QRS 波群起点的连线作为基线。如果 P-R 段倾斜显著,则顺着 P-R 段的斜度向下延长,与通过 J 点的垂直线相交于 O 点,通过 O 点作一水平线,作为校正后的基线。斜向上的 ST 段以 J 点作为判定移位的依据,斜向下的 ST 段以 J 点后0.04 秒处作为判定移位的根据。ST 段与两个 QRS 波群起点的连线相交处为 X 点,自 QRS 波群起点至 X 点为 QX 间期,由此可算出 QX/QT 比值。

(1)运动后出现典型心绞痛或运动后心电图符合下列条件之一者为阳性:①在 R 波占优势的导联上,运动后出现缺血型 ST 段下移超过 0.1 mV,持续 2 分钟。如原有 ST 段下移者,运动后应在原有基础上再下移超过 0.1 mV，持续 2 分钟者。②在 R 波占优势的导联上，运动后出现 ST 段上升（弓背向上型）超过 0.2 mV 者。

（2）运动后心电图改变符合下列条件之一者，为可疑阳性：①在 R 波占优势的导联上，运动后出现缺血型 ST 段下移 0.05 mV 或接近 0.05 mV 及 QX/QT 比例≥50%，持续 2 分钟者。②在R 波占优势的导联上，运动后出现 T 波由直立转为倒置，持续 2 分钟者。③u 波倒置。④运动后出现下列任何一种心律失常：多源性室性期前收缩、阵发性室性心动过速、心房颤动或扑动、窦房传导阻滞、房室传导阻滞（一度、二度、三度）、左束支传导阻滞或左束支分支传导阻滞、完全性右束支传导阻滞或室内传导阻滞。

双倍二级梯运动试验，实际上对大多数人来说已接近次极量运动试验，因所需设备简单，目前仍是一种广泛采用的运动试验。但该试验的运动量随年龄和体重的增加而减少，未考虑到平时体力锻炼和肌肉发达程度等因素的影响，所以个体对所规定的运动量的心血管反应并不相同。心率是反映心肌耗氧量的重要指标，有的受试者运动后即刻心率未明显增加（未达到120 次/分），且试验结果为阴性，应在次日将运动量（即 3 分钟内的蹬梯次数）增加 15%，重复试验。

（二）活动平板试验

活动平板试验是让受检者迎着转动的平板做就地踏步运动，板的转速和坡度可以增减以调节运动量，常从每小时 2.7～3.2 km 的转速及 10%坡度（板的抬高度与长度之比）开始，每几分钟（如每 3 分钟）逐步增加运动量，运动中经常借助示波器观察心电图和心率。心率与心肌负荷及耗氧量的增加基本上是平行的，在每一年龄组内运动时各个人能达到的最高心率很接近，可作为心肌负荷量的指标。如运动进行到出现按年龄组估计的最高心率，或出现明显的心肌缺血症状，或出现心电图改时变即停止运动，称为极量运动试验。更常用的是以心率达到按年龄估计的最高心率的 85%（或 90%）为终点，作为次极量运动试验，出现缺血症状或心电图改变时也应停止运动。这样的运动试验可使每个受试者经受对心肌有足够负荷的运动，从而提高试验的阳性率。

1.适应证与禁忌证

适应证与禁忌证同双倍二级梯运动试验。一般多在二级梯运动试验结果为阴性或可疑时进行。

2.方法

（1）试验前先向受试者示范，并告知在运动中出现心前区痛、心慌、头晕、呼吸困难等，应立即报告在旁医务人员。

（2）受检者须进行极量级或次极量级运动，试前先选择出预估心率作为运动终点（目标心率），不同年龄不同极量级的运动终点心率如表 3-2。

表 3-2　分级活动中级试验预估心率（次/分）

年龄（岁）	20	25	30	35	40	45	50	55	60	65	70
极量级	197	195	193	191	189	187	184	842	180	178	176
次极量级（约为极量级 90%）	177	175	174	172	170	168	166	164	162	160	158

（3）试验前先描记休息时常规 12 导联心电图，并测血压以做对照。

（4）将左右手电极放置胸前锁骨下处，左下肢电极放置脐旁小腹处，地线极置于胸骨柄处，心前电极（V_1～V_6）按常规心电图原位放置。受检者站在平板上，两手握扶杆，在可调节一定坡度和速度的平板上行走运动。如不能坚持运动时，受检者可按压扶杆上的控制开关或报告医务人员，使活动平板停止转动。

(5)运动中必须用示波器持续观察心电图变化，运动量每提高一次，均需测血压，记录 V_1、V_5、aVF 导联心电图。

(6)运动量由转速 3 km/h、平板坡度 10%开始，每 3 分钟增加转速 1.5 km/h、平板坡度 2%（表 3-3），直至达到所要求的运动量。终止运动后立即仰卧床上或坐位测量血压，并每 1 分钟测一次，直至测到同试验前相同血压。同时记录即刻(实际约 30 秒)、2 分钟、4 分钟、6 分钟的心电图，必要时记录 8 分钟、10 分钟的心电图。

表 3-3 分级活动平板试验负荷递增法

级别	1	2	3	4	5	6	7
速度(km/h)	3	4.5	6.0	7.5	9.0	10.5	12
坡度(%)	10	12	14	16	18	20	22

(7)检查室应备有急救设备，在运动中通过示波屏对心律及 ST-T 改变密切监视，并应有医师在场。如出现下列情况之一，应立即终止运动，并进行适当处理：①心绞痛发作。②明显呼吸困难。③面色苍白、头晕、眼花、步态不稳及血压下降、极度疲劳或有衰竭感。④增加运动量时心率不增快或反而减慢。⑤严重心律失常(特别是频发性或多源性室性期前收缩)或传导阻滞。⑥心电图出现缺血型 ST 段下移达 0.1 mV 或显著抬高。⑦血压显著上升或下降。受试者受检后应卧床休息 20 分钟，无不适方可离去。

3.阳性判定标准

(1)运动中出现典型心绞痛或血压下降为阳性。

(2)运动中及运动后心电图出现缺血型 ST 下降≥0.1 mV，持续 2 分钟以上者；如运动前原有ST 段下降者，运动后应在原有基础上再下降 0.1 mV。此种改变出现越早，ST 段下降越多，提示阳性越明显。

(三)饱餐试验

饱餐后心脏负荷加重，有时能诱发心绞痛。疑有冠心病而休息状态下心电图正常者，或不宜做其他运动试验者，可行饱餐试验。餐前描记 12 导联心电图作为对照。饱餐应在早晨空腹或餐后3～5 小时进行，进普通膳食，总热量 1 000～1 500 千卡(1 千卡＝4.186 8 千焦)。餐后 0.5 小时、1 小时、2 小时分别描记 12 导联心电图，阳性判断标准可参照运动试验。冠心病患者空腹心电图在正常范围者，于餐后0.5 小时及 1 小时复查时有1/4～1/3病例可出现 ST 段压低达 0.05 mV以上和(或)T 波由直立变为倒置、双相或平坦。虽然饱餐试验的阳性率不如运动试验高，阳性标准也不够明确，但对于因各种原因不宜做运动试验的患者，尤其是容易在餐后发生心绞痛或类似的可疑症状者，有一定的临床应用价值。

(四)葡萄糖负荷试验

早晨空腹先做 12 导联心电图作为对照，然后将 100 g 葡萄糖溶于 300～400 mL 水(或稀米汤)内，顿服。服糖后 0.5 小时、1 小时和 2 小时各描记 12 导联心电图一次，阳性判断标准及临床意义与饱餐试验相同。

四、药物试验

(一)普萘洛尔试验

1.适应证

心电图有ST-T波异常,疑为自主神经功能紊乱引起。

2.禁忌证

有气喘史,心功能减退,心脏明显增大,显著心动过缓。

3.方法

试验前3天停服有关心脏药物,如洋地黄、β_2受体阻滞剂及利尿剂等。服药前描记12导联心电图对照。口服普萘洛尔20～30 mg,90分钟后复查心电图,若T波由低平、倒置、双向转为直立为阳性,结合临床可判断为自主神经功能紊乱引起的ST-T改变。

(二)阿托品试验

1.适应证

疑有病窦综合征,心率24小时内<55次/分者。

2.禁忌证

前列腺肥大,青光眼,对阿托品敏感。

3.方法

询问有关病史,向受检者简要说明检查方法。注药前先描记对照长Ⅱ导联心电图。用阿托品1～2 mg加少量注射用生理盐水稀释后静脉注射。注射后1分钟、2分钟、3分钟、5分钟、10分钟、15分钟、20分钟分别描记长Ⅱ导联心电图(必要时加描30分钟心电图)。注射后窦性心律频率均<90次/分者(或出现交界性逸搏者),提示窦性心动过缓是病窦综合征引起。

(三)药物试验的原理

交感神经兴奋可促进交感神经细胞和肾上腺髓质内嗜铬细胞的儿茶酚胺(包括肾上腺素、去甲肾上腺素和多巴胺)合成,从而提高血液中儿茶酚胺的浓度,造成心脏的β_1受体过度兴奋,使心脏的生理功能增强,包括心率加快、心脏收缩力增强、心肌耗氧量增加,以及心室复极化顺序改变(在心电图上表现为ST段和T波失常)等。β受体阻滞剂可阻断儿茶酚胺对β_1受体的兴奋作用,从而使心率减慢、心肌收缩力减弱、心肌耗氧量减少,心电图ST-T改变也恢复正常。

迷走神经节后纤维末梢释放的乙酰胆碱,作用于心脏的M胆碱受体,对心脏产生抑制作用。其中,对窦房结可降低其自律性,减慢窦房结内激动的传导速度,延长窦房结的不应期,结果使窦性心律频率减慢到55次/分以下,此时与病窦综合征的窦缓相似。两者的鉴别是:当给患者静脉注射M胆碱受体阻断剂阿托品,若窦性心律频率>90次/分,提示窦缓是因迷走神经过度紧张引起;若窦性心律频率<90次/分,提示窦缓是病窦综合征所致。

五、动态心电图

动态心电图(dynamic electrocardiogram,DCG)是心电图连续监测心脏活动的方法之一。受检查佩戴慢速转动的磁带盒(Holter记录器)与贴附于前胸部的电极相连,连续记录24小时心电图后,在动态心电图分析仪的荧光屏上快速回放,选段记录观察心律、节律及ST-T改变,对照心电图改变出现的时间与受检者活动和症状的关系,用以诊断冠心病、心律失常、病态窦房结综合征及药物疗效观察等。

(一)检查方法及注意事项

(1)检查前先描记12导联常规心电图以做对照。

(2)用无水乙醇加乙醚混合液擦去受检者置放电极部位皮肤的表面油脂，Ⅰ通道阳极置于左腋前线第5肋间处，阴极置于胸骨柄右侧，构成双极模拟V_5胸导联(CM5)；Ⅱ通道阳极置于左第4肋骨接近胸骨处，阴极置于胸骨柄左侧，构成双极模拟V_1胸导联(CM1)；地线极置于右胸，相当于V_{5R}处。将胸部电极与记录器的相关接头相连。

(3)受检者详细记录生活日记，记录工作、学习、饮食起居和体育锻炼等情况，一切活动不受限制。

(4)在检查过程中应远离高压电，如放射科、理疗室等地方。

(5)取出磁带置于显像仪上进行心电图分析，记录主要的心电图变化。

(二)动态心电图的临床应用价值

常规心电图采样短暂，对一些呈间歇性发生的异常心电图变化经常漏诊，而DCG是持续24～26小时双极导联心电图，其提供的心电信息量几乎为前者的2 000～6 000倍，可连续全面反映患者在1天完整生物学周期内的心电变化，能显示常规心电图难以发现的心律失常，特别是高危性心律失常，从而降低猝死发生率。高危性心律失常：①严重窦缓(＜40次/分)，伴有或不伴有窦房传导阻滞、窦性停搏。②高度或三度房室传导阻滞。③阵发性室速。④心室颤动。⑤间歇性双束支传导阻滞。⑥严重药物中毒。⑦起搏器故障等。

动态心电图比常规心电图更能有效地诊断窦房结功能障碍所致的窦房性心律失常，以及可能伴发的其他传导系统障碍。对于显著窦缓伴眩晕或晕厥的可疑病窦患者，应首先做DCG检查，如为阳性，排除其他原因所致的窦缓，病窦的诊断即可成立。如为阴性，或继续随访或做功能试验。文献指出，有20%～30%的病窦患者须起搏治疗，而患者的临床症状是其重要指征。DCG不仅可显示症状与心率和节律改变的相互关系，而且能检出须紧急起搏的高危病窦患者。须紧急起搏的高危病窦患者DCG表现特征：①窦性停搏或窦房传导阻滞所致心脏停搏＞2.5秒，最长可达6秒。②持久性显著窦缓。③慢-快综合征而药物治疗无效。④“双结”病变。然而，DCG并不能检出全部病窦患者。因为窦房结功能障碍所致窦房性心律失常可呈间歇性，12小时DCG难以反映病情的全貌；功能试验的某些异常，如二度Ⅰ型窦房传导阻滞在DCG上可以存在，但难以识别。

一些研究指出，动态心电图通过连续心电监测对临床稳定的冠心病患者可发现常规心电图不易检出的严重室性心律失常和不伴有胸痛的“安静”的ST段偏移，DCG所示一时性ST段偏移的程度与冠状动脉造影结果相关。

(王妨娥)

第二节　心肌梗死

一、心肌梗死的心电图改变

急性心肌梗死是由于冠状动脉完全闭塞引起心肌急性缺血性坏死。急性心肌梗死心电图基本改变包括缺血型心电图改变、损伤型心电图改变和坏死型心电图改变。急性心肌梗死目前分为 ST 段抬高型心肌梗死和非 ST 段抬高型心肌梗死两种。

(一)急性心肌梗死的心电图演变

冠状动脉血流中断后，心肌将发生急性缺血，并逐渐演变为损伤及坏死。ST 段抬高及非 ST 段抬高的心肌梗死均有心电图的演变过程。在伴有 Q 波的 ST 段抬高型心肌梗死这种演变过程分为以下四期。

1.超急性期

梗死后数分钟至数小时。主要是心肌缺血及损伤的图形，故表现为 ST 段及 T 波的演变。

特点：①急性损伤性传导阻滞。R 波上升缓慢，室壁激动时间延长(≥0.045 秒)；QRS 波群时间延长(≥0.12 秒)；常有 QRS 波群振幅增加、类本位曲折延迟。②ST 段上斜型抬高。ST 段呈上斜型抬高，凹面向上，ST 段变直。随后变直的 ST 段显著升高与直立的 T 波融合，显得 T 波更宽，并形成单向曲线。与其相对应的导联 ST 段压低。③T 波高耸，T 波振幅增大(图 3-3)。

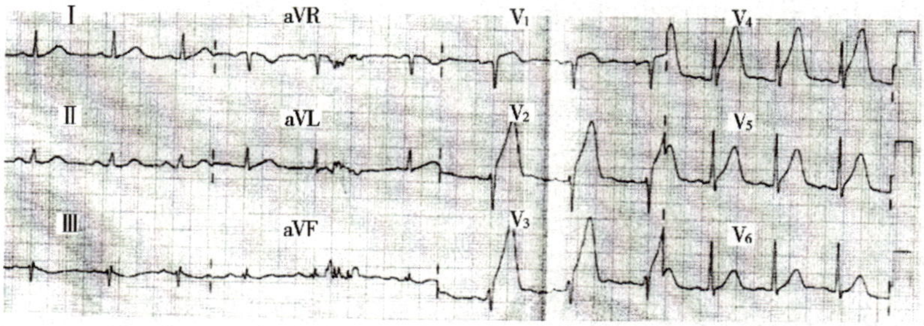

心电图显示 T 波高尖改变伴斜直型 ST 段抬高，V_1～V_3 导联 R 波递增不良。

图 3-3　急性前壁心肌梗死超急性期心电图改变

2.急性期

心肌梗死后数小时至数周(常为 4 周)(图 3-4)。主要是坏死、损伤及缺血的图形，表现为 Q 波或 QS 波、ST 段及 T 波的演变，病理性 Q 波或 QS 波的出现提示进入急性期。

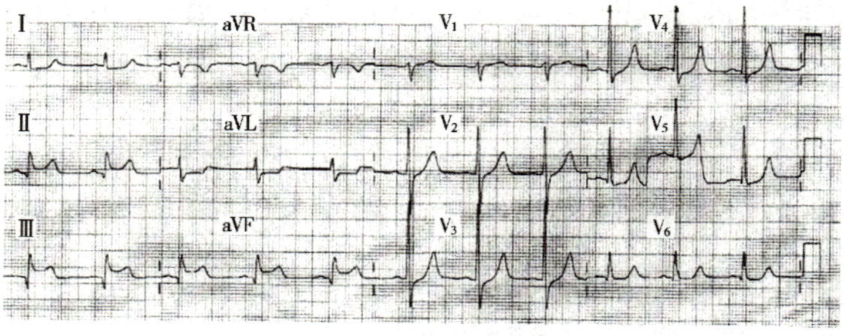

ST 段抬高，T 波仍直立，病理性 Q 波形成。

图 3-4　急性下壁心肌梗死急性期心电图

特点：①病理性 Q 波可呈 Qr 型、QR 型、QS 型。②ST 段弓背向上抬高。③T 波由直立逐渐演变成对称性倒置。

3.演变期

心肌梗死后数周至数月，主要是坏死及缺血的图形，表现为 T 波的演变及恒定的病理性 Q 波，以 ST 段恢复至基线为特征(图 3-5)。

特点：①ST 段开始逐步下降，回到等电位线，有的病例 ST 段不能回到等电位线，若 ST 段抬高持续存在，可能合并心室壁瘤。②T 波由倒置逐渐加深呈冠状 T 波，然后又由深变浅，逐渐恢复正常或停留成恒定的 T 波倒置。③病理性 Q 波持续存在，有的患者 Q 波可能逐渐变浅或出现胚胎 r 波。

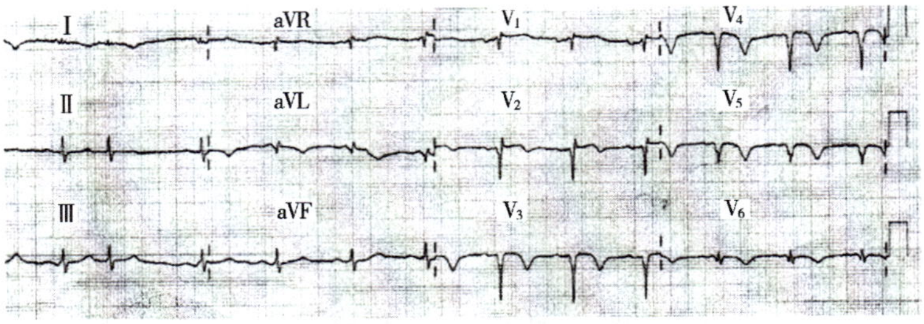

ST 段已经恢复至基线水平，T 波倒置，病理性 Q 波形成。

图 3-5　急性广泛前壁心肌梗死衍变期心电图

4.慢性稳定期、陈旧性心肌梗死

梗死后数月至数年。主要是坏死的图形，表现为恒定的 Q 波或 QS 波，ST 段及 T 波恢复正常，或 T 波倒置、低平持续不变，以异常的图形稳定不变为陈旧性特征(图 3-6)。

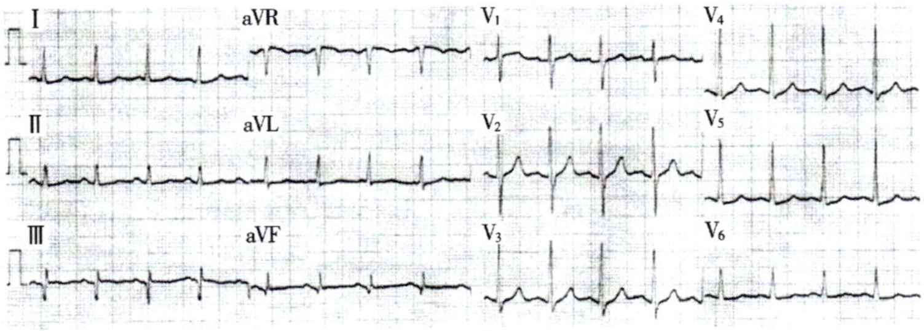

图 3-6　陈旧性下壁心肌梗死心电图

特点：①ST-T 不再变化。②病理性 Q 波常持续存在，个别病例异常 Q 波或 QS 波随着梗死的修复可变窄或消失。

(二)ST 段抬高型心肌梗死的心电图改变

1.ST 段抬高型心肌梗死的心电图常见类型

以 ST 段抬高为特征，常见的类型有新月形、弓背形、平顶形、斜直形及墓碑形抬高及罕见的呈“巨 R 波形”。随着时间延长，出现病理性 Q 波、ST 段抬高及冠状 T 波，也可以不出现病理性 Q 波(图 3-7)。

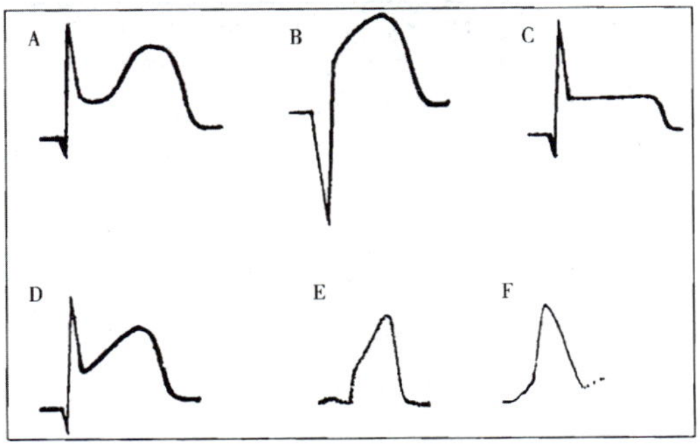

A.ST 段新月形抬高。B.ST 段弓背向上抬高。C.ST 段呈平顶形抬高。
D.ST 段斜直形抬高。E.ST 段墓碑形抬高。F.ST 段呈巨大 R 波。

图 3-7　ST 段抬高类型

急性心肌梗死型 ST 段抬高多为弓背向上型，即弓背形或斜直形抬高。判断是否为急性心肌梗死型 ST 段抬高可以通过连接 J 点与 T 波顶点来明确，如图 3-8A 所示为弓背向上型抬高。图 3-8B 所示为弓背向下的凹陷型 ST 段抬高，为非急性心肌梗死型 ST 段抬高。

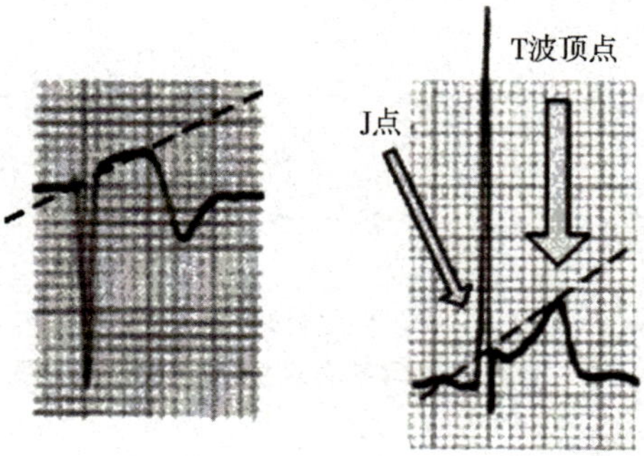

A.弓背向上型抬高。B.弓背向下凹陷型抬高。

图 3-8　ST 段抬高型心肌梗死

目前诊断急性心肌缺血/梗死的心电图标准要求有 2 个或 2 个以上相邻导联 ST 段抬高，ST 段在 J 点处抬高程度在 V_1、V_2 和 V_3 导联＞0.2 mV，其余导联＞0.1 mV。最新 AHA/ACCF/HRS发布的心电图诊断标准根据年龄、性别、不同心电图导联作了如下建议。

(1)≥40 岁的男性，ST 段在 J 点处异常抬高的阈值：V_2 和 V_3 导联 0.2 mV，其他导联 0.1 mV。

(2)40 岁以下的男性，ST 段在 J 点处异常抬高的阈值：V_2 和 V_3 导联应该为 0.25 mV。

(3)女性，ST 段在 J 点处异常抬高的阈值为：V_2 和 V_3 导联 0.15 mV，其他导联 0.1 mV。

(4)女性和≥30 岁的男性，V_{3R}和 V_{4R}导联 ST 段在 J 点处异常抬高的阈值为0.05 mV，30 岁以下的男性 0.1 mV 更为合适。

(5)男性和女性，V_7～V_9 导联 ST 段在 J 点处异常抬高的阈值应为 0.05 mV。

2.急性心肌梗死的定位诊断

心肌梗死可在心脏的不同部位发生，而对应梗死部位的导联则能记录出特征性的坏死图形。因而根据坏死图形(病理性 Q 波或 QS 波)出现的导联，可以对梗死部位做出定位诊断(表 3-4)。

表 3-4　心肌梗死定位诊断表

	前间隔	前壁	前侧壁	广泛前壁	下壁	后壁	右室
V_1	＋			＋			±
V_2	＋			＋			
V_3	＋	＋		＋			
V_4		＋		＋		＋	
V_5		＋	＋	＋			
V_6			＋	＋			
V_7						＋	
V_8						＋	
V_9						＋	
V_{3R}							＋

续表

	前间隔	前壁	前侧壁	广泛前壁	下壁	后壁	右室
V_{4R}							+
V_{5R}							+
aVL			+	+			
aVF					+		
Ⅰ			+	+			
Ⅱ					+	+	
Ⅲ					+		

(1)前间壁心肌梗死：前间壁心肌梗死是左冠状动脉前降支的室间隔分支供血障碍而导致室间隔前半部及邻近的左心室前壁梗死，使这一部分心肌所产生的0.01～0.02秒心室起始除极时向右、向前的间隔向量消失，而指向后、左方。心电图表现为 V_1、V_2、V_3 导联QRS波呈QS或Qr型。急性期ST段弓背抬高，T波倒置(图3-9)。

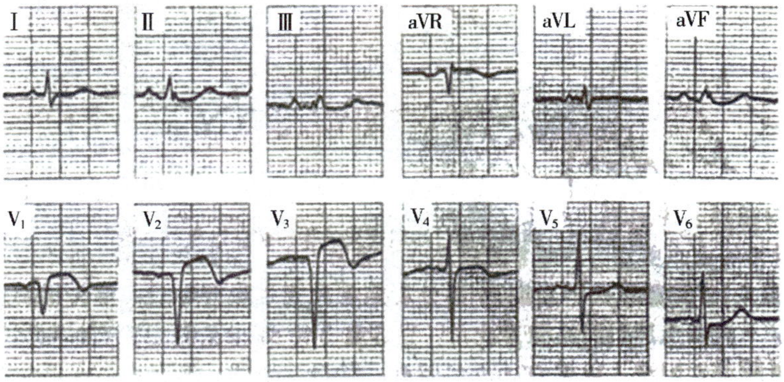

V_1～V_3 导联呈QS型，ST段抬高，T波双向。

图3-9　急性前间壁心肌梗死心电图

(2)前壁心肌梗死：左冠状动脉前降支近中段(第一对角支或间隔支后)闭塞而导致左室前壁心肌梗死。但前间隔未被侵犯，初始0.01秒向量仍正常，但0.02～0.04秒向量移向左后。心电图 V_3、V_4、V_5 导联可呈QS型或QR型，异常Q波宽≥0.04秒，Q波深>1/4R波。急性期伴ST-T改变(图3-10)。

(3)前侧壁心肌梗死：左冠状动脉前降支第一对角支发出前或合并第一对角支急性闭塞导致前壁及侧壁心肌梗死。心电图Ⅰ、aVL、V_5 可有异常Q波，Q波宽≥0.04秒，Q波深>1/4R波。急性期ST段弓背抬高，T波改变(图3-11)。

(4)广泛前壁心肌梗死：广泛前壁心肌梗死是左冠状动脉前降支开口供血障碍，导致梗死累及前间隔、前壁及侧壁等部位，范围较大。心电图 V_1～V_6、Ⅰ、aVL出现异常Q波或QS波，急性期ST-T呈单向曲线抬高(图3-12)。

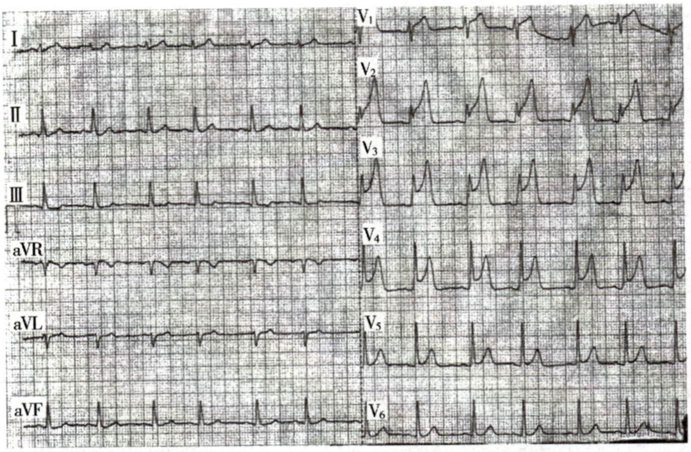

图 3-10　急性前壁心肌梗死心电图显示 V_1～V_5 导联 ST 段弓背向上抬高伴 T 波高尖

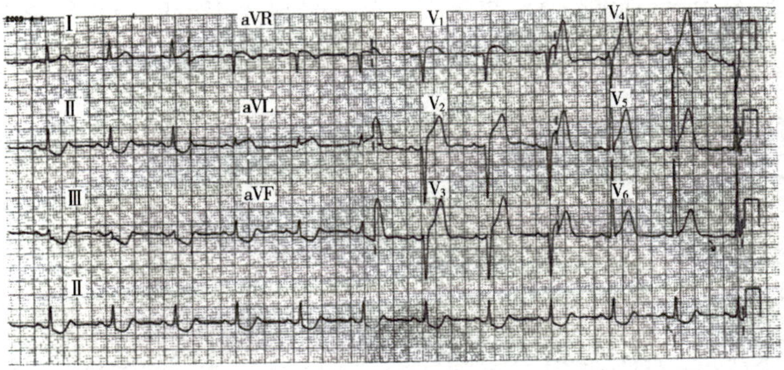

心电图显示 aVL、V_1～V_6 导联 ST 段抬高，对应性Ⅱ、Ⅲ、aVF 导联 ST 段压低，V_1 导联呈 QS 型，V_2～V_4 导联 R 波增长不良，振幅降低伴 T 波高尖，提示前壁、高侧壁心肌梗死。该例心电图表现提示梗死部位可能在第一对角支之后，但在第一间隔支之前而合并有第一对角支闭塞。

图 3-11　前壁、高侧壁心肌梗死心电图

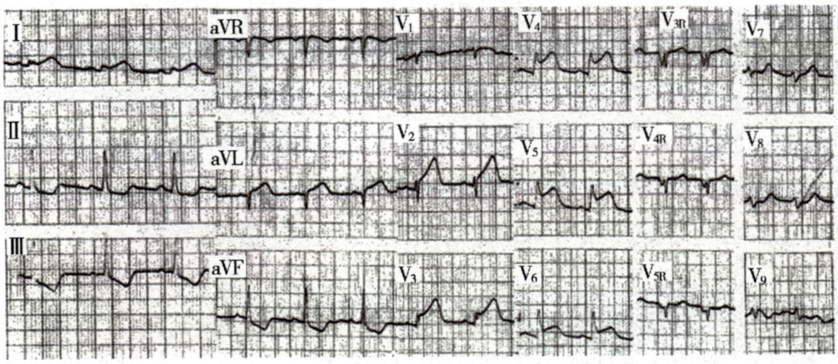

心电图显示 V_1～V_6 导联 ST 段明显抬高，Ⅰ、aVL 导联 ST 段抬高，aVL 导联呈 QS 型，V_7～V_9、Ⅱ、Ⅲ、aVF 导联 ST 段对应性压低>0.1 mV。

图 3-12　急性广泛前壁心肌梗死心电图

(5)下壁心肌梗死：下壁心肌梗死系由右冠状动脉供血障碍引起。QRS 波初始 0.02～0.04 秒向量向上方移位。心电图表现为Ⅱ、Ⅲ、aVF 导联出现异常 Q 波或 QS 型，急性期伴 ST-T 改变。

(6)正后壁心肌梗死(下基底部):左心室面向背部的部位称为后壁,经心脏磁共振检查相当于心脏后侧壁,它常合并下壁或侧壁心肌梗死(图 3-13)。后壁心肌梗死的心电图表现有以下两点。①右心前区导联 V_1～V_3 出现 R 波增高、增宽,R/S＞1 或 R/S＝1,V_1～V_3 高 R 波时可以出现V_7～V_9的等位性 Q 波。V_1 导联 R 波宽≥0.04 秒(75%病例),V_2 导联 R 波宽≥0.04 秒(100%病例)。V_7、V_8、V_9 导联可出现病理性 Q 波、T 波倒置及 ST 段抬高并有衍变规律。②对应性 V_1～V_3 导联 ST 段降低,及对应性 V_1～V_2 导联 T 波高耸直立对称。

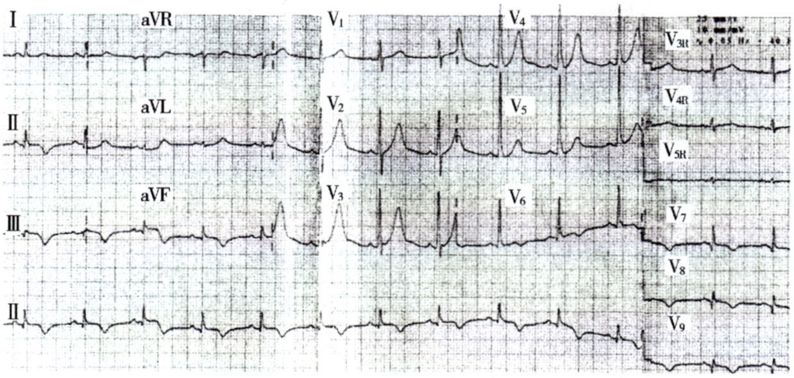

心电图提示Ⅱ、Ⅲ、aVF 导联 ST 段抬高 0.1 mV 伴 QRS 波呈 qr 型及 T 波倒置,V_1～V_2 导联 R 波增高,V_2～V_4 导联 T 波高尖,V_6 导联 T 波倒置,V_7～V_9 导联呈 QR 型伴 T 波倒置,提示下壁、正后壁心肌梗死。

图 3-13　急性下壁、正后壁心肌梗死心电图改变

(7)右心室心肌梗死:右心室主要由右冠状动脉供血,部分右心室前壁由前降支的第一间隔支供血。右优势型左心室下壁也由右冠状动脉供血,故右心室梗死大多与左心室下壁梗死合并存在。

心电图表现为右心前区导联,V_{3R}、V_{4R}、V_{5R}任一导联 ST 段抬高≥1 mm,是右心室梗死的可靠指标,特别是 V_{4R}。其他导联ST 段抬高可起辅助诊断作用:V_1 导联 ST 段抬高＞1 mm,V_2 导联ST 段下降,多见于右冠状动脉闭塞累及右心室(图 3-14)。

3.容易引起混淆的非心肌梗死性 ST 段抬高的临床常见类型

(1)正常人群的 ST 段抬高和正常变异:据统计正常人群可有心前区(尤其是 V_2、V_3)导联 ST 段抬高达 2 mm,多呈凹陷型 ST 段抬高,有的在 J 点处出现切迹。该导联 S 波越深,ST 段抬得越高,常伴高耸 T 波,多见于年轻男性,应紧密结合临床与早复极和缺血性 J 波相区别。一些青年人中,中间胸导联 ST 段抬高伴有 T 波倒置,也是一种正常变异,这可能是早复极模式和持续性幼稚型 T 波模式的结合。这种心电图与急性心肌梗死非常相似,常需要借助超声心动图进一步协助诊断。在大多数此种正常变异中,Q-T 间期短,而急性心肌梗死和心包炎的情况下Q-T 间期不短。这种正常变异也不同于早复极模式,因为 T 波是倒置的,ST 段倾向于呈拱形改变(图 3-15)。

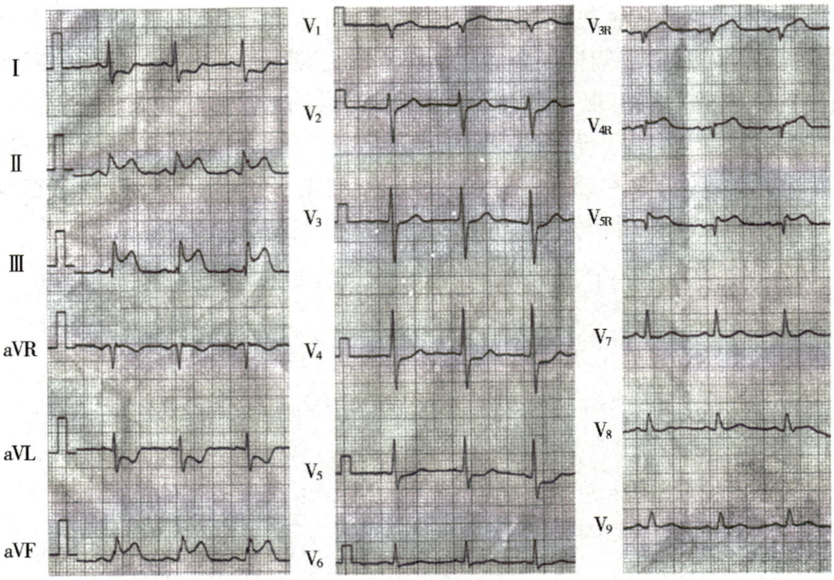

心电图示Ⅱ、Ⅲ、aVF 导联 ST-T 弓背向上抬高 0.3 mV，V_{3R}～V_{5R}导联 ST 段抬高且 ST 段抬高V_{5R}＞V_{4R}＞V_{3R}，V_1 导联 ST 段略抬高，V_2～V_5 导联 ST 段不抬高反而压低，提示右心室心肌梗死。

图 3-14　急性下壁、右心室心肌梗死心电图改变

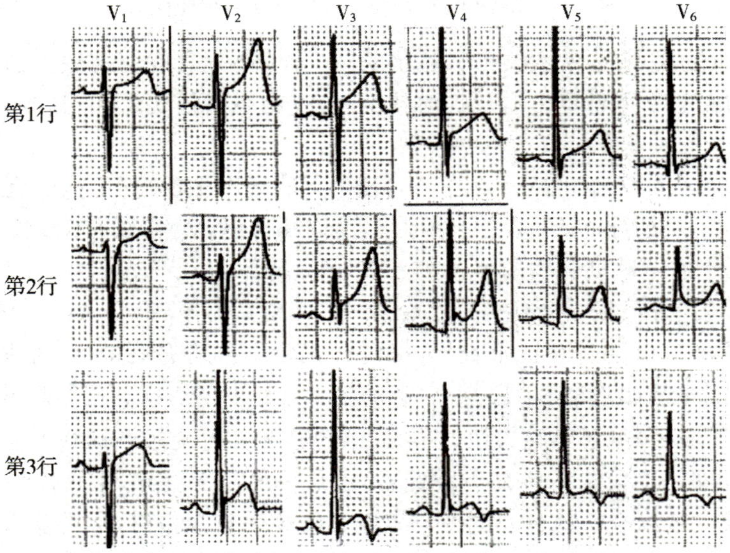

图 3-15　心电图所示正常的 ST 段抬高和正常变异

第 1 行显示，正常 ST 段抬高，大约 90％健康男性在 1 个或更多心前区导联有 ST 段抬高 1～3 mm。第 2 行显示早复极模式，V_4 导联 J 点有切迹，ST 段呈凹陷型抬高，T 波相对较高。第 3 行显示正常变异，终末 T 波倒置，Q-T 间期常缩短，ST 段可呈拱形改变。多见于年轻人。

(2)非心肌梗死 ST 段抬高的其他常见异常心电图改变：除了正常人群中的 ST 段抬高和正常变异之外，临床上有不少异常 ST 段抬高，需要与急性心肌梗死进行鉴别(图 3-16)。

第 1 列来自左心室肥厚的患者，这是由于明显左心室肥厚使 QRS 向量环转向后方，导致前胸V_1～V_2导联呈QS或rS型伴ST段抬高。第2列来自左束支传导阻滞的患者。第3列来自急性心包炎患者，心前区导联和Ⅱ导联ST段均抬高，但P-R段压低，虽不是特异性改变，但是鉴别的要点。第4列显示疑似心肌梗死改变的高钾血症患者，其ST段常呈下斜型抬高，V_3导联T波高、窄、尖，呈帐篷状。第5列是急性前间壁心肌梗死患者。第6列急性前间壁心肌梗死伴右束支传导阻滞，特点为前胸V_1～V_3导联QRS波初始向量转向左后，出现病理性Q波，并出现了胚胎r波及原发性ST-T改变。第7列Brugada综合征心电图改变，显示rSR′和ST段抬高仅限于V_1和V_2导联，ST段从R′顶点开始呈下斜型下降伴T波倒置，既往有无晕厥史及家族史是诊断的重要依据。

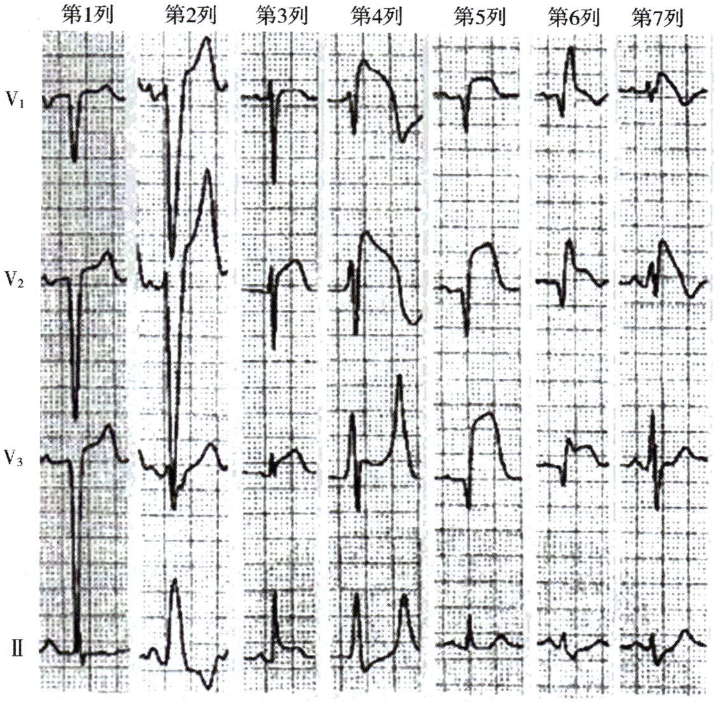

图3-16　心电图显示各种情况下ST段抬高

（三）非ST段抬高型心肌梗死

非ST段抬高型心肌梗死（NSTEMI）患者，大多数是因多支冠状动脉病变、左主干病变或等同于左主干病变导致的。根据最新NSTEMI标准，两个相邻导联新出现的ST段压低≥0.05 mV和（或）在R波为主或R/S>1的两个相邻导联T波倒置≥0.1 mV，伴心肌生化标志物（cTnT、cTnI、CK-MB）升高和逐渐下降的动态改变，是临床诊断NSTEMI的标准。图3-17和图3-18为一例非ST段抬高型心肌梗死患者的心电图改变。患者因持续性胸痛2小时急诊入院，入院时心电图提示：Ⅰ、Ⅱ、Ⅲ、aVF、V_3～V_6导联ST段压低0.1～0.15 mV，T波直立，aVR、aVL导联ST段抬高；入院后第二天心电图显示V_1～V_3导联呈QS型，T波双向，血清心肌酶升高，提示非ST段抬高型急性心肌梗死。入院后第9天行冠状动脉造影显示前降支在第一对角支发出部位有90%狭窄，提示前降支次全闭塞引起的NSTEMI。

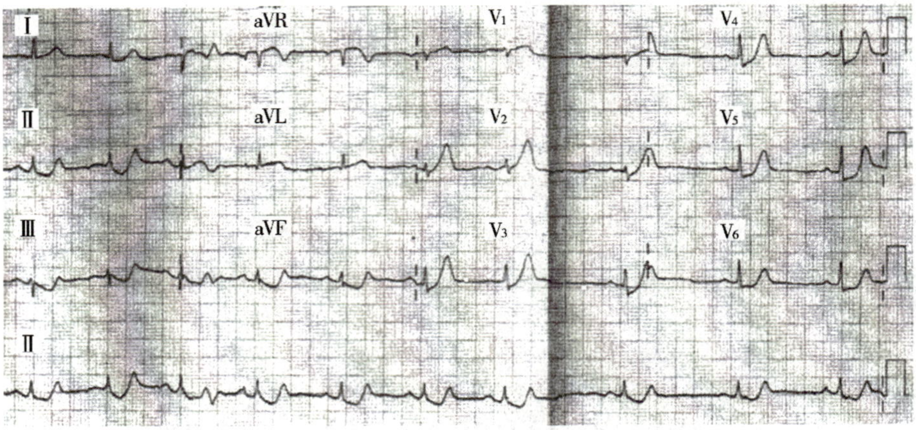

图 3-17　入院即刻心电图改变

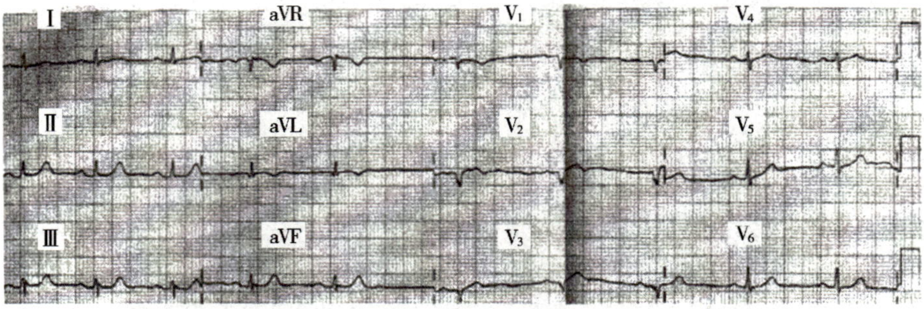

图 3-18　入院后第二天心电图改变

(四)顿抑心肌和冬眠心肌的心电图

顿抑心肌：一次较重的心肌缺血引起心电图缺血改变并出现疼痛，但缺血时间不够长未引起心肌坏死，即血运恢复，心肌缺血解除，此时胸痛即可缓解，缺血心电图改变亦在短时间内(数分钟、数小时)消失，但缺血心肌的运动障碍依然存在，而影响心脏功能(取决于受累的心肌范围大小)，此种情况下的心肌称为顿抑心肌，顿抑心肌可持续数天、数周，最后可恢复正常。少数病例心电图的恢复(主要是 T 波倒置)晚于室壁节段性运动异常的恢复，而持续数天、数周甚至数月，因而在与非 Q 波心肌梗死的心电图进行鉴别诊断时容易出现问题，值得注意。

冬眠心肌多数是由于冠状动脉重度狭窄，造成心肌慢性缺血和室壁节段性运动障碍，但是心肌并未坏死，适时的血运重建可使之恢复正常运动。此外，在短时间内多次顿抑心肌发作的叠加，也可引起冬眠心肌。冬眠心肌可有心电图缺血性改变，如 ST 段压低、T 波倒置，但亦可无明显心电图改变，只在超声心动图检查时发现有节段性运动异常，多巴酚丁胺可使室壁运动改善而提示心肌并未坏死。

二、心肌梗死的心电图定位诊断及分期

尽管冠脉造影、螺旋 CT、血管内超声等技术快速发展，但是，心肌梗死的定位诊断依然依靠心电图。急性心肌梗死时，由于闭塞的冠状动脉支配的是某部分心肌，故其心电图的改变呈节段性，即表现为某个心室壁的心肌梗死。心肌梗死心电图定位诊断见表 3-5。

表 3-5　心肌梗死心电图定位诊断

梗死部位	导联
前间壁	V_1、V_2 或 V_3
前壁	V_2、V_3、V_4、V_5
前侧壁	V_4、V_5、V_6
广泛前壁	V_1、V_2、V_3、V_4、V_5、V_6、Ⅰ、aVL
高侧壁	Ⅰ、aVL
下壁	Ⅱ、Ⅲ、aVF
心尖部	Ⅱ、Ⅲ、aVF、V_3、V_4、V_5
后壁	V_7、V_8、V_9，V_1、V_2 的 R 波增高
右心室	V_{3R}、V_{4R}、V_{5R}

前间壁、前壁、前侧壁主要由左冠状动脉的前降支供血，高侧壁由左冠状动脉的回旋支供血，正后壁由左回旋支供血，也可由右回旋支供血。左心室下壁的供血比较复杂，可由左冠状动脉的前降支、回旋支供血，也可由右冠状动脉供血，取决于心脏的冠状动脉分布是左优势型还是右优势型。正常情况下，左前降支远端绕过心尖后支配靠近心尖的一小部分下壁心肌，因此左前降支闭塞引起的下壁梗死多局限在膈面靠近心尖的部位。右冠优势型时，后间隔和左心室后壁由右冠状动脉供血，左冠优势型则由左冠状动脉的回旋支供血。因此，下壁心肌梗死时可以合并前间壁梗死（左前降支供血）、正后壁梗死和右心室梗死（右冠状动脉供血）、正后壁和高侧壁梗死（左回旋支供血）。对于急性下壁心肌梗死的患者，应加做 V_{3R}～V_{5R}、V_7～V_9 导联的心电图，以明确是否合并其他部位心肌梗死，同时帮助判断闭塞的冠状动脉的部位。

从心电图的角度来看，急性心肌梗死的发生及演变过程可以归为以下 4 个主要时期：①超急性损伤期。②急性期。③演变期。④陈旧期（图 3-19、图 3-20）。

（一）超急性损伤期

冠状动脉阻塞后即刻出现急性心肌梗死早期超急性损伤期图形改变。

1.T 波高尖

T 波增高变尖是最早的心电图改变，见于心内膜下缺血的导联上，能定位诊断，如发展成为急性心肌梗死，Q 波出现于 T 波高耸的导联上。

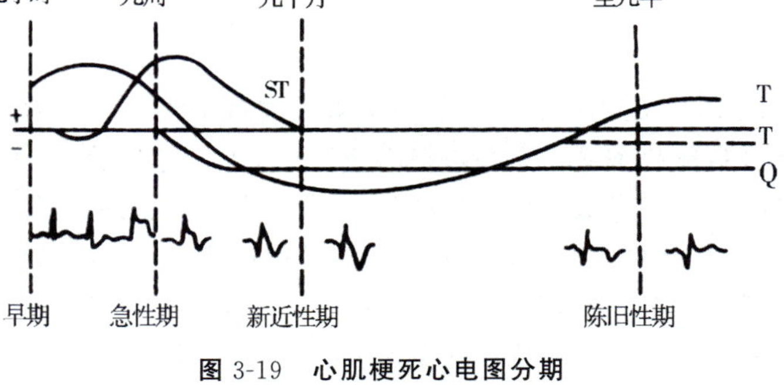

图 3-19　心肌梗死心电图分期

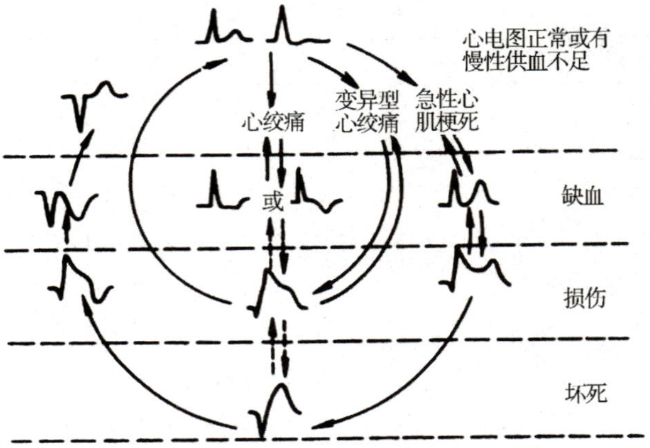

图 3-20 急性心肌缺血损伤坏死演变规律

2.ST 段抬高

冠状动脉阻塞以后，T 波增高的同时，ST 段立即抬高，抬高的程度不断加重。部分患者在对应导联上 ST 段压低(图 3-21)。ST 段变化剧烈，在几分钟或几十分钟，ST 段抬高或下降可达 1.0～2.0 mV，心电图上 R-ST-T 呈现单一向上的波形，称为单向曲线。

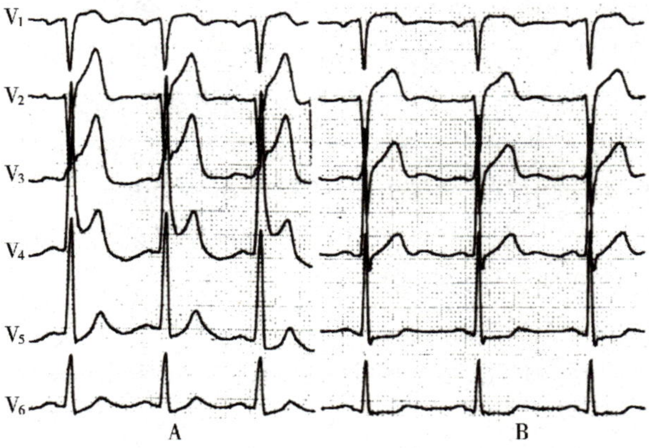

男性，51 岁。冠心病、前降支及右冠状动脉病变。A.示 QRS 波群时间延长至 120 毫秒，V_3、V_4 导联 ST 段损伤型抬高，V_2、V_3 导联 T 波增高；冠脉再通记录。B.示超急性损伤期图形消失。

图 3-21 超急性损伤期

3.急性损伤阻滞

损伤区域的心肌组织出现传导延缓，表现为 QRS 波群时限延长至 100～120 毫秒，室壁激动时间≥45 毫秒，QRS 波群振幅增大。急性损伤阻滞出现于坏死型 Q 波以前，T 波倒置之前。

超急性损伤期持续时间仅有数分钟至数小时，心肌遭到了严重损伤，但仍处于可逆阶段。如处理迅速有效，可避免发生急性心肌梗死。否则延误治疗时机，终将发生急性心肌梗死。

此期往往伴发有室性期前收缩，部分患者出现室性心动过速。损伤区心肌处于严重的电生理紊乱状态，易发生心室颤动，引起猝死。此期持续时间短暂，多数未能来得及描记心电图，便已经发生成为急性心肌梗死。

(二)急性期

冠状动脉阻塞引起心肌缺血→损伤→坏死。出现坏死型 q、Q 或 QS 波形。抬高的 ST 段开始下降,高耸 T 波逐渐下降。一般此期持续几小时至几天。此期连续心电监护,严防并发症的发生(图 3-22)。

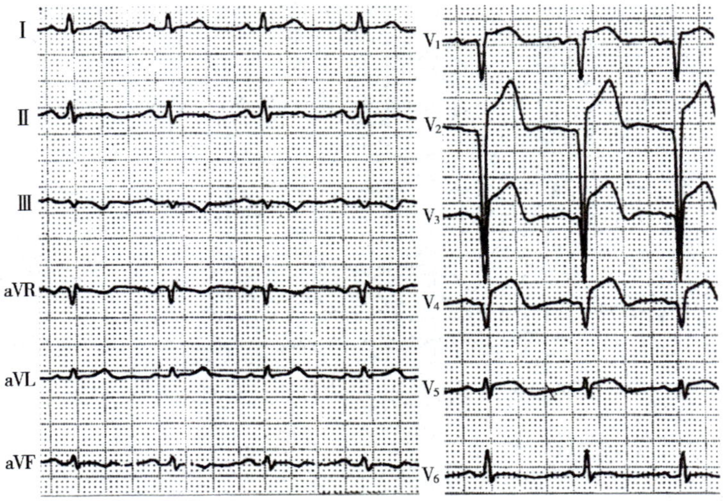

图 3-22　急性前间壁及前壁心肌梗死

(三)演变期(充分发展期)

自直立 T 波转为双向或倒置开始算起,急性心肌梗死已进入充分发展期。损伤型 ST 段抬高的程度逐渐减轻,并回至基线。T 波倒置逐渐加深,数周以后,倒置 T 波又逐渐减浅。以后转为直立。此期持续时间可长达 3～6 个月。

在临床上,充分发展期的心电图改变是所期望的进展,它反映了急性心肌梗死已经演变到慢性稳定时期(图 3-23)。

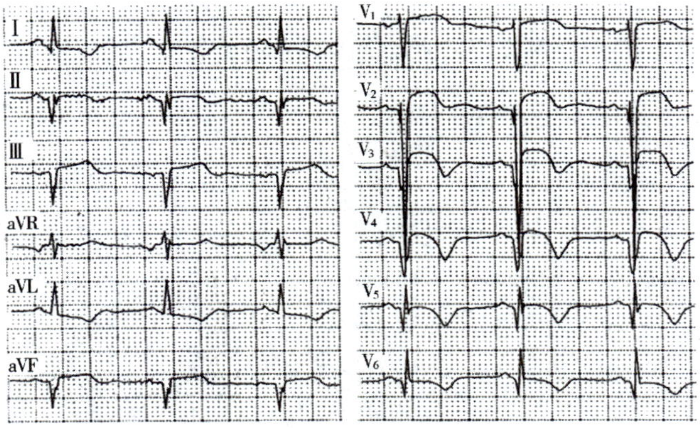

图 3-23　急性前壁心肌梗死演变过程

(四)陈旧性期

1.坏死型 Q 波

(1)坏死型 Q 波或 QS 波不再变化(图 3-24)。

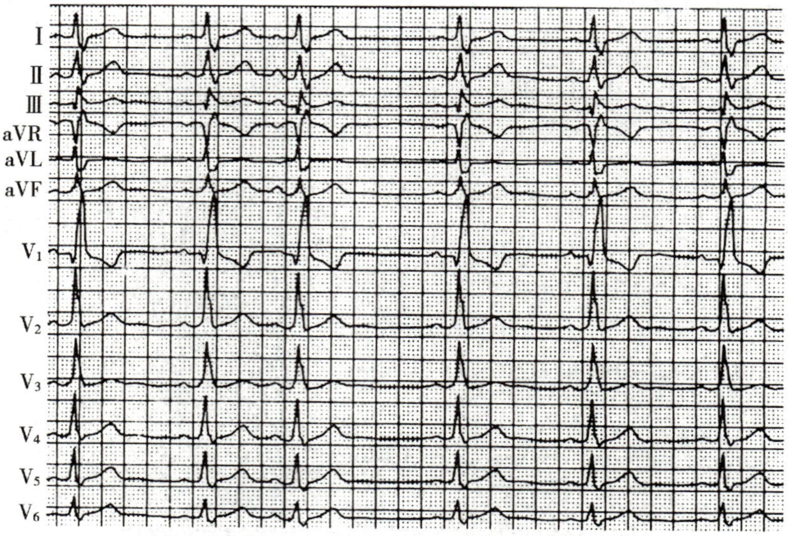

图 3-24　陈旧性前间壁心肌梗死，房性期前收缩，室性期前收缩

(2)坏死型 QS 波转为 QR、Qr 波。

(3)坏死型 Q 波转为 q 波。

(4)部分导联 Q 波消失。

(5)坏死型 Q 波全部消失，显示一份大致正常心电图或正常心电图。

(6)心肌梗死波形被束支传导阻滞、预激综合征、心室起搏心率所掩盖。

(7)在梗死延展的病例中，Q 波增宽或转为 QS 波。

2.ST 段

ST 段回至基线，持续抬高达 3～6 个月者，提示有室壁瘤形成。ST 段再次抬高者，提示再次发生急性心肌梗死。

3.T 波

T 波恢复正常。但心肌梗死伴外周心肌缺血者，T 波倒置。

三、不同部位的心肌梗死心电图表现

(一)前间壁急性心肌梗死

前间壁急性心肌梗死的波形特征主要反映在 V_1～V_3 导联上出现心肌梗死性 q 波、Q 波或 QS 波。V_5、V_6 导联 q 波减少或消失。在 Q 波的导联上 ST 段弓背状抬高形成单向曲线，T 波开始直立，以后转为倒置。表现为以下几种类型。

(1)V_1～V_3 呈 QS 型：提示间隔部心肌梗死的范围较广泛。

(2)V_1～V_3 呈 QrS 型或 qrS 型：提示间隔部有存活的岛状心肌组织。

(3)V_1～V_3 导联 r 波依次减小：见于非透壁性间隔部心肌梗死，通常 r 波振幅比心肌梗死前显著减小，占时间极短。

(4)V_1～V_3 呈 QR 型：见于前间壁心肌梗死合并有完全性及不完全性右束支传导阻滞。

(5)V_1、V_2 呈 QS 型：V_3 以左各导联 R 波正常(图 3-25)。

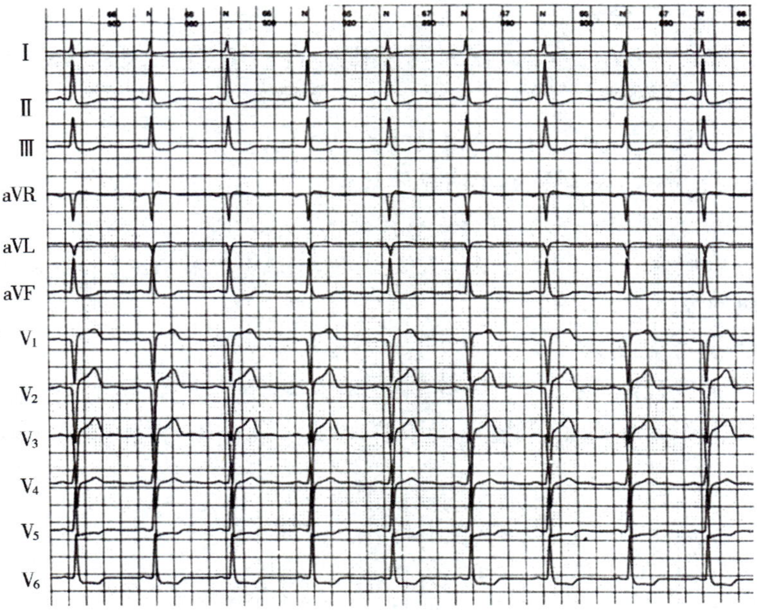

男性，70 岁。冠心病，窦性心律，V_1～V_3 呈 QS 波，ST 段抬高 0.20～0.25 mV，前降支狭窄 96%。V_5、V_6 导联 ST 段下降 0.10～0.15 mV，Ⅱ、Ⅲ、aVF、V_5、V_6 导联 T 波低平。

图 3-25 前间壁心肌梗死

(6)V_1、V_2 呈 qrS 型、Qr 型或 QR 型。

(7)心肌梗死波形仅出现于 V_1 导联，见于局灶性间隔部梗死。

(8)V_1～V_3 导联出现急性心肌梗死波形特征：V_{3R}～V_{5R} 导联出现 QS 波，或 ST 段抬高 ≥0.10 mV，为前间壁急性心肌梗死合并有右心室急性心肌梗死。正常情况下，右胸壁导联呈现 QS 波形的发生率极低(<3%)。若右胸壁导联出现了 QS 型，多是右心室心肌梗死的表现。

(9)V_1～V_4 导联出现心肌梗死性 Q 波或 QS 波：说明急性前间壁心肌梗死范围很广泛，已波及前壁心肌。

(二)急性前壁心肌梗死

急性前壁心肌梗死，V_2～V_4 导联出现坏死型 Q 波，ST 段损伤型抬高及缺血型 T 波演变。

(1)V_2～V_4 导联均呈 QS 型：见于前壁透壁性心肌梗死。V_1 导联仍呈 rS 型，V_5、V_6 导联呈 Rs 型或 R 波。

(2)V_2、V_3 呈 QS 型，V_4 呈 rs、Rs 或 R 型。

(3)V_2 呈 QS 型，V_3、V_4 呈 rS、RS 型，与过去比较，R 波振幅明显减小。

(4)V_1 导联 r 波>V_2 导联 r 波。V_3 导联呈 QS 型，V_4 呈 rS 型。

(5)V_1～V_3 均呈 rS 型，其 r 波振幅依次递减。V_4 呈 QS 型。

(6)V_1～V_4 均呈 rS 型，其 r 波振幅依次减小，V_5、V_6 导联 R 波无明显变化。

(7)V_2～V_4 呈 qrS 型或 QrS 型。

(8)逆钟向转位患者发生非透壁性前壁心肌梗死时，V_2～V_4 导联可呈 qR 型或 QR 型。

(9)前壁心肌梗死合并左束支传导阻滞，V_1～V_4 均呈 QS 型，V_5、V_6 呈 rS 型或单向切迹的 R 波。

(三)急性前侧壁心肌梗死

急性前侧壁心肌梗死，V_4～V_6 导联出现坏死型 Q 波或 QS 波，ST 段弓背抬高及缺血型 T 波演变。

(1)V_4～V_6 均为 QS 型，见于透壁性前侧壁心肌梗死。

(2)V_5、V_6 呈 QS 型，V_4 导联波形无明显异常。

(3)V_4～V_6 呈 QrS 型，提示心肌梗死区有存活的岛状心肌。

(4)V_4～V_6 导联原无 q 波，以后出现 q 波，ST 段抬高及 T 波演变，不论 q 波如何窄小，可诊断前侧壁急性心肌梗死。

(四)急性高侧壁心肌梗死

急性高侧壁心肌梗死时，Ⅰ、aVL 导联同时出现坏死型 Q 波，呈 QS、QR、Qr 或 QrS 型。ST 段呈弓背抬高，但不像前壁心肌梗死者那样显著。缺血型 T 波倒置的程度也相对较浅(图 3-26)。

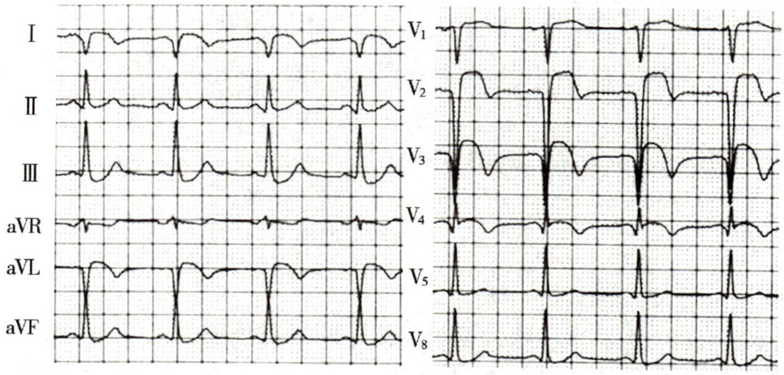

男性，41 岁，冠心病，Ⅰ、aVL、V_1～V_4 出现坏死波形。

图 3-26 高侧壁及前间壁心肌梗死

(五)急性广泛前壁心肌梗死

急性广泛前壁心肌梗死，Ⅰ、aVL、V_4～V_6 导联出现坏死型 Q 波呈 QrS、QS 或 Qr 型。在这些导联上 ST 段呈弓背状抬高及缺血型 T 波演变(图 3-27)。广泛性前壁心肌梗死有室壁瘤形成，ST 段持续抬高。活动平板运动试验，ST 段可进一步抬高，但不一定都是心肌损伤的表现，可能与室壁运动异常有关。广泛前壁心肌梗死合并 QRS 低电压、束支传导阻滞及其分支传导阻滞的发生率较高，病死率也随之增高。

(六)急性后壁心肌梗死

急性后壁心肌梗死时，V_7～V_9 导联出现坏死型 Q 波，ST 段弓背状抬高，T 波倒置，对应 V_1、V_2 导联 R 波增高增宽，ST 段压低，T 波直立。与其他部位心肌梗死比较，后壁心肌梗死容易漏诊。原因是习惯上只重视心肌梗死的 Q 波，往往忽视增高的 R 波，又没有加做 V_7～V_9 导联(图 3-28)。

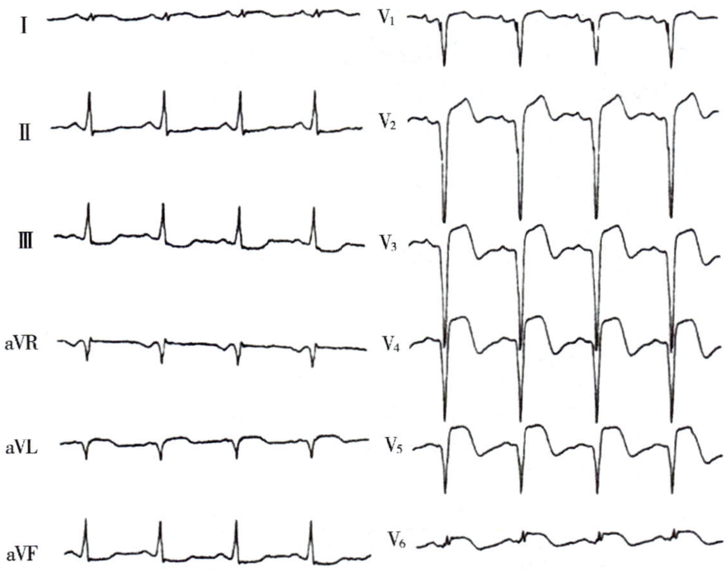

男性，49 岁。冠心病，心肌梗死 4 小时，心电图：窦性心律，V_1～V_6 出现梗死性心电图特征。

图 3-27　急性广泛前壁心肌梗死

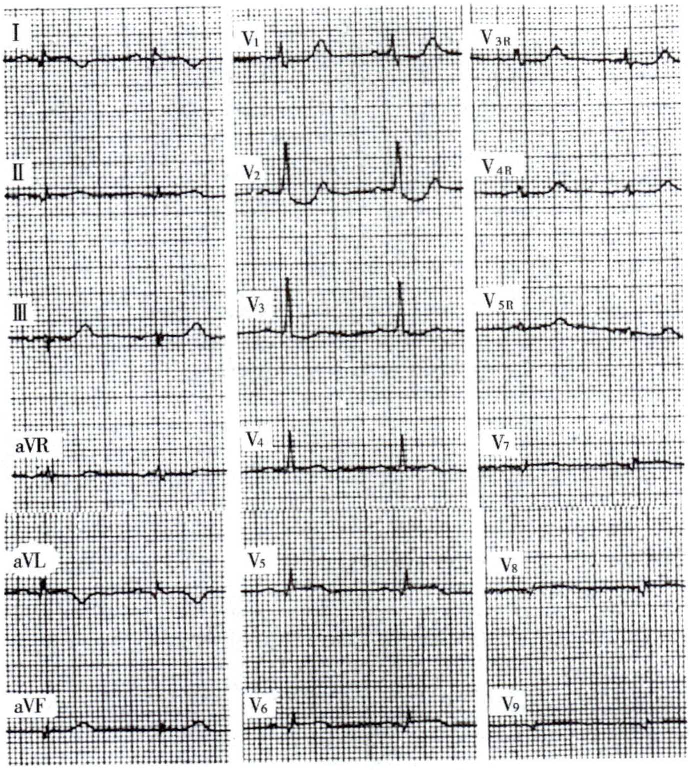

图 3-28　急性后壁心肌梗死

（七）急性下壁心肌梗死

急性下壁心肌梗死，特征性的 QRS-ST-T 变化反映在Ⅱ、Ⅲ、aVF 导联上。急性下壁心肌梗死易伴发其他部位的急性心肌梗死及心肌缺血。其表现为以下几种类型。

(1)Ⅱ、Ⅲ、aVF 导联呈 QS 型:见于①透壁性下壁心肌梗死。②合并左前分支传导阻滞,此时 $S_{Ⅲ}>S_{Ⅱ}$,QRS 电轴左偏达$-45°$以上,aVL 导联有明显的 q 波,呈 qR、qRs 型。③合并预激综合征。

(2)Ⅱ、Ⅲ、aVF 导联呈 Qr 或 QR 型。$Q_{Ⅲ}>Q_{aVF}>Q_{Ⅱ}$。见于:①非透壁性下壁心肌梗死。②合并右束支传导阻滞或左后分支传导阻滞。

(3)Ⅲ导联 Q 波≥40 毫秒,>后继 R 波的 1/4,aVF 导联≥20 毫秒的 q 波,Ⅱ导联有肯定的 q 波(图 3-29)。

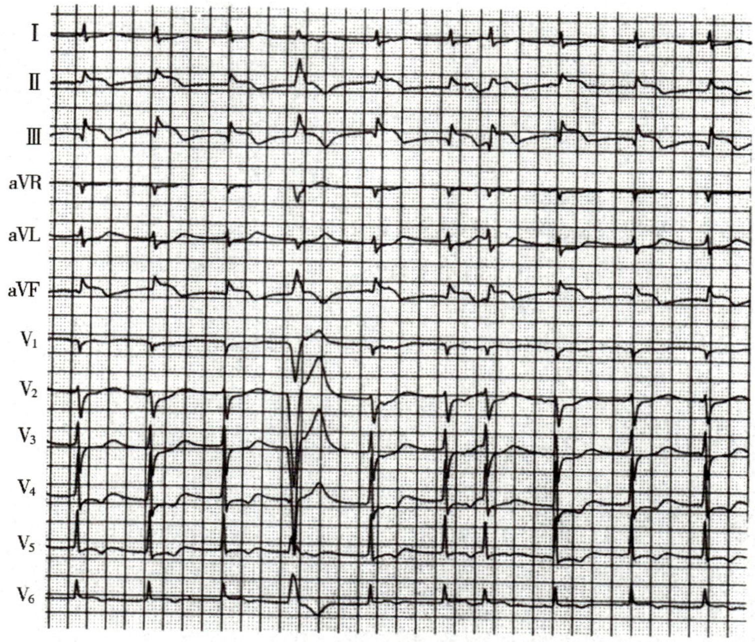

男性,72 岁。窦性心律,加速的交界性逸搏心律。Ⅱ、Ⅲ、aVF 导联 ST 段损伤型抬高,对应的胸导联 ST 段下降,结合临床,心电图改变符合 ST 段抬高的急性下壁心肌梗死。宽 QRS 波群为室性期前收缩。

图 3-29 急性下壁心肌梗死

(4)心肌梗死的 Q 波仅见于Ⅲ导联或Ⅲ与 aVF 导联,Ⅱ导联不出现心肌梗死的表现。

(5)Ⅱ、Ⅲ、aVF 导联原无 Q 波,以后出现了 q 波,同时伴有损伤型 ST 段抬高,缺血型 T 波演变。

(6)Ⅱ、Ⅲ、aVF 导联呈 rS 型,r 波占时间极短,约为 1.0 毫秒,几乎呈直线上下。

(八)急性心尖部心肌梗死

急性心尖部心肌梗死,Ⅱ、Ⅲ、aVF、V_3、V_4、V_5 导联出现坏死型 Q 波,ST 段弓背状抬高,T 波演变。

四、急性心肌梗死的鉴别诊断

心电图的系列检查对急性心肌梗死的诊断有极大帮助。虽然急性心肌梗死发生时,往往出现持续性胸骨后压迫性疼痛,部分病例有面色苍白、出汗,严重者出现左心衰竭或心源性休克等症状、体征。据此可推断发生了心肌梗死。但不容忽视的是相当多的患者,症状并不典型,甚至呈“无痛性”心肌梗死。因此，其鉴别诊断显得尤为重要。

(一)不稳定型心绞痛

不稳定型心绞痛的疼痛部位与性质常与心肌梗死相似，但程度较轻，持续时间多在15分钟以内，服用硝酸酯类药物多有效。极少有休克、肺水肿、发热等症状，心电图无特征性动态改变，实验室检查血清心脏生化标志物不升高。变异型心绞痛发作时，ST段明显抬高、T波直立，并可伴有室性心律失常或缓慢性心律失常，对侧面ST段明显下降，类似急性心肌梗死表现，但发作缓解后，ST段回到等电位线上，血清心脏生化标志物不高，可资鉴别。

(二)急性病毒性心肌炎

急性病毒性心肌炎临床可出现发热、胸闷、心悸、心前区疼痛等症状，并常伴有心源性休克及晕厥，心电图可见病理性Q波、束支传导阻滞、室性心律失常等，血清心脏生化标志物可升高，心脏超声可见心肌节段运动异常，易误诊为心肌梗死。但急性病毒性心肌炎绝大多数见于小于40岁的青壮年，起病前常有典型的上呼吸道病毒感染史；发热在起病之前而非起病后2～3天；胸痛多不典型且能忍受；心电图心肌梗死样改变常累及多个部位，病理性Q波可出现游走性，能完全恢复；心肌酶活力升高持续时间长，对皮质激素治疗反应好；冠状动脉造影无明显病变，有助于鉴别诊断。

(三)急性肺动脉栓塞

急性肺动脉栓塞可有突发的胸痛、咯血、呼吸困难和休克，胸痛症状类似于心肌梗死，但多有右心负荷急剧增加的表现，如发绀、肺动脉瓣区第二心音亢进、颈静脉充盈、肝大、下肢水肿等；心电图表现为急性电轴右偏，Ⅰ导联S波加深，Ⅲ导联Q波显著，有明显的顺钟向转位，有时出现肺性P波。肺动脉栓塞心电图改变较心肌梗死快速而短暂，Ⅱ导联一般无Q波，可与下壁心肌梗死鉴别；肺放射性核素血流灌注扫描有助于确诊。

(四)肥厚型心肌病

肥厚型心肌病可有胸痛发作，心电图左心导联常可见ST段压低，巨大倒置T波，Ⅱ、Ⅲ、aVF、aVL、V_4、V_5可见病理性Q波，室内传导阻滞及室性心律失常亦多见。但超声心动图检查可见室间隔非对称性肥厚，有梗阻的病例可见二尖瓣前叶在收缩期向前方运动(SAM征)；心导管检查示左心室舒张末压上升，有梗阻者左心室腔与流出道间压力阶差＞2.7 kPa(20 mmHg)；冠脉造影多无异常，可与心肌梗死鉴别。

(五)急性心包炎

急性心包炎急性起病，常有较剧烈而持久的心前区疼痛，但心包炎的疼痛与发热多同时出现，呼吸和咳嗽时加重，早期即可闻及心包摩擦音，当心包腔出现渗液时，疼痛和心包摩擦音均可消失。心电图除aVR外，其余导联均有ST段抬高，在J点保持凹面，呈弓背向下的抬高，升高程度多≤0.5 mV，T波倒置，心包积液时可有QRS低电压，无异常Q波，血清心脏生化标志物不升高。

(六)早期复极

早期复极多见于男性青年，临床上常有心悸、胸痛症状，疼痛向其他部位放射，心电图有ST段抬高，有时易与心肌梗死超急性损伤期混淆。其特点是心电图出现“J波”，ST段呈弓背向下抬高，运动、注射肾上腺素使心率加快时，抬高的ST段可回到基线，注射普萘洛尔使心率减慢后，ST段抬高更加明显。ST段抬高不伴有对应导联出现ST段压低，无病理性Q波。其心电图改变相对稳定，ST段抬高可长期不变，无动态演变。生化检查及影像学检查均无异常。过去认为早期复极综合征属正常变异，无须特殊治疗，但近期有早期复极综合征猝死的报道，主张随访观察。

（七）预激综合征

预激综合征临床上可表现为阵发性心悸、突发晕厥或猝死，负向预激波可误为病理性 Q 波，但典型预激综合征心电图表现为 P-R 间期缩短，QRS 波群起始部顿挫，QRS 波群时限增宽，不难与陈旧性心肌梗死鉴别。

（八）ST 段抬高的室壁瘤

心肌梗死并发室壁瘤患者，2/3 伴有 ST 段弓背向上的抬高，易误为急性心肌梗死。但室壁瘤患者既往有心肌梗死病史，ST 段持续时间长，无动态演变，超声心动图、左心室造影可见室壁运动异常，血清心脏生化标志物不升高，可与急性心肌梗死相鉴别。

（九）二尖瓣脱垂综合征

二尖瓣脱垂综合征指收缩期中二尖瓣部分或全部脱垂入左心房，同时伴有相应临床症状的一组综合征。临床可表现为胸痛、心悸、乏力等，心电图Ⅱ、Ⅲ、aVF 导联可呈 QS 型，同导联T 波倒置或伴有 ST 段压低或抬高，有时易误诊为下壁心肌梗死。但该病患者胸痛多与劳力无关，部位局限而不向他处放射，性质呈刀割样或撕裂样，硝酸甘油疗效差；心脏听诊可闻及收缩中晚期喀喇音；超声心动图可见二尖瓣于心室收缩时向左房侧移位；血清心脏生化标志物检查正常。根据以上特点可与心肌梗死鉴别。

（十）Brugada 综合征

Brugada 综合征为常染色体遗传疾病，可能与编码钠通道、I_{to}通道、$I_{K\text{-}ATP}$通道和（或）钙通道的基因突变有关。临床上表现为晕厥和心性猝死，心电图表现为完全或不完全的右束支传导阻滞伴有$V_1 \sim V_3$导联 ST 段抬高或 J 点抬高、反复发作的致命性室性快速心律失常，有时易与心肌梗死猝死混淆。但该病患者无器质性心脏病变，临床多无胸闷、胸痛等病史，而一开始即表现为晕厥或猝死；心电图 ST 段抬高呈多形性，可为弓背向上或弓背向下或三角形抬高，无动态演变，相应导联无ST 段压低冠状动脉造影无异常。药物治疗对该病无效，植入埋藏式除颤器（ICD）是目前预防猝死唯一有效的措施。

（朱明洁）

第四章　心肌疾病与心脏瓣膜病的心电图判读

第一节　心　肌　炎

一、临床特点

心肌炎是指心脏肌肉的炎症。已经发现一系列的感染因素（细菌、病毒、原生物）、系统性疾病（红斑狼疮、获得性免疫缺陷综合征）、药物，以及毒素等与心肌炎的发生有关。北美和欧洲最常见的是病毒感染，就全世界而言，Chagas 病是最常见的致病原因。通常认为心肌炎是由感染因子诱发的，由免疫系统和细胞毒作用参与的瀑布事件，而不简单是由原发感染引起的。

心肌炎的临床表现是多样的，从无症状到严重的心源性休克。患者也可能表现为心源性猝死。由于传导系统受损，可出现房室传导阻滞或心律失常，患者可能有晕厥或心悸。多数患者主诉开始有类似流感的症状。还有一些患者可能主诉有不典型的、类似胸膜炎或心肌缺血的胸痛。心肌炎甚至会出现与急性心肌梗死相似的缺血样胸痛、心电图改变及心肌酶升高。

心肌炎的诊断很困难。实验室检查的敏感性低。心内膜活检被认为是诊断的金标准。目前针对心肌炎的治疗包括了所有治疗心力衰竭的方法，以及针对自身免疫性心肌炎的免疫抑制剂治疗。

二、心电图表现

心肌炎的心电图改变在各导联广泛存在，但没有特异的诊断意义。任何有胸痛、早期流感样症状和心电图改变的患者都应该想到心肌炎的可能性。心电图改变包括各种心律失常、传导异常、缺血性的 ST 段和 T 波改变。严重的病例甚至会出现心悸、晕厥和心源性猝死。

（一）心律失常

心肌炎最常见的是窦性心动过速（图 4-1）。也可以有室上性和室性心律失常。

（二）传导异常

心肌炎患者可以见到不同形式的传导延迟和阻滞，包括左束支传导阻滞和不同程度的房室传导阻滞。Chagas 病患者最典型的表现是右束支传导阻滞（图 4-2）。

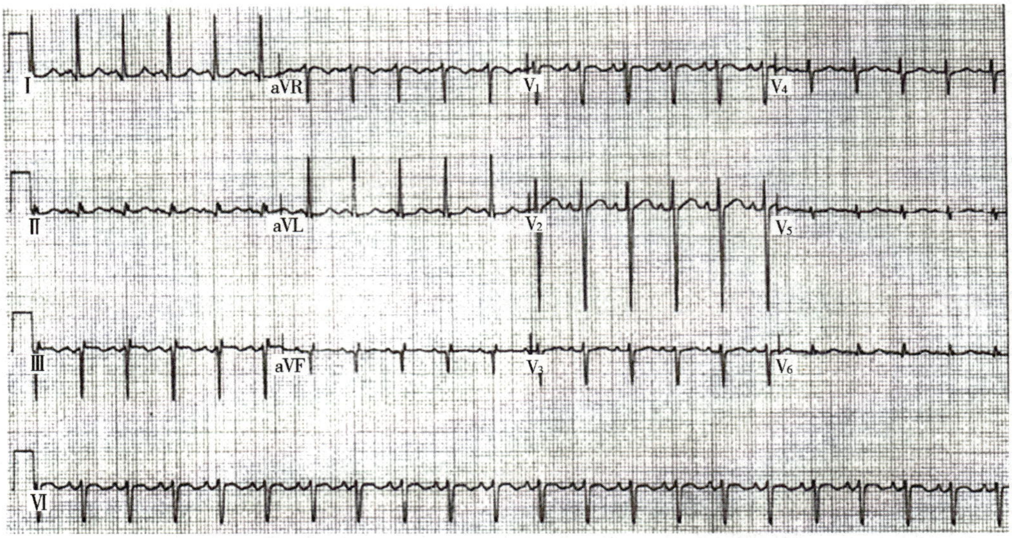

窦性心动过速伴有非特异性的ST段/T波改变是心肌炎最常见的心电图改变。

图 4-1　心肌炎

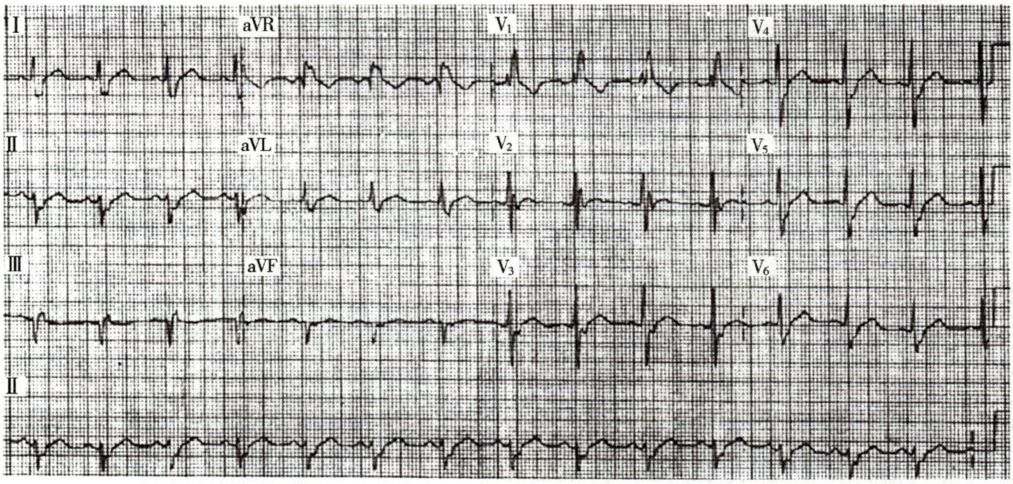

右束支传导阻滞、V_1 导联呈 rsR′型、Ⅰ和 V_6 导联的S波圆钝可见于很多心肌炎，特别是Chagas病患者。

图 4-2　Chagas 病

(三)与急性冠状动脉综合征类似的改变

近年来，临床上注意到心肌炎患者可能出现假性心肌梗死表现。研究发现部分有胸痛及ST段抬高表现，并被认为是心肌梗死的患者，经过尸体解剖确诊为心肌炎(图4-3)。其他会被认为是心肌缺血的心电图表现有T波倒置、病理性Q波、R波降低、完全性左束支传导阻滞及ST段压低。也可能出现非特异性的ST段/T波比值的变化。

(四)心电图异常的演变

有些心电图异常和症状是有相关性的。出现症状不超过1个月的患者入院时主要表现为房室传导阻滞和复极异常。相对而言，左心房异常、心房颤动、左心室肥大和左束支传导阻滞多见于病程更长的患者。出现假性心肌梗死表现者则预示很快会出现致命的临床病变。

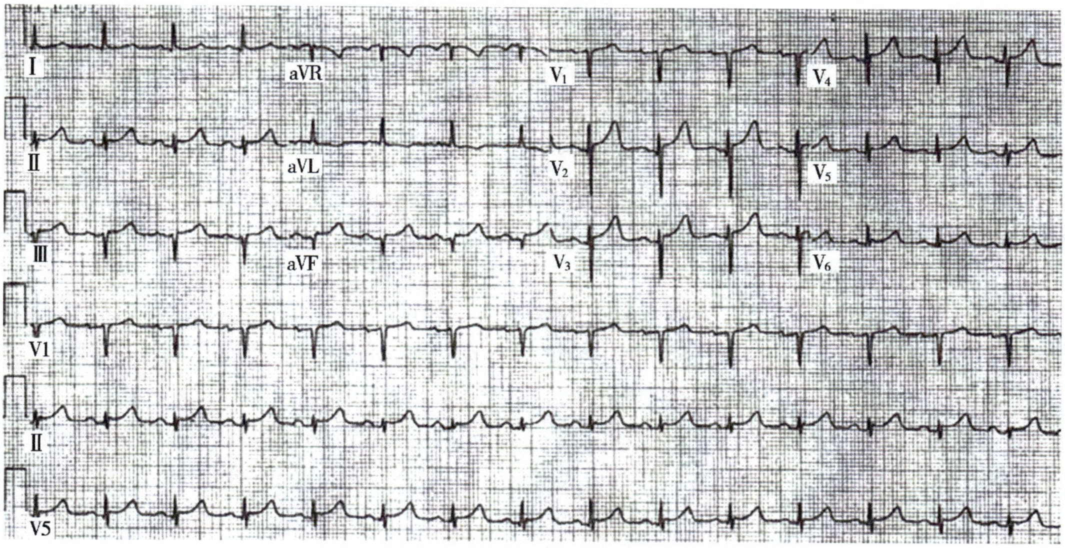

前壁、侧壁和下壁导联呈弓背向下的 ST 段抬高。

图 4-3　急性心肌炎

(五)心肌炎与急性冠脉综合征及心包炎的鉴别

从 ST 段和 T 波的改变来鉴别急性冠脉综合征、心包炎和心肌炎是很困难的。心肌炎和急性心肌梗死都会有胸痛和心电图 ST 段抬高。在一项家族病例研究中,有 8 位患者存在心电图的局部改变,但仅有 1 位患者超声心动图发现室壁节段性运动异常。超声心动图上广泛的室壁运动异常和局部心电图改变提示心肌炎可能性大。若心肌缺血的心电图表现出现在一个以上血管分布的区域,应该考虑心肌炎。同样,如果出现胸痛和心电图缺血改变范围超过一根血管供血范围时,也要考虑心肌炎的可能。而心电图不为典型的急性心肌梗死改变的图形时也要考虑心肌炎。胸痛持续时间长、之前有流感样症状的患者要多考虑心肌炎。心包炎的心电图表现与心肌炎很相似。

(六)心电图要点

心电图最常见的异常是窦性心动过速;室上性和室性心律失常;房室传导阻滞(一度、二度、三度);室内和束支传导阻滞;ST 段/T 波异常。

(七)心电图诊断要点

心肌炎的心电图表现广泛,但对病因没有诊断意义;ST 段和 T 波改变使心电图呈“假性梗死”的图形;心肌炎心电图的变化没有急性冠脉综合征快。

(王妨娥)

第二节　心　肌　病

一、临床特点

心肌病是一种引起心脏功能障碍的心肌疾病,在美国是第三种常见的心脏病,位于冠心病和高血压性心脏病之后。心肌病根据其主要的生理学特性分为扩张型、肥厚型、限制型和少见的致心律失常性右心室心肌病。仍然有一些心肌病并不符合这些分类标准，也不符合根据心脏或者躯体功能紊乱的分类法（如淀粉样变，体循环高血压）。

（一）扩张型心肌病

扩张型心肌病一般是特发性的，出现全心功能障碍。左心室、右心室功能减退，尽管可能起病隐匿，收缩功能障碍是通常的表现特征，伴有充血性心力衰竭的症状和体征。

（二）肥厚型心肌病

肥厚型心肌病也称为特发性主动脉瓣下狭窄、梗阻型心肌病、非对称性室间隔肥厚、肥厚型梗阻性心肌病、肌性主动脉瓣下狭窄。左心室肥厚而无扩张导致心腔变小或者心室壁顺应性下降，引起左心室充盈受限。心排血量和射血分数正常。临床症状是左心室充盈受限的结果，包括劳力性呼吸困难、胸痛、心悸、晕厥。肥厚型心肌病是年轻运动员猝死的一个原因，其中大部分尸检发现冠状动脉正常，没有家族史。体检发现响亮的 S_4 奔马律，递增-递减型收缩中期杂音。Valsalva 动作或者下蹲减少静脉回流时，可以加重肥厚型心肌病的梗阻，因而心脏杂音增强。

（三）限制型心肌病

限制型心肌病在发达国家是常见心肌病中最少见的形式。大部分病例是特发性的，但一些其他疾病也可以引起限制型心肌病，如淀粉样变、结节病、血色病、硬皮病、癌性浸润。纤维化或其他损伤侵犯心肌，导致心室壁僵硬，充盈受限。收缩功能正常，室壁厚度可以正常或增加。患者出现运动耐力下降、充血性心力衰竭（左心或右心）、晕厥。

（四）致心律失常型右心室心肌病

这是心肌病的一种极少见形式，右心室的心肌细胞被纤维脂肪细胞替代。这种心肌病有家族倾向，患者在年轻时就出现室性心律失常或猝死。

二、心电图表现

心肌病的心电图（ECG）表现包括不同程度的心室肥厚、心房肥大、束支传导阻滞。

（一）心电图诊断要点

（1）扩张型心肌病：ECG 一般不正常；ECG 改变的程度和严重性与疾病/扩张的程度有关。

（2）肥厚型心肌病：间隔性 Q 波类似心肌梗死；直立性 T 波在有间隔性 Q 波的导联上出现，提示假性心肌梗死。

（3）限制型心肌病：结节病可以出现完全性房室传导阻滞；治疗结节病可以出现急性冠脉综合征样表现。

（二）心电图要点

（1）扩张型心肌病：左心房异常；左心室肥厚（LVH）；电轴左偏（LAD）；室内传导异常，特别是左束支传导阻滞；心前 R 波移行差；心房颤动；室性心律失常。

（2）肥厚型心肌病：LVH；LAD；间隔性 Q 波；侧壁导联 R 波降低或者缺失。

（3）限制型心肌病：LAD；低电压；室性心律失常；房室传导阻滞；完全性房室传导阻滞（结节病）；急性冠脉综合征型（结节病）。

（4）致心律失常性右心室心肌病：右束支传导阻滞。

（三）扩张型心肌病

扩张型心肌病的 ECG 表现是非特异性的，但 ECG 通常是不正常的。心房异常，特别是左心房异常(LAA)很常见(图 4-4),可以出现 P-R 间期延长。LVH 和左束支传导阻滞(LBBB)常见。在 QRS 波群电压标准的基础上 LVH 通常明显。在扩张型心肌病患者,LVH 以及电轴左偏(LAD)的程度大致与扩张的程度和疾病的程度相对应。相似的,ST-T 改变是非特异性的,也取决于扩张的程度。心前区导联表现为 R 波移行不明显,出现 Q 波或 QS 波,表现为假性心肌梗死形态。室内传导阻滞,特别是 LBBB,较为常见(图 4-5),尽管也可以见到右束支传导阻滞(RBBB),但一般伴有 LAD。

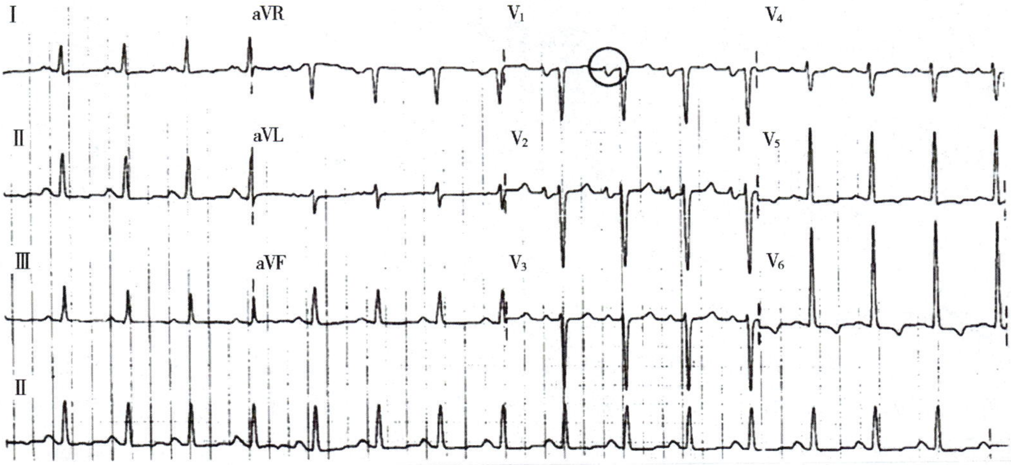

19 岁女性扩张型心肌病患者:左心房异常(LAA,圆圈处),左心室肥厚(LVH),非特异性 ST-T 改变。LAA,LVH,ST-T 改变的程度与扩张的严重性相关。

图 4-4　扩张型心肌病(一)

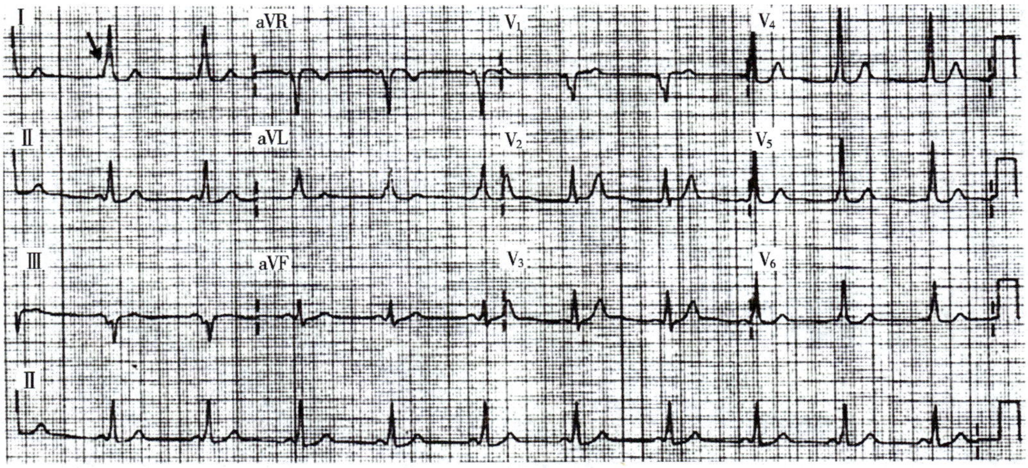

38 岁男性扩张型心肌病,出现左束支传导阻滞。注意:QRS 波群早期部分与 Wolff-Parkinson-White 综合征相似。

图 4-5　扩张型心肌病(二)

由于心房增大,因而心房颤动常见。而且,在严重的扩张型心肌病中,可见室性异位心律(图 4-6)。

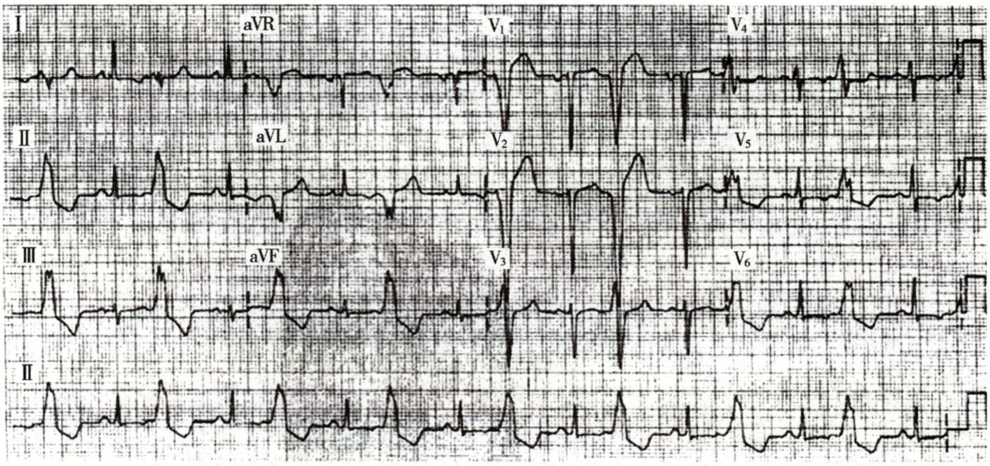

44 岁男性，因长期滥用可卡因导致扩张型心肌病，室性异位心律常见于严重的扩张型心肌病。

图 4-6　扩张型心肌病(三)

(四)肥厚型心肌病

90％的肥厚型心肌病患者的 ECG 不正常。与扩张型心肌病相似，肥厚型心肌病的 ECG 主要表现是 LAA 和 LVH(图 4-7)。室间隔增厚可以产生大的 Q 波，称为间隔性 Q 波，出现在前壁、下壁、侧壁导联，呈现假性心肌梗死形态(图 4-8)。非特异性 ST-T 改变、T 波倒置、巨大 T 波、R 波缺失，在侧壁导联很常见。肥厚型心肌病患者若出现间隔性 Q 波、T 波可以帮助鉴别梗死和假性梗死。在有间隔性 Q 波的导联，直立的 T 波提示肥厚型心肌病，而倒置的 T 波提示心肌缺血。心尖肥厚型心肌病是这种疾病的一种变异，在左胸前导联产生巨大倒置 T 波。房性和室性心律失常常见，包括心房颤动，因心房颤动限制了左心室充盈而不耐受。其他心律失常包括房性期前收缩、室性期前收缩、多源性室性异位心律。

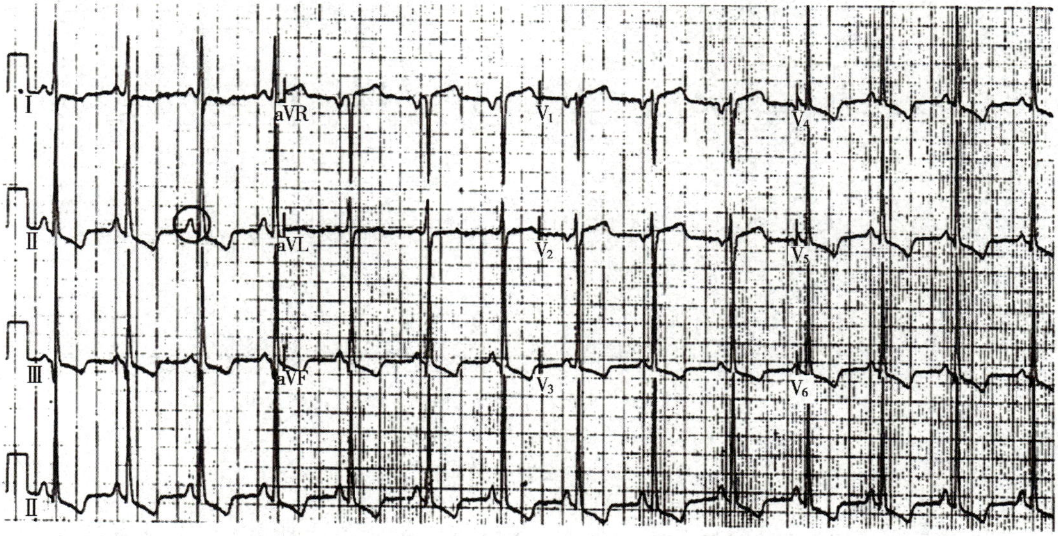

17 岁女性，肥厚型心肌病，ECG 示左房异常，LVH 并复极化异常。

也有右心房异常，Ⅱ导联 P 波＞2.5 mm(圆圈所示)。

图 4-7　肥厚型心肌病(一)

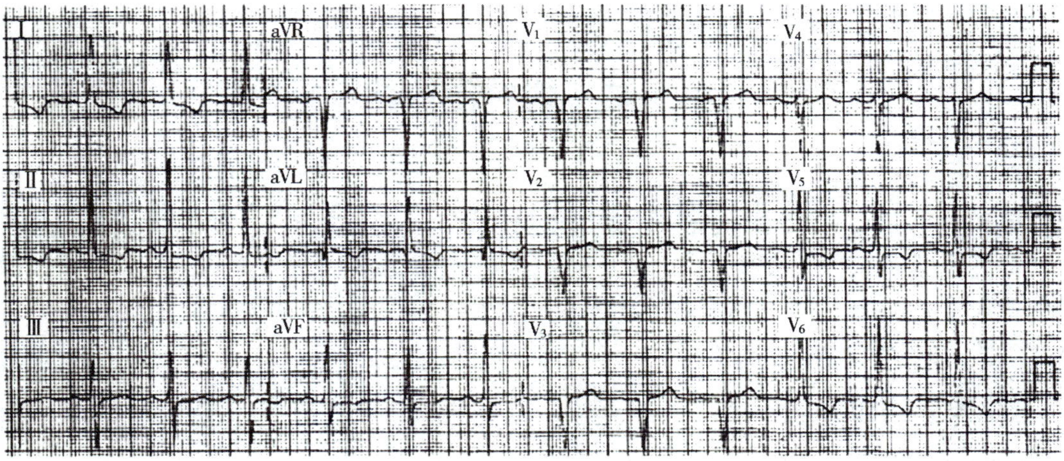

72岁女性，肥厚型心肌病。ECG显示左室前部心前区导联出现间隔性QS波伴直立T波的假性梗死。也有侧壁导联的倒置T波（Ⅰ，aVL，V_5，V_6导联）。

图4-8　肥厚型心肌病

（五）限制型心肌病

限制型心肌病的ECG表现包括非特异性ST-T改变和低电压（图4-9），可以有LAD。因淀粉样变和结节病导致的限制型心肌病，因为心房增大可以出现心房颤动。结节病以肉芽肿为特征，肉芽肿好发于室间隔，会发生传导异常。这些患者可以表现为室性心律失常或完全性房室传导阻滞，猝死危险性高。类固醇治疗后的肉芽肿会产生瘢痕，形成类似陈旧性心梗的Q波。

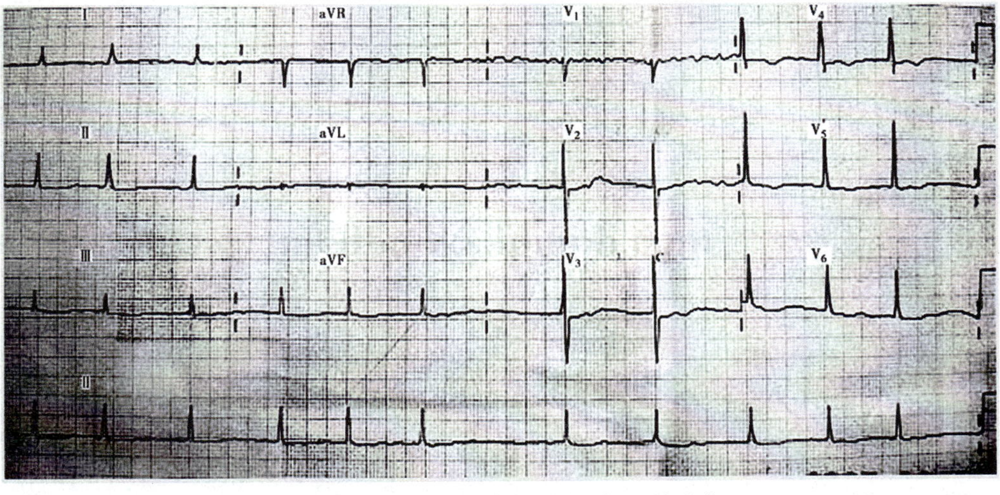

图4-9　限制型心肌病、心房颤动、T波改变

（六）致心律失常型右心室心肌病

这种类型的心肌病主要累及右心室，因此心电图表现为右束支传导阻滞和心前区导联T波倒置。

（王妨娥）

第三节　心脏瓣膜病

从解剖学上讲，心脏瓣膜病包括4个瓣膜中的任意1个瓣膜的疾病；从功能上来说，这些病变能引起狭窄、反流或两者同时存在。这些疾病的临床和心电图特征反映出其基础的病理生理过程和对血流动力学应激的生理性反应。大部分瓣膜病能导致一个或多个心腔的肥大，心房扩大通常导致房性心律失常。

一、三尖瓣疾病

(一)临床特点

三尖瓣疾病可以由自身病变导致，或是继发于右心室功能不全。

(二)三尖瓣狭窄

三尖瓣狭窄通常是由风湿性心脏病引起的(常同时存在二尖瓣狭窄)，伴有通常来源于胃肠道的类癌肿瘤。其他的病因包括嗜酸性粒细胞性心肌炎、感染性心内膜炎、内置导管或起搏电极引起的创伤及心脏本身或心脏外的肿瘤。

(三)三尖瓣反流

三尖瓣反流与心脏本身病变相关，比如风湿性心脏病、类癌心脏疾病、创伤、感染性心内膜炎、右心房黏液瘤、结缔组织病、嗜酸性粒细胞性心肌炎及先天性心脏病(如Ebstein's畸形、三尖瓣叶分裂)。右心室功能不全导致的继发性三尖瓣反流通常是由引起肺动脉压力升高的疾病引起的，比如原发性或继发性肺动脉高压、肺栓塞、胶原性血管病、睡眠呼吸暂停、引起厌食的物质(如芬氟拉明或芬特明)及左心功能不全或由于右心室梗死、心肌疾病、放射治疗或心内膜纤维化所致的右心功能不全。

(四)心电图表现

孤立存在的三尖瓣狭窄导致右心房异常，可使Ⅱ导联出现大而尖的P波、P波额面心电轴超过+75°或 V_1 或 V_2 导联P波偏离最初正相0.15 mV以上(图4-10)。同时存在有二尖瓣狭窄和三尖瓣狭窄时可使Ⅱ导联出现宽的锯齿状P波或 V_1 导联出现尖而双相的P波——都表明同时存在左房异常，多数病例同时存在右心室肥大。三尖瓣反流可使 V_1 导联表现为呈不完全性右束支传导阻滞一致的rsr′波，且有激动延迟，常有右心室肥大，并易引起心房颤动。

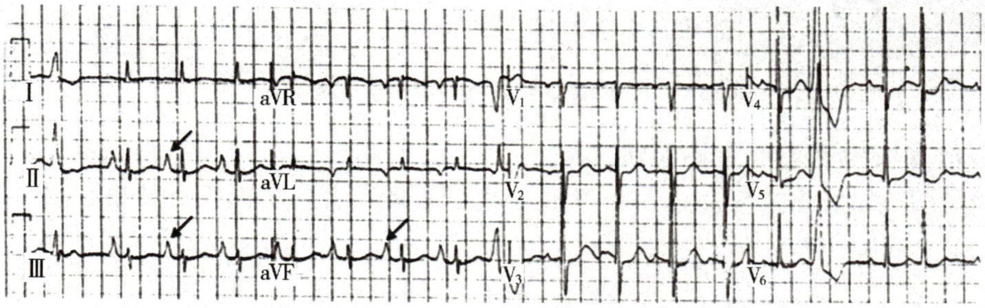

下壁导联P波窄而尖(如箭头所指)表明右房异常，而没有右心室肥大的证据，呈典型的三尖瓣狭窄。

图4-10　三尖瓣狭窄

(五)心电图要点

三尖瓣疾病在心电图上可表现为心房异常;肺动脉瓣疾病在心电图上常表现为右心室肥大;二尖瓣狭窄在心电图上表现为左心房异常;二尖瓣反流(关闭不全)在心电图上常表现为左心房异常和左心室肥大;主动脉瓣疾病在心电图上表现为左心房异常和左心室肥大。

二、肺动脉瓣疾病

(一)临床特点

肺动脉瓣狭窄多为先天性的,少数见于类癌心脏疾病,极少见于仅累及肺动脉瓣的风湿性疾病,以及纵隔占位压迫引起。长期慢性病程或先天性肺动脉瓣狭窄必然导致右心室肥大(图 4-11),而类癌心脏疾病或外来异物压迫引起的肺动脉瓣狭窄通常不会导致右心室肥大。

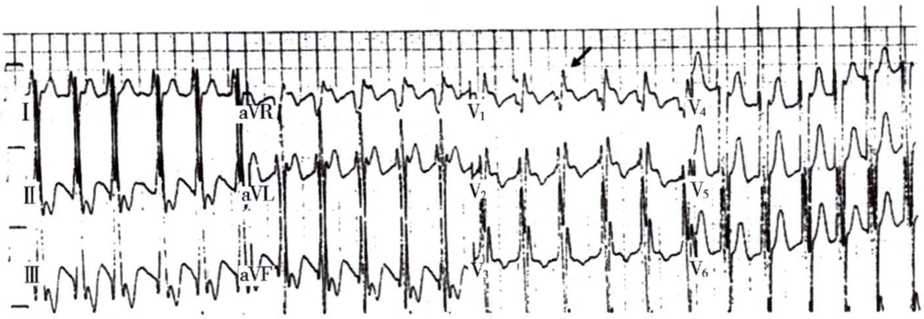

慢性三尖瓣反流、肺动脉瓣狭窄或肺动脉瓣反流的右心室肥大的典型表现。该心电图中 V_1 导联 R>S(如箭头所指),V_6 导联出现深 S 波,表明右心室肥大。QRS 波额面心电轴右偏及右心房异常也提示右心室肥大。

图 4-11　右心室肥大

(二)肺动脉瓣反流

肺动脉瓣反流常引起右心容量超负荷和肥大。继发于原发性肺动脉高压或原发性肺血管床病变(例如肺栓塞)的肺动脉瓣功能不全与二尖瓣病变或其他导致左心功能不全的因素引起的肺动脉瓣功能不全的临床表现不一样。

(三)心电图表现

肺动脉瓣疾病能引起右心室肥大的心电图改变。通常可见 QRS 额面电轴右偏,常大于 100°。对于肺动脉瓣狭窄,右心室肥大的程度可反映其病变程度及慢性进展程度。急性肺动脉瓣狭窄,心电图表现可以正常,但是有中度右心室肥大的中度肺动脉瓣狭窄可使 V_1 导联呈 qR 波,且重度的肺动脉瓣狭窄可使 V_1 导联呈 rSr′波。重度的肺动脉瓣狭窄还可导致右心房异常,引起心房颤动。肺动脉瓣反流也可导致右心室肥大,严重的可使 V_1 导联呈 rSR′波。

三、二尖瓣疾病

(一)二尖瓣狭窄

二尖瓣狭窄是慢性风湿性心脏病的一个必然结果。此种类型的典型患者在 12 岁时感染风湿热,20 年后出现心脏杂音,在第 4 个 10 年或第 5 个 10 年内出现症状,典型的表现为劳累性呼吸困难或心房颤动。二尖瓣狭窄可引起左房扩大、左心室压升高及肺水肿、心房颤动和肺动脉高压等并发症。

(二)二尖瓣反流

二尖瓣反流要更复杂一些,它可以为急性或慢性。慢性二尖瓣反流可由以下疾病引起:风湿性心脏病、系统性红斑狼疮、马方综合征、Ehlers-Danlos 综合征、淀粉样变性、强直性脊柱炎、心内膜炎、肥厚型或扩张型心肌病或先天性瓣膜病。它引起进行性左心房、左心室容量超负荷,最终导致左心衰竭。因创伤或腱索断裂(如缺血或炎症导致的)引起的急性二尖瓣反流可导致急性前负荷增加和后负荷减少及快速进行性肺水肿。

(三)心电图表现

早期的二尖瓣狭窄可能表现为左心房异常。P 波时限>0.12 秒且呈双相(尤其是在 V_1 导联呈大的负向波)或肢体导联 P 波呈双峰(二尖瓣型 P 波)。二尖瓣狭窄患者大部分都有心房颤动,不存在左心室肥大,可能存在右心室肥大。心电图联合出现左心房异常和右心室肥大或额面心电轴右偏的表现提示存在二尖瓣狭窄。

二尖瓣反流引起左心房异常时也可引起心房颤动。与二尖瓣狭窄相反,二尖瓣反流几乎都引起左心室肥大(图 4-12)。急性二尖瓣反流患者的心电图表现要么不特异,要么表现为潜在性的病理进展过程(如存在乳头肌功能不全的心肌梗死)。

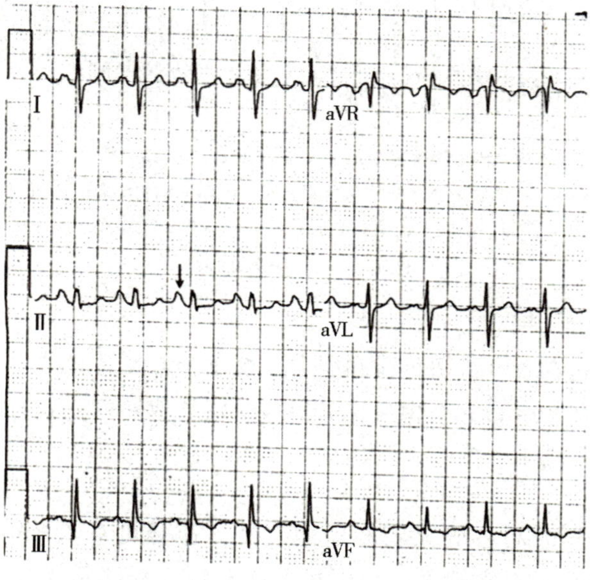

二尖瓣狭窄所致的左心房异常(二尖瓣型 P 波:箭头所指)没有左心室肥大。图中仅显示肢体导联。

图 4-12 二尖瓣狭窄时的左心房异常

四、主动脉瓣疾病

(一)主动脉瓣狭窄

特发性二叶型或三叶型主动脉瓣退行性变是主动脉瓣狭窄最常见的病因。有约 1%的人出生时是二叶型主动脉瓣,但这些人中 1/3 经历着逐渐的退行性改变。先天性主动脉瓣狭窄的患者通常在第 3 个 10 年内出现症状,风湿性心脏病引起的在第 5 个 10 年内出现症状,先天性二叶型主动脉瓣引起的在第 6 或第 7 个 10 年内出现症状。

（二）主动脉瓣反流

主动脉瓣反流可以由瓣叶功能衰竭或主动脉根部的病变导致。主动脉瓣反流的原发性病因有风湿性心脏病、二叶型主动脉瓣及感染性心内膜炎。主动脉根部病变包括动脉粥样硬化、马方综合征、骨源性缺陷病、系统性红斑狼疮、主动脉夹层、高血压和梅毒性主动脉炎。

（三）心电图表现

虽然主动脉瓣狭窄（压力超负荷）和主动脉瓣反流（容量超负荷）的病理生理过程不同，但是这两种类型的瓣膜功能不全都表现为左心室肥大和左心房异常的心电图特征（图 4-13）。大体说来，这些表现包括显著的左心优势（即左侧肢体导联及心前区导联出现大的 R 波），右心前区导联 R 波显著，QRS 波额面心电轴左偏和左心房异常。与复极异常或张力异常相一致的ST-T改变明显（图 4-13）。

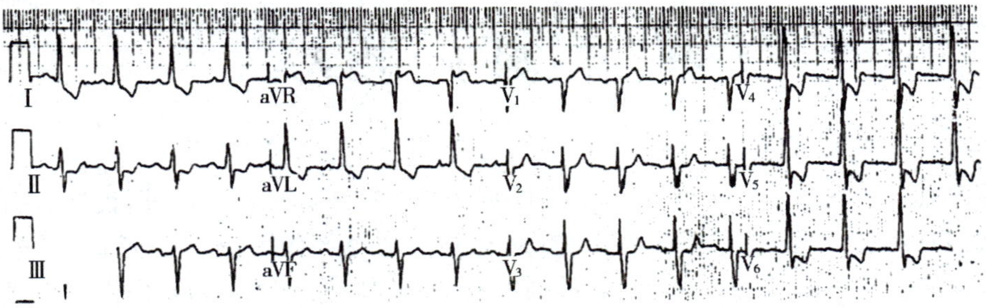

主动脉瓣狭窄和主动脉瓣反流导致的左心室肥大和复极异常。

图 4-13　左心室肥大

五、心电图诊断要点

瓣膜病常有心房颤动，尤其是二尖瓣疾病；瓣膜病的心电图表现不具有特异性。主动脉瓣狭窄可以表现为明显的与急性冠脉综合征无关的 ST-T 改变。

（王妨娥）

第五章　房室肥大的心电图判读

第一节　心房肥大

心房腔内血容量增加或压力增大时，心房主要表现为扩张，有的伴有不同程度的肥厚。由于心房腔扩大，心房除极的心向量环增大、形态变异，造成心电图的 P 波时间延长、形态变异。由于右心房除极先于左心房 30～50 毫秒，持续时间约 75 毫秒，故 P 波的初始部由右心房单独除极形成；由于左心房除极持续到整个心房除极的最后，故 P 波的终末部分是由左心房单独除极形成；P 波的中间部分(即波峰)为左、右心房同时除极形成。当左心房内压力增高或容量负荷过重而引起左心房肥厚、扩张及房内传导障碍，则左心房除极时间延长、向量增大，表现为 P 波终末部时间延长，P 波增宽；由于左心房除极时间延长，使得右心房除极的后一半时间与左心房除极的前一半时间不再重叠，从而形成 P 波的双峰，前峰主要由右心房除极形成，后峰主要由左心房除极形成，前后峰间距常超过 0.04 秒；在横面导联中右心房除极的综合向量向前，较小，左心房除极的综合向量向后，较大，因而 V_1 导联 P 波呈正负双向，负向波大于正向波，负向波称为 V_1 导联 P 波的终末电势(tf)，通过对这一 P_{V_1} 负值量的测定，有助于对左房肥大的诊断。V_1 的 P 波终末电势测定方法：取 V_1 导联 P 波后半部负向波的深度(mm)乘宽度(s)，如 $P_{tfV_1} \leqslant -0.04$ mm・s，则符合左心房肥大的心电图诊断。P_{tfV_1} 负值增大也可见于冠心病，尤其心肌梗死伴左心室功能不全者。由于左心房肥大的 P 波改变多见于二尖瓣病变，故又称“二尖瓣型 P 波”。当右心房扩大，其除极时间虽较正常延长，但仍在左心房除极结束之前即终止，故整个心房除极的时间不延长，P 波不增宽。由于右心房扩大时前额面 P 环向右下的电力增大，使Ⅱ、Ⅲ、aVF 导联振幅增高，P 波高耸而尖锐，电压≥0.25 mV。在水平面上，P 波向前的电力增大，使 V_1 导联上的整个 P 波或P 波前部高尖。由于右心房靠近前胸壁，右心房扩大时 P_{V_2} 振幅增高，可＞0.15 mV。由于右心房肥大的 P 波改变常见于慢性肺源性心脏病、肺动脉高压等疾病，故又称肺型 P 波。

一、左心房肥大的心电图诊断条件

(1)P 波时间增宽，≥0.12 秒；P 波常出现双峰，峰距≥0.04 秒。这些变化以Ⅱ、Ⅲ、aVF 导联较为多见。

(2)V_1 导联 P 波终末向量负值变小，即 $P_{tfV_1} < -0.02$ mm・s。一般 P_{V_1} 负向波时间＞0.04 秒，深度＞1 mm。

符合以上条件之一者，即可诊断为左心房肥大。

二、右心房肥大的心电图诊断条件

(1)$P_{Ⅱ、Ⅲ、aVF}$振幅≥0.25 mV(图 5-1)。

(2)P_{V_2}振幅>0.15 mV(图 5-1)。

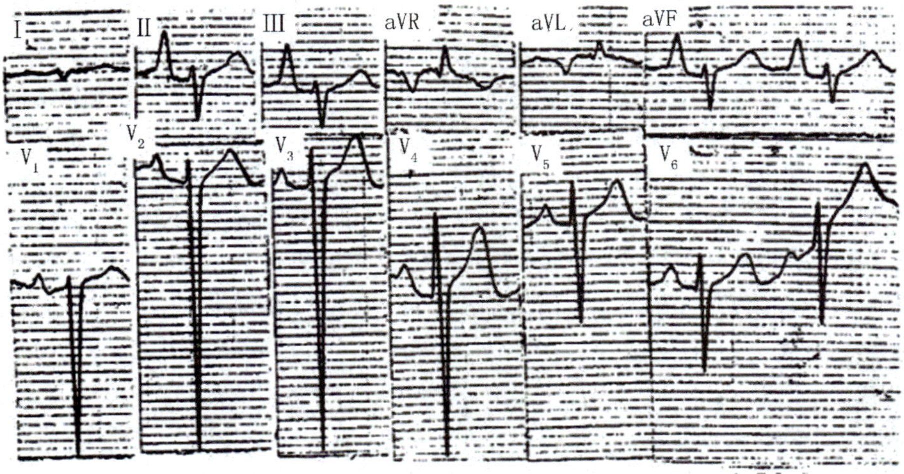

患者，男，56 岁。患慢性气管炎 30 余年，肺心病史 6 年。心电图特点：P_{aVR}↓，$P_{Ⅱ、Ⅲ、aVF}$↑，P-R间期 0.14 秒，P-P 间距 0.56 秒，为窦性心律，频率 107 次/分；P 波振幅增大，以Ⅱ、Ⅲ、aVF 导联为著，Ⅱ、Ⅲ导联 P 波高达 0.45 mV，P_{V_2}振幅 0.16 mV。Ⅰ、Ⅱ、Ⅲ导联 QRS 呈 rS 型；aVR 的 QRS 主波向上；胸前各导联 QRS 主波向下，V_5 的 R/S=1；心电轴+262°；QRS 时间0.08 秒；ST-T 无变化。心电图诊断：①窦性心动过速。②右心房肥大；③右心室肥大；④符合肺心病。

图 5-1　右心房肥大；右心室肥大

三、双心房肥大的心电图诊断条件

如果 P 波在Ⅱ、Ⅲ、aVF 导联中电压增高，同时 P 波时间超过正常范围且呈双峰型，即可诊断为双心房肥大。

(朱明洁)

第二节　心室肥大

心室肥大的原因是其收缩期负荷过重或舒张期负荷过重。引起心室排血负荷过重的原因有 2 种：一种是压力负荷过重，即心室在排血时遇到的阻力过大，如主动脉瓣、肺动脉瓣、左心室或右心室流出道狭窄，高血压或肺动脉高压等所引起的心室肥大，常以心肌的肥厚为主；另一种是容积负荷过重，即心室排出的血容量增多，如主动脉瓣或肺动脉瓣关闭不全、具有左向右分流的先天性心脏病、重度贫血等所引起的心室肥大，常以扩张为主。心室的肥厚与扩大和心室肥大引起的心脏位置改变，以及伴发的传导阻滞可引起心向量图及心电图上的变化，这些变化成为临床上诊断心室肥大的一项重要依据。在心室肥厚而尚未扩大时，心电图及心向量图的变化常较体征或X线片上为明显。

一、左心室肥大

(一)左心室肥大的心向量变化

左心室肥大时，心肌纤维的横截面增大，左心室的表面积与体积增大，并可有心室激动程序的改变和除极时间的延长，结果引起QRS环的变化。左心室在心脏的左后方，左心室肥大时心脏除极向左后的电动力增大，使QRS环主要向左后方扩大。左心室肥大时心室激动的程序最初与正常相似，初始0.01秒以内为心室间隔除极形成的向右、前、下的向量。部分患者有左心室间隔部心肌的肥厚，可以使初始向右前、向下的向量比正常略为增大；另一部分患者则初始向右的向量小或不明显，起始部向左，这可能是由于合并轻度左束支传导阻滞所致(图5-2)。0.02秒以后因受左心室壁肥厚的影响，致0.02～0.06秒向量比正常显著向左、后移位，亦可同时略向上移位，向量环的长度超过正常范围，整个心室的激动时间比正常略为延长。

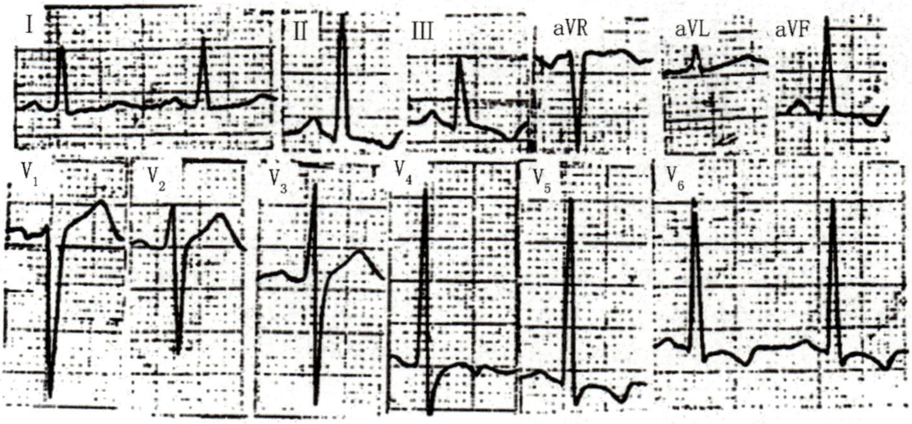

患者，男，40岁，高血压病史5年。心电图表现：P_{aVR}↓，P-R间期0.14秒，P-P周期0.66秒，窦性心律频率91次/分。QRS波群时间0.10秒。心电轴+60°。V_1呈rS型，$V_{5\sim6}$呈qRs型，$R_{V5}+S_{V1}=4.1$ mV，$ST_{V4\sim V6}$下移>0.05 mV，$T_{V4\sim V6}$、Ⅱ、Ⅲ、aVF倒置。心电图诊断：①窦性心律。②左心室肥大兼劳损。

图5-2 左心室肥大兼劳损

左心室肥大时，在左心室基底部完成除极之前，左心室壁的心内膜面心肌已开始复极，右心室的复极也已从心内膜面开始。由于占优势的左心室的复极方向与正常相反，使T向量环与QRS向量环的夹角增大，但常在45°～180°。当QRS-T夹角达150°～180°时，常伴有ST向量，其方向与T环最大向量一致，多数指向右、前、上或下。

(二)左心室肥大的心电图诊断

1.QRS波群电压改变

总的说来，在左心室肥大时QRS向量环的环体是增大的，其在某主导联轴上的投影增长，QRS波群的电压相应的增高，在水平面导联上，V_5、V_6的R波显著增高，而V_1、V_2导联上的S波加深。因左心室肥大的起始向量与正常相似，故V_1、V_2导联上有r波，V_5、V_6导联上有q波(图5-3、图5-4)。如伴有左心室间隔的肥厚，则V_1、V_2导联上的r波和V_5、V_6导联上的q波可以增大。在左室肥大时，QRS 向量环主要向左、后方扩大，对水平面上的导联影响较大；加之，左室扩大后与胸壁探查电极的距离接近，故胸导联上 QRS 波群的改变比肢体导联显著。由于左室肥大时 QRS 向量的方位变化比较大，肢体导联上的改变就比较不一致，由于 QRS 向量大多数向左增大时略向上移，故在Ⅰ、aVL 导联上可出现较高的 R 波。

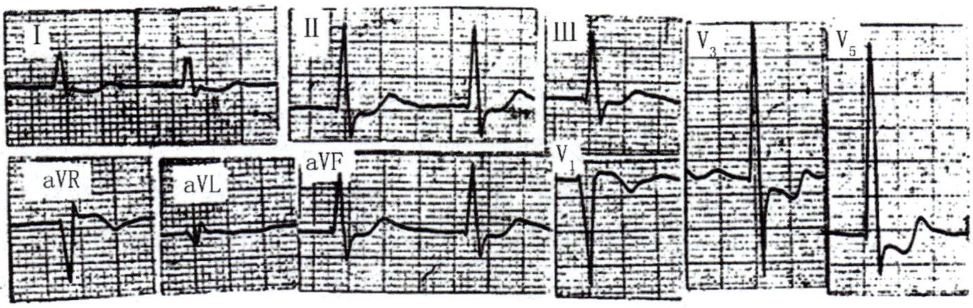

患者，男，60 岁，因高血压病入院。心电图表现：各导联未见 P 波，R-R 间距 0.72 秒，规则，心室搏动频率 83 次/分；心电轴＋70°；QRS 时间 0.12 秒，形态为室上性；R_{V5} ＝2.8 mV，R_{V5} ＋ S_{V1} ＝ 4.4 mV；Ⅰ、Ⅱ、aVF、V_3、V_5 的 ST 段下移＞0.05 mV；V_3、V_5 的 T 波负、正双向。心电图诊断：①加速的交界性逸搏心律。②左心室肥大兼劳损。

图 5-3　加速的交界性逸搏心律；左心室肥大兼劳损

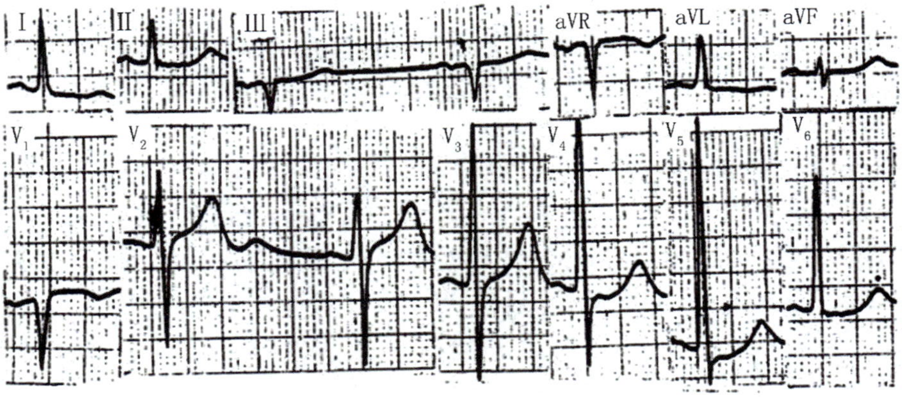

心电图表现：P_{aVR} ↓，$P_{Ⅱ}$ ↑，P-R 间期 0.14 秒，P-P 周期 1.14 秒，窦性心律频率 53 次/分；QRS 时间 0.10 秒；心电轴 0°；V_1 呈 QS 型，V_5 呈 Rs 型，R_{V5} ＝3.4 mV，Ⅰ、aVL 及 V_6 呈 R 型；$ST_{V4 \sim V6}$ 下移0.05～0.15 mV，T_{aVL} 平坦。根据 V_1 导联 r 波消失，左侧导联 V_6、Ⅰ、aVL 导联 q 波消失呈R 型，QRS 无明显增宽，可诊为不完全左束支传导阻滞。根据 R_{V5} 高电压加左侧导联ST-T改变，可诊为左心室肥大兼劳损。心电图诊断：①窦性心动过缓。②左心室肥大兼劳损合并不完全性左束支传导阻滞。

图 5-4　左心室肥大兼劳损合并不完全性左束支传导阻滞

2.ST 段与 T 波改变

左心室肥大时，QRS 向量环体向左后、向上扩大，严重时环体不能合拢，出现 ST 向量。T 环常位于右前方，与 QRS 环的方向相反，与 ST 向量方向一致。在 QRS 波群基本向上的导联（如Ⅰ、Ⅱ、aVL、aVF、V_5、V_6）ST 段下降、T 波倒置。倒置的 T 波近肢下行缓慢而远肢上升较快，形成不对称的倒置 T 波。Q-T 时间一般不延长。左心室肥大的 ST-T 改变是由于心室除极程序改变使复极程序发生了相应的变化之故，是继发性改变。若由于左心室肥大引起心肌损害或合并冠状动脉供血不足,则可出现原发性ST-T改变。此时T波近肢与远肢对称,波峰比较尖锐,倒置较深的T波可出现于R波不高的导联(如V_2～V_4);ST段有时抬高,向上凸出;另外Q-T时间可延长。

3.心电轴改变

心电轴大致反映了心室除极向量环的最大向量在额面投影上的角度。若左心室的解剖位置恰好位于左上侧、右心室在右下侧,那么当左心室肥大时,其除极面增大,则向左上侧的除极电位影响增加,必然造成心电轴向左上偏移。

然而,从解剖学看来,左心室实际上主要位于心脏后方,右心室位于前方,故当左心室肥大时,QRS向量环向后方的扩大较其向左侧的扩大更明显。不过,左心室肥大时,肥厚扩张了的左心室受到胸腔中其他器官及横膈的限制,向后向下扩大也受到一定限制,于是扩大的左心室便沿其长轴(从心尖看)作逆钟向转位,即原来位于后方的左心室向左上方转动。这便使额面QRS向量环的最大向量朝向左上方,心电轴便会呈现左偏。然而,左心室肥大时,并不是都有心脏转位,即使发生转位,也未必是逆钟向的。有时,由于横膈位置较低,有可能呈现顺钟向转位。在这种情况下,QRS的电压固然增加,但心电轴并不左偏。可见心电图中无心电轴左偏,并不能除外左心室肥大。但是如果出现了明显的心电轴左偏(－30°以上),则有65%～90%的可能系因左心室肥大所致。

4.左心室壁激动时间延长

左心室肥大时,QRS环增大,最大向量(R向量)的时间延迟,总的运行时间延长,因此,R向量投影到V_5、V_6导联轴上所经历的时间也略延长,即室壁激动时间延长,通常超过0.05秒。QRS时限常轻度延长,可达0.10～0.11秒。

(三)左心室肥大的诊断标准

心电图诊断左心室肥大的灵敏性较右心室肥大为高,但假阳性(R_{V_5}高电压)亦较多。左心室收缩期负荷过重所引起的左心室向心性肥大最易在心电图上表现出来,和所谓的左心室肥大伴劳损的心电图是一样的。左心室肥大的诊断可参考以下标准。

1.$R_{V_5、V_6}>2.5$ mV或$R_{V_5}+S_{V_1}>4.0$ mV(男),>3.5 mV(女)

符合以上条件并伴有下述4条之一者,可确诊为左室肥大。

(1)表现为左心室劳损图形:在主波向上的左侧导联(如Ⅰ、aVL、V_4～V_6)中,ST段下移和T波倒置。

(2)QRS电轴明显左偏。

(3)V_5的室壁激动时间>0.05秒。

(4)横置型心电位时,$R_{aVL}>1.2$ mV或垂悬型心电位时$R_{aVF}>2.0$ mV。

根据心电图与病理的对照,有人提出用计分法诊断左心室肥大,标准如下:①QRS波群电压符合下列标准之一或更多者3分:肢体导联最大的R波或S波>2.0 mV;$V_{1\sim3}$导联中最大的S波>2.2 mV;$V_{4\sim6}$导联中最大的R波>2.5 mV。②ST-T异常改变:未用强心苷者3分;已用强心苷有典型左室劳损图形者1分。③电轴左偏$<-15°$者2分。④QRS时间>0.09秒者1分。⑤V_5的VAT>0.04秒者1分。

总分数达5分或以上为左心室肥大,4分可能提示左心室肥大。这种综合判断方法比较客观,假阳性率很低。

2.R_{V_5}>2.5 mV

仅 R_{V_5}>2.5 mV，S_{V_1} 电压不深，无其他任何改变，此时仅报告 R_{V_5} 高电压，多见于儿童或胸壁不厚的消瘦者。R_{V_5} 高电压可以时有时无。

3.左心室收缩期负荷过重的心电图

左心室收缩期负荷过重心电图多见于严重主动脉瓣狭窄、严重高血压病及梗阻性心肌病等。心电图特征为心前区导联的 R 波电压增高、ST 段压低与 T 波低平或倒置。心电图表现和左心室肥大伴劳损相同。

4.左心室舒张期负荷过重的心电图

左心室舒张期负荷过重心电图多见于严重主动脉瓣关闭不全、重度二尖瓣关闭不全、重度动脉导管未闭等左心室舒张期血容量增多的情况下。心电图表现除 R_{V_5} 电压增高外，$ST_{V_5\sim V_6}$ 上移，$T_{V_5\sim V_6}$ 高耸直立，$V_{5\sim 6}$ 的室壁激动时间延长。

二、右心室肥大

(一)右心室肥大的心向量变化

右心室肥大的心向量变化与左心室肥大不同。左心室肥大时 QRS 向量环的变化主要是"量"的增加，即左心室壁厚度比右心室更增厚，造成 QRS 波群时间延长，R_{V_5} 增高，S_{V_1} 加深等"量"的增大。右心室肥大则不然，单纯的右心室肥大改变了左、右心室壁肌层厚度的比例，使 QRS 的空间向量及 QRS 波群形态和正常时完全相反。右心室肥大较轻时，左心室电力占优势的情形未改变，心向量图上改变不明显；右心室肥大达一定程度，心向量图上便有相应的变化，即 QRS 向量由正常情况下指向左下变成右室肥大时的指向右前下。此时 QRS 环的投影在右胸导联的正侧，其 QRS 波群以 R(或 R′)波为主，aVR 呈高 R 波；相反，投影在左胸导联和Ⅰ导联的负侧，故其 QRS 波群以 S 波为主，电轴右偏。在解剖上因有右心室壁、室上嵴与右心室后底部肥厚的区别，QRS 环也有不同的变化。当右心室压力负荷过重，随右心室负荷的加重，QRS 环的终末部渐偏向右后，以后发展为主体部偏向右下或右上，有的偏向前。部分病例 QRS 环起始部位于左前下，但主体部的大部分与终末部位于右后上，此时水平面、右侧面与前额面 QRS 环均作顺钟向运行。这部分病例多数 QRS 环起始部(膈向量)指向左前，使心电图上 V_1 导联呈 qR 型。对 V_1 呈 qR 型的解释：重度右心室肥大时引起心脏转位，心室间隔也因而被推向左，除极波自后膈面指向前膈，平均向量指向左前，因此初始向量向左，使 V_1 导联呈现 qR 型。此种图形反映重度右心室肥大。

右心室压力负荷过重时，除水平面 QRS 运行方向有一定差别外，右侧面与前额面 QRS 环都是顺钟向运行或以顺钟向运行为主。各平面 QRS 环形态上比较圆钝，环所括面积较大，QRS 环的运行时间不超过 0.12 秒。右心室压力负荷过重的 QRS 环形态变化一般认为主要反映右心室间隔部和右心室自由壁的肥大。右心室容量负荷过重(以心房间隔缺损为最常见病因)的心向量图 QRS 环形态多不规则，一部分终末向量运行缓慢，QRS 时间长达 0.12 秒左右，一般反映右室流出道和室上嵴肥大；另一部分各平面 QRS 环无终末部运行缓慢，QRS 时间多在 0.11 秒以内，环形改变反映右心室壁与流出道均有肥大，可能以室壁肥大更为明显。

右心室肥大时，其激动时间延长，复极可开始于其完成除极之前，且方向与正常时相反，自心内膜面心肌向心外膜面进行。如心脏除极时右心室的电力占优势，则 T 环最大向量与 QRS 环最大向量之间的夹角增大，右胸导联可出现 T 波平坦或倒置。此时亦常有 ST 向量存在，其方向与 T 环最大向量一致，使 ST 向 T 波方向移位。

（二）右心室肥大的心电图诊断

1.QRS 波群电压改变

左心室肥大时，大多数心向量环在额面和横面均有增大，因而测定肢体导联的电压有助于左心室肥大的诊断。但在右心室肥大时，向量环的形状和位置固然变化很显著，但环体常不增大，额面向量环多仅表现比正常偏右，故虽然常引起心电轴改变，但大多数肢体导联的电压并无明显增大，唯 R_{aVR}电压可能增高。因右心室肥大时横面向量环显著向右突出，因此多引起横面导联的 QRS 电压改变，包括：①V_1 的 R/S＞1（图 5-5～图 5-7），V_5 的 R/S＜1，V_1 的R/S＞V_2的 R/S 或 V_{3R}的 R/S＞V_1 的 R/S。②V_1 的 R 波超过 0.7 mV。③$R_{V_1}+S_{V_5}$＞1.2 mV。④aVR的 R 波＞0.5 mV并 R 波＞Q 波。

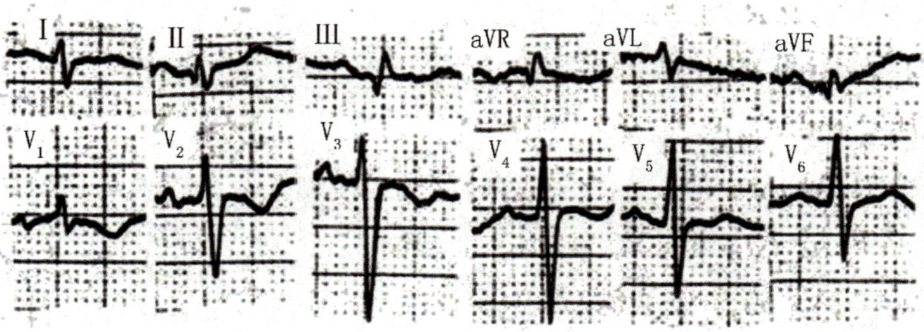

患者，男，52 岁，有肺心病史。P_{aVR}↓，P_{II}↑，P-R 间期 0.16 秒，窦性心律。$P_{V_1\sim V_3}$正负双向，正向波大于负向波；肢体导联电压＜0.5 mV；QRS 时间 0.09 秒；心电轴＋150°；V_1 的 R/S＞1，V_5 的S 波加深；aVR 的R＞Q；V_1～V_3 的 ST 段下移，T 波倒置。上述心电图特点支持肺源性心脏病、右心室肥大的诊断。此外，Ⅱ、Ⅲ、aVF 导联呈 QR 或 QRS 型，Q 波＞R/4 波，Q 波时间等于 0.03 秒，为病理性 Q 波，类似陈旧性下壁心肌梗死图形。但由于本例无心绞痛病史，下壁导联不伴有 ST-T 改变，且肺心病患者也可于Ⅱ、Ⅲ、aVF 导联出现异常 Q 波，故本例也可能不属于陈旧性下壁心肌梗死。如果令患者深吸气后再描记Ⅱ、Ⅲ、aVF 心电图，Q 波消失或明显减小，可除外心肌梗死；若Q 波无变化，多是陈旧性梗死。可惜本例未做这种鉴别诊断。鉴于本例Ⅱ、Ⅲ、aVF 3 个导联的 Q 波均＞R/4，患者年龄在 40 岁以上，既往心绞痛史可能被肺心病症状掩盖，故心电图诊断不能排除陈旧性下壁心肌梗死。心电图诊断：①窦性心律。②低电压；③心电轴右偏；④右心室肥大；⑤符合肺源性心脏病；⑥陈旧性下壁心肌梗死未除外。

图 5-5　右心室肥大

2.ST 段与 T 波改变

ST 段与 T 波改变与左心室肥大相似，当右心室因肥大而除极延缓时，其复极过程也多呈继发性改变，即右心室壁的复极程序趋于与除极程序相似（大致自内膜面向外膜面进展），这便使 T 环最大向量与 QRS 环最大向量之间的夹角增大，并常出现 ST 向量，ST 向量常与 T 环最大向量一致。这样，在 V_1 导联中常呈 ST 段轻度下移、T 波双向或倒置，而 V_5、V_6 等导联中有直立的 T 波。

3.心电轴改变

从右心室肥大的额面向量图中可以看出，向量环的改变大多是环体向右、向下突出，这样便会使向量环的投影在Ⅰ导联轴的负侧及Ⅲ导联轴的正侧，因而出现电轴右偏。由于在正常成人中心电轴右偏是比较少见的，所以，心电轴右偏对右心室肥大有较大的诊断意义。

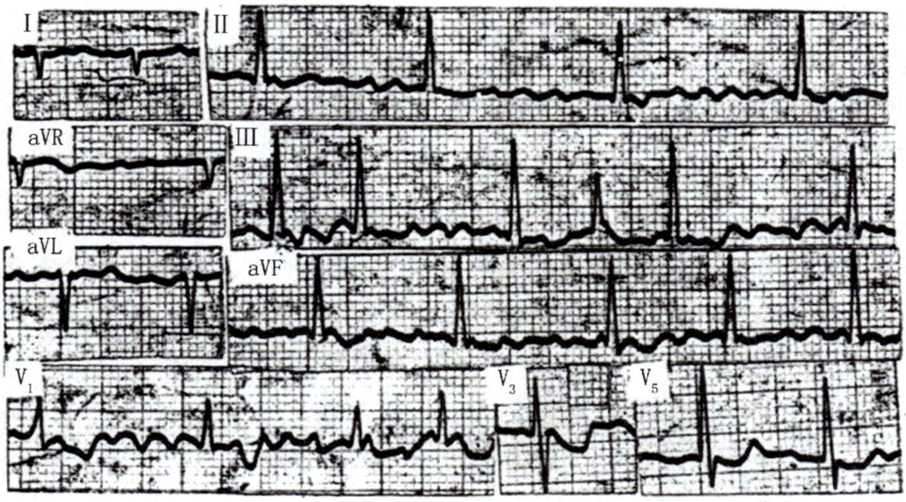

男，43 岁，有风湿性心脏病史数年。P 波消失，代之以 f 波，Ⅱ、Ⅲ、aVF、aVL 及 V_1 的 f 波最清晰，频率 480 次/分；R-R 间距绝对不等，平均频率 90 次/分。QRS 时间 0.08 秒；心电轴＋104°。V_1 室壁激动时间 0.04 秒；V_1 的 R/S＞1，R_{V1}振幅 0.5 mV；ST_{V1}斜形下移，T_{V1}倒置。心电图诊断：①心房颤动；②右心室肥大。

图 5-6 心房纤颤；右心室肥大

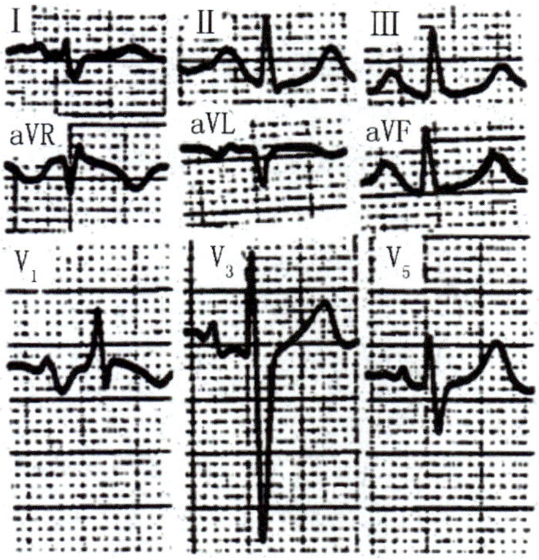

患者，男，23 岁，风湿性心脏病史数年。心电图特点：P_{aVR}↓，$P_{Ⅱ、Ⅲ、aVF}$↑，P-R 间期 0.16 秒，为窦性心律。Ⅰ、Ⅱ、aVR、aVF 及 V_1 导联的 P 波时间≥0.12 秒，$P_Ⅰ$ 有切迹；P_{V1}负向波电压 2 mm，时间 0.07 秒(＞0.04 秒)，P_{tfV1}＝－0.14 mm·s(＜－0.04 mm·s)。Ⅰ导联呈 rS 型，aVL 呈 QS 型，Ⅱ、Ⅲ、aVF 呈 RS 型；V_1 呈 RS 型，R_{V1}＝0.5 mV，V_1 的 R/S＞1；V_5 的 S 波加深，呈 RS 型；V_1 室壁激动时间0.04 秒；T_{V1}倒置；心电轴＋96°。心电图诊断：①窦性心律；②右心室肥大；③左心房肥大。

图 5-7 右心室肥大；左心房肥大

4.右心室壁激动时间延长

右心室肥大时，右心室完成除极的时间比正常长，右心室的除极向量投影于 V_1、V_2 导联上所经历的时间——右心室壁激动时间也延长，通常大于 0.03 秒。但 QRS 时间一般不延长，部分重度肥大者可达0.10 秒左右。

(三)右心室肥大的诊断条件

(1)QRS 波群电压和波形的改变：R_{V_1}≥1.0 mV；V_1 的 R/S>1，V_5 的 R/S<1；$R_{V_1}+S_{V_5}$≥1.2 mV；R_{aVR}>0.5 mV，aVR 的 R/Q>1；V_1 或 V_{3R}的 QRS 波群呈 RS、R 或 qR 型。

(2)心电轴右偏，特别是>+110°。

(3)V_1 导联的室壁激动时间(VAT_{V_1})>0.03 秒。

(4)ST-T 改变：V_1 或 V_{3R}导联 ST 段下移>0.05 mV，T 波双向或倒置。

右心室肥大的心电图诊断主要靠 QRS 波群电压与波形的改变及心电轴右偏，室壁激动时间延长及 ST-T 改变仅有辅助诊断价值。一般说来，若上述诊断条件中有 2 条或 2 条以上为阳性，则诊断右心室肥大比较有把握，阳性条件数目越多及每项条件超过正常范围越大，则诊断的准确性也越大。

若 V_1 呈 qR 型而非右束支传导阻滞所引起，即使 R_{V_1} 电压未超过 1.0 mV；或 R_{V_1} 电压达到 1.5 mV时，均可诊为重度右心室肥大。

若 V_1 的 R/S>1，但 R<0.7 mV，无电轴右偏，P 波正常，V_5 的 R/S>1，属正常心电图。

如果把右心室肥大的程度按轻重顺序排列，则 qR 型或 R 型最重，RS 型次之，rsr′及 rsR′型最轻。

有人认为根据心电图波形可判定右心室肥大的病变类型：①V_1 呈 rsr′型或 rsR′型提示右心室的室上嵴肥大。②V_1 呈 rsR′型，R′>2.5 mV，提示右心室流出道肥大。③V_1 呈 qR 型或 R 型，提示右心室壁肥大。

胸导联 V_1～V_5 均呈 rS 型多由慢性肺源性心脏病引起。此时由于心室乳头肌近室间隔和室上嵴处心肌异常肥大，加之心脏下移和极度顺钟向转位使 QRS 向量环位于右后上方，环体大部分位于横面 X 轴的后方，故胸前导联的图形以 S 波为主。因额面 QRS 环的主体部与最大向量常在右侧，故常有电轴右偏，$R_{aVR、III}$ 增高。如因电轴过度右偏达 210°～270°(−150°～−90°)而呈电轴假性左偏，则在Ⅰ、Ⅱ、Ⅲ导联上均呈 rS 波形。

完全性右束支传导阻滞多掩盖右心室肥大表现，并出现 ST-T 改变。因此，在完全性右束支传导阻滞时多不再诊断右心室肥大及劳损。但如 V_1 的 R>1.5 mV、V_5 的 S 加深，且电轴右偏，可考虑右束支传导阻滞合并右室肥大。

右心室收缩期负荷过重多为向心性心室肥大，其心电图表现和所说的右心室肥大兼劳损的心电图表现相似。右心室舒张期负荷过重在临床上主要见于先天性心脏病、心房间隔缺损的心电图改变。心电图表现为部分性或完全性右束支传导阻滞图形。

三、双侧心室肥大

左右心室合并肥大时，左、右心室的除极向量可互相抵消而构成正常或非特异性的图形；也可左(或右)心室的肥大表现较为突出而掩盖了右(或左)心室肥大，表现为一侧心室肥大的图形；少数病例可同时表现左、右心室肥大的征象，包括：①左侧及右侧胸前导联分别出现左右心室肥大的心电图变化，中间有过渡型 QRS 波群，即 RS 型者。②心电图上有左心室肥大的明确表现，但 V_5 中 S>R，aVR 中 R>Q。③心电图上有明确的左心室肥大图形，但心电轴却明显右偏。

四、心室劳损

心室劳损一词早先用以表示因心室肌纤维过度疲劳所引起的一种心电图改变。这种心电图改变主要是S-T段及T波变化。其发生机制有人认为系劳损之肌纤维周围液体的pH增加所致；有人认为肌纤维内钾含量丧失所致；有人认为是心肌缺氧或局部缺血所致。心室劳损有急性左心室或右心室劳损及慢性左心室或右心室劳损。急性左心室劳损主要见于甲亢危象、阵发性心动过速、注射大剂量肾上腺素或其他升压药物；急性右心室劳损主要见于急性肺梗死。急性左心室或右心室劳损均为一过性的，原因解除后可以恢复。慢性左心室或右心室劳损主要见于左心室或右心室收缩期负荷过重，最终引起心脏向心性肥大。慢性劳损多是永久性的，即使经治疗也难消退。左心室或右心室舒张期负荷过重，在心电图上很少看到劳损样心电图表现。

(一)劳损的心电图表现

左心室劳损心电图呈现凸面向上的ST段下移，T波呈负正双向，ST-T融合似波浪状，在对侧心室面导联上出现相反图形，即ST段呈凸面向下的上抬伴T波正负双向。上述心电图改变在横置型心电位时可单独见于aVL导联，在悬垂型心电位时可单独见于aVF导联，但大多数同时见于Ⅰ、aVL及$V_{5\sim6}$导联上。右心室劳损心电图呈现$V_1\sim V_3$的T波倒置，重度劳损时$V_1\sim V_6$的T波均倒置，并呈现高度顺钟向转位心电图形。

(二)心室劳损在心电图诊断中的应用

心室劳损心电图不应和急、慢性冠状动脉功能不全、心肌损伤、洋地黄影响、低血钾等心电图混淆。因为“劳损”有其独特的含义，它代表一个方面的病理生理改变。尽管有时鉴别比较困难，也应尽量加以区别。

(1)心电图表现。左心室或右心室肥大伴有上述ST-T改变，尤其结合临床符合收缩期负荷过重时，可以诊断心室肥大伴劳损。

(2)临床上有甲亢危象、阵发性心动过速、急性肺梗死、冠状动脉造影、注射肾上腺素或间羟胺等升压药物引起符合上述改变的ST-T变化者，可以诊断为心室劳损。

(3)心电图表现符合劳损图形，结合临床表现不能用冠状动脉功能不全、洋地黄影响、心肌炎(心肌损伤)、低血钾解释者，并且有引起劳损的可能因素，如有高血压病、嗜铬细胞瘤等，虽无心室肥大心电图表现，可以单独诊断心室劳损。

(三)晚期高血压病的心电图表现

左心室肥大伴劳损和高血压合并冠心病心电图表现与冠状动脉功能不全的鉴别，可以参照以下3个方面。

(1)患者有无心绞痛发作。

(2)心电图上ST-T形态改变的特点。

(3)慢性劳损心电图为持续性，而冠状动脉功能不全的心电图常有动态改变。

(朱明洁)

第六章　其他疾病的心电图判读

第一节　急性心包炎

心包炎是包裹心脏的纤维囊状包膜的炎症。心包炎可分为急性心包炎和慢性心包炎。急性心包炎的性质可以是纤维素性、化脓性、浆液性或血性渗出型；慢性缩窄性心包炎可引起致密纤维性心包增厚。本节主要介绍急性心包炎的心电图改变，以及与临床的关系。

一、病因及临床意义

急性心包炎的常见病因有自身免疫性疾病、细菌或病毒感染、心脏损伤的并发症、胸部的高剂量辐射、心肌梗死后的德雷斯勒综合征、肿瘤、风湿热、尿毒症等。无论哪种病因所致的急性心包炎，如果液体积聚太快，都能引起心脏压塞甚至导致心力衰竭。

二、心电图特征

(一)PR 段改变

除 aVR 导联外，PR 段普遍压低≥0.08 mV；aVR 和 V_1 导联 PR 段抬高≥0.05 mV。

(二)QRS 低电压

急性心包炎若并发心包积液则可能出现低电压，但电压的高低与心包积液的程度不成正比。

(三)ST-T 改变

广泛性 ST 段抬高是急性心包炎的特征性心电图改变。除 aVR 导联外，所有导联均可出现 ST 段凹面向上型抬高(≤0.4 mV)，尤其在 V_5、V_6、Ⅰ、Ⅱ导联最明显，T 波倒置的分布情况与 ST 段抬高导联的分布大致相同。

(四)完全性电交替

即 P-QRS-T 波均发生交替性变化。多见于癌性心包积液伴心包压塞者。

综上所述，急性心包炎主要心电图异常是 ST 段抬高，相对于急性心肌梗死弓背上抬的 ST 段来说，急性心包炎的 ST 段上抬是凹面向上的，由于心包炎症通常波及整个心肌表层，故 ST 段普遍性抬高。急性心包炎患者常伴有窦性心动过速，还可能发生心房颤动、心房扑动或房性心动过速(图 6-1)。

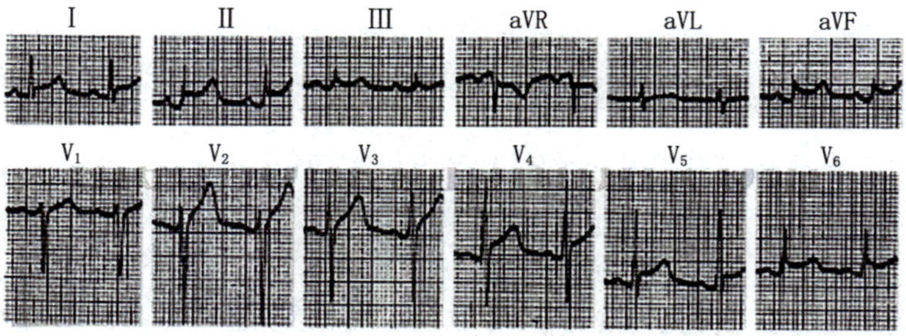

诊断依据：窦性节律，心率 83 次/分，除 aVR 导联 ST 段压低 0.2 mV 外，所有导联的 ST 段凹面向上型抬高 0.1～0.3 mV；aVR 导联 PR 段抬高，Ⅱ、Ⅲ、aVF 及胸导联 PR 段压低，符合急性心包炎心电图改变。

图 6-1　急性心包炎

三、临床症状

急性心包炎患者可以出现胸痛、呼吸困难、寒战、发热、出汗，以及心律失常，当患者坐位前倾或深呼吸时胸痛加重且出现心包摩擦音。

四、治疗措施

（一）一般治疗

急性心包炎的治疗原则是卧床休息，减轻心脏负荷。

（二）抗炎、止痛

使用皮质类固醇或非甾体消炎药去缓解疼痛和炎症。感染性心包炎的治疗要点是针对敏感细菌使用抗生素。

（三）对症处理

由心包积液引起的心脏压塞患者要及时进行心包穿刺，对缩窄性心包炎最好进行心包剥离术。

（朱明洁）

第二节　急性肺动脉栓塞

急性肺动脉栓塞是由于各种栓子堵塞肺动脉主干或其分支，引起急性肺循环障碍的一种临床综合征。急性肺动脉栓塞可导致肺动脉压力急剧增高，右心室收缩期负荷增加，从而引起右心房、右心室急性扩张。心电图上可出现右心室劳损和右心房肥大的图形。此外，在急性肺动脉栓塞时，由于神经体液异常、右心室壁张力增高、冠状动脉反射性收缩等原因的影响，可出现局部心肌缺血、心动过速及其他心律失常等心电图改变。

一、心电图特征

(一)P 波异常

P 波形态变尖或出现肺型 P 波并可伴有 P 波电轴右偏,若Ⅱ导联 P 波振幅≥0.25 mV,提示存在严重肺动脉高压。

(二)QRS 波群异常

可出现 $Q_{Ⅲ}S_{Ⅰ}T_{Ⅲ}$ 图形,即Ⅰ导联新出现 S 波或 S 波加深,Ⅲ导联新出现 Q 波或 Q 波加深伴 T 波倒置,此改变为急性肺梗死的特征性心电图改变;部分患者可有右胸导联电压增高,肢体导联电压降低,或个别导联(Ⅲ、aVF、V_1)出现异常 Q 波,或 V_1、V_2 导联出现顿挫型 S 波。若 V_1 出现 Qr 型或右束支传导阻滞常提示中心型、大面积肺梗死,若 aVR 出现 R 波振幅增高伴 ST 段抬高,提示肺动脉压力增高。

(三)ST-T 异常

V_1 导联可出现 ST 段抬高≥1 mm,V_2～V_4 可出现 ST 段压低伴 T 波低平、倒置,Ⅲ、V_1 导联 T 波同时倒置,且倒置 T 波 V_3＞V_4 等特征有别于急性心肌梗死。

(四)其他

电轴轻度右偏(＋90°～＋100°)或较发病前右偏 20°以上。多数患者还可伴有窦性心动过速,少数患者可出现房性期前收缩、心房扑动或心房颤动等异位节律(图 6-2)。

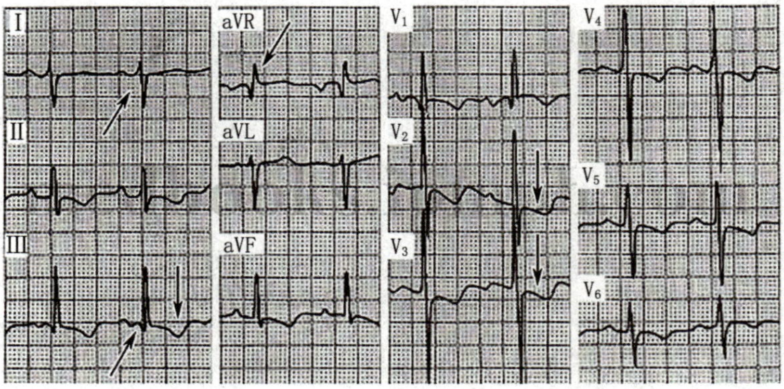

诊断依据:$S_{Ⅰ}Q_{Ⅲ}T_{Ⅲ}$;aVR 导联呈 qr 型且 R 波增高;V_1 导联呈 qR 型,胸导联 ST 段轻度压低伴 T 波普遍倒置,倒 T_{V3}＞T_{V4},符合急性肺动脉栓塞心电图改变。

图 6-2　急性肺动脉栓塞

二、鉴别诊断

(一)急性心肌梗死(AMI)

急性肺梗死与急性心肌梗死有着类似的临床表现(如胸痛、烦躁不安等),也有相似的心电图改变(如Ⅲ、aVF、V_1 导联异常 Q 波,ST-T 改变等),故需要与急性下壁、间壁心肌梗死仔细加以鉴别。

1.与急性下壁心肌梗死的鉴别要点

肺梗死的异常 Q 波仅出现在个别导联(如Ⅲ或 V_1 导联)且达不到坏死性 Q 波的诊断标准;ST 段抬高或压低的振幅及形态与心肌梗死也不同,无弓背上抬,也无对应导联的 ST-T 改变。

肺梗死时 aVR 导联呈 Qr 型，心肌梗死时呈 rS 型。

2.与急性间壁心肌梗死的鉴别要点

肺梗死时仅 V_1 导联呈 qR 或 QR 型，V_1～V_3 导联的 ST 段仅轻度上抬或压低，而心肌梗死患者的病理性 Q 波常涉及 V_1～V_3 甚至 V_4 导联且伴有 ST 段弓背抬高。

(二)左后分支阻滞

肺梗死和左后分支阻滞均可出现 $Q_{Ⅲ}S_{Ⅰ}T_{Ⅲ}$ 图形，两者不同的是：前者多有临床症状及心动过速，而后者无；前者多有右胸导联异常 Q 波或 R 波电压增高，后者无；前者电轴轻度右偏(＋90°～＋100°)，后者电轴右偏＞＋110°。

(三)正常变异

个别正常人也可出现 $Q_{Ⅲ}S_{Ⅰ}T_{Ⅲ}$ 图形，但没有临床症状，且心电图长期不变。

三、临床症状

大块肺梗死时可出现突发剧烈胸痛、呼吸困难、呛咳、咯血、烦躁不安、颈静脉怒张、两肺哮鸣音等症状，严重者可出现意识障碍、晕厥或休克；小块肺梗死时可有心率增加、胸闷、气促等表现。上述症状与肺循环血流量降低，以及梗死区的氧交换降低并最终导致心排血量下降有关。

四、治疗措施

(一)一般治疗

肺梗死的一般治疗包括镇痛、镇静、吸氧、卧床休息，以及抗休克等。

(二)药物溶栓

药物溶栓是肺动脉栓塞的特殊治疗措施，抗凝、溶栓的药物包括肝素、尿激酶、链激酶等。

(王妨娥)

第三节　电解质紊乱

一、高钾血症

钾离子是细胞内含量最多的阳离子，它影响着细胞的许多重要生理功能，临床上血清钾离子浓度对心脏的影响最明显。身体中大部分钾离子位于细胞内，细胞内钾离子浓度为 150～160 mmol/L，细胞外钾离子含量为 3.5～5.5 mmol/L。当血清钾浓度＞5.5 mmol/L 时即为高钾血症。

(一)病因及临床意义

细胞内钾离子浓度轻度增高时将使细胞的复极加速、应激性增强。当钾离子浓度持续上升时，细胞失去了对电刺激的反应能力和复极能力。心搏停止是高钾血症最严重的后果。

引起高钾血症的常见病因包括：①通过食物摄入过量的钾离子。②静脉注射青霉素钾盐或输入库存全血时补充过量的钾离子。③大型外科手术、烧伤、大面积挤压伤、细胞缺氧、酸中毒以及胰岛素不足等使得大量钾离子从细胞内转移到细胞外。④肾脏排钾功能下降，如肾衰竭。

⑤醛固酮分泌减少。⑥艾迪生病。

(二)心电图特征

高钾血症的首要心电图改变是T波高尖。随着血钾浓度的进一步上升,P波、QRS波群、ST段也将发生一系列异常演变。下面是高钾血症的心电图特征及演变。

1.节律

节律一般正常,房、室律规则,严重高血钾时可出现异位节律。

2.P波异常

轻度高血钾时P波振幅减低,中度高血钾时P波低平、增宽伴P-R间期延长,严重高血钾时P波消失。

3.QRS波群改变

QRS波群增宽,严重高钾血症时QRS可出现明显顿挫。

4.ST-T改变

高钾血症早期的主要心电图改变是T波高尖,基底变窄,升降支对称。T波改变以胸导联和Ⅱ、Ⅲ、aVF导联最明显,ST段轻度下移,严重高钾血症时ST段可上抬。

5.其他

可出现窦性心动过缓、窦性心律不齐、窦性静止;还可出现房内阻滞、房室阻滞、室内阻滞、交界性心动过速等,严重高钾血症时可发生室性心动过速、心室自主节律、心室颤动及心室停搏(图6-3、图6-4)。

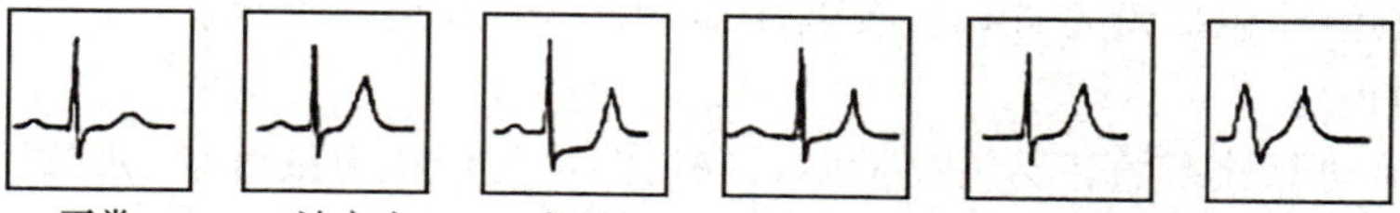

图6-3　高钾血症T波演变示意图

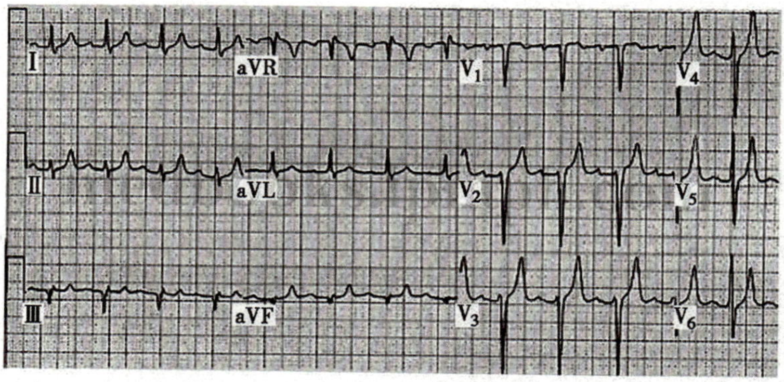

诊断依据:窦性节律,心率94次/分,PR间期延长为0.24秒,Ⅰ、Ⅱ、aVR、$V_{2\sim4}$导联T波高尖,符合轻、中度高钾血症心电图改变。

图6-4　高钾血症心电图

(三)治疗措施

(1)明确病因并纠正原发疾病。

(2)静脉注射10%葡萄糖酸钙,用以对抗钾离子对心肌的毒性作用。

(3)静脉补碱(如 4%～5%的碳酸氢钠溶液),以促进钾离子从肾脏排出。

(4)静脉滴注高渗葡萄糖和胰岛素,促进钾离子向细胞内转运。

二、低钾血症

低钾血症的定义是血清钾离子浓度<3.5 mmol/L,细胞外钾离子浓度轻度变化就会影响心肌的电生理。

(一)病因及临床意义

低钾主要对心脏的应激性产生影响。低钾时细胞膜对钾离子的通透性降低,使得动作电位时程延长、心室复极延迟,由此可引起窦性心动过速、各种期前收缩及异位心动过速。低钾血症还能引起致命性室性心律失常,并增加地高辛中毒的风险。

引起低钾血症的病因包括:①钾离子摄入减少,如进食不足,常见于老年人、酒精中毒及神经性厌食症等患者。②钾离子丢失增多,如滥用泻药、肠瘘、引流管、腹泻、呕吐及连续使用鼻饲管。③钾离子向细胞内转移增加,如呼吸性碱中毒、代谢性酸中毒。④排钾性利尿剂过量。⑤周期性瘫痪患者。

(二)心电图特征

低钾血症的主要心电图改变是 U 波振幅增高,ST-T 轻度异常,随着血钾浓度的进一步降低,P 波、QRS 波群、ST 段也将发生一系列异常演变。下面是低钾血症的心电图特征及演变。

1.P 波改变

轻度低钾时 P 波正常,严重低血钾时,P 波高尖伴 P-R 间期延长。

2.QRS 波群改变

严重低血钾时 QRS 时限可延长≥0.11 秒,即 QRS 波群增宽。

3.ST-T 异常

T 波振幅变低,严重低钾时,T 波低平、倒置或与增高的 U 波融合,ST 段渐进性压低。

4.QT 间期

由于 T 波低平或 T、U 融合,故 QT 间期有时测量不准确,严重低钾时 QT 间期延长。

5.其他

U 波振幅增高是低钾血症的主要心电图改变,其振幅大于同导联 T 波的振幅,当低血钾加重时 U 波更加明显并可与 T 波融为一体,还可伴发各种心律失常,如窦性心动过速、室性期前收缩、阵发性心动过速等(图 6-5、图 6-6)。

(三)治疗措施

包括纠正原发疾病和补钾。轻度低钾血症者,可口服氯化钾溶液;重度低钾血症者需静脉补充钾剂和镁剂。

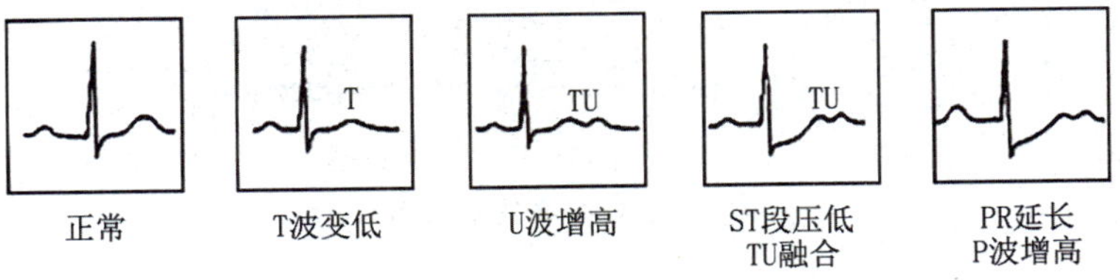

图 6-5　低钾血症 T 波演变示意图

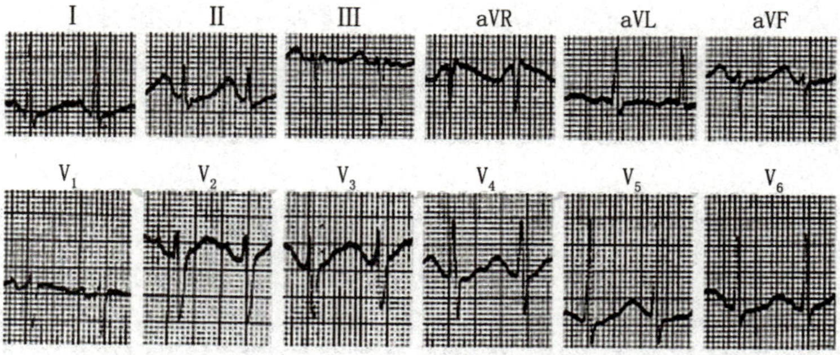

诊断依据：窦性节律，心率 120 次/分，各导联可见 P、T、U 融合，U 波＞T 波，Ⅰ、Ⅱ、aVF、$V_{4\sim6}$导联的 ST 段压低，T 波低平，QT 间期难以测量，符合低钾血症心电图改变。

图 6-6　低钾血症心电图

三、高钙血症

高钙血症的定义是血浆钙离子浓度＞3 mmol/L。人体中绝大部分钙离子都贮存在骨组织中，剩余部分存在于血浆和其他细胞中，血浆中 50％以上的钙离子黏附在血浆蛋白上，40％以上呈游离状态。游离钙离子对心肌的收缩性起着非常重要的作用。

（一）病因及临床意义

由于钙离子对心肌的影响类似于洋地黄作用，能增强心肌收缩力，加速心肌复极过程，故在使用洋地黄时不宜静脉注射钙剂，以防引起心室颤动而突然死亡。但对高血钾引起的房室阻滞、室内阻滞，以及心室颤动等临床危险症状，可输入钙剂来对抗高钾血症。反之，低血钾引起的阻滞可因降低血钙而消除。

临床上引起高钙血症的常见因素包括：①超剂量服用维生素 D。②骨钙转移，以及来自乳腺癌、前列腺癌和宫颈癌时的钙离子重吸收增加。③肿瘤产生的甲状旁腺激素增多。④甲状旁腺功能亢进症。

（二）心电图特征

高钙血症的主要心电图改变是 ST 段缩短或消失，QT 间期缩短。在未合并其他电解质紊乱时，心率、节律、P-QRS-T 波基本正常。偶见期前收缩、阵发性心动过速、窦房传导阻滞或窦性静止等心律失常。因此，静脉注射钙剂时禁止过多、过快（图 6-7）。

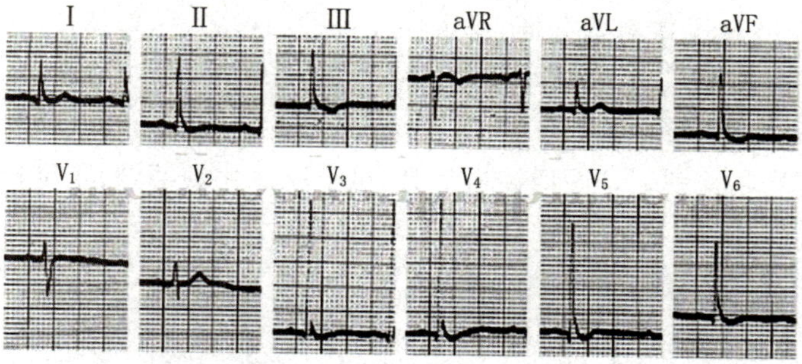

诊断依据：窦性节律，QT 间期缩短，约 0.28 秒，T 波低平，ST 段几乎缺失，符合高钙血症心电图改变。

图 6-7　高钙血症心电图

（三）治疗措施

（1）积极治疗原发病。

(2)停用维生素 D。

(3)注意心律失常等并发症的发生。

四、低钙血症

当钙离子浓度<1.75 mmol/L 时称为低钙血症。

(一)病因及临床意义

低钙血症可引起神经肌肉的应激性增高，导致低钙性抽搐，心肌收缩性减弱。

临床上引起低钙血症的常见因素有以下几点：①肠道维生素 D 吸收障碍，游离钙进入软组织和骨组织。②绿叶蔬菜或乳制品吸收障碍。③急性胰腺炎。④过多输入柠檬酸溶液储存的全血。⑤慢性肾衰竭、肾小管性酸中毒、甲状旁腺功能减退、骨质疏松等。

(二)心电图特征

低钙血症的主要心电图改变是 ST 段平直延长>0.15 秒，导致 QT 间期延长。单纯低钙时心率、节律、PR 间期、P-QRS-T 各波均无异常，但合并其他电解质紊乱时可出现相应的心电图改变(图 6-8)。

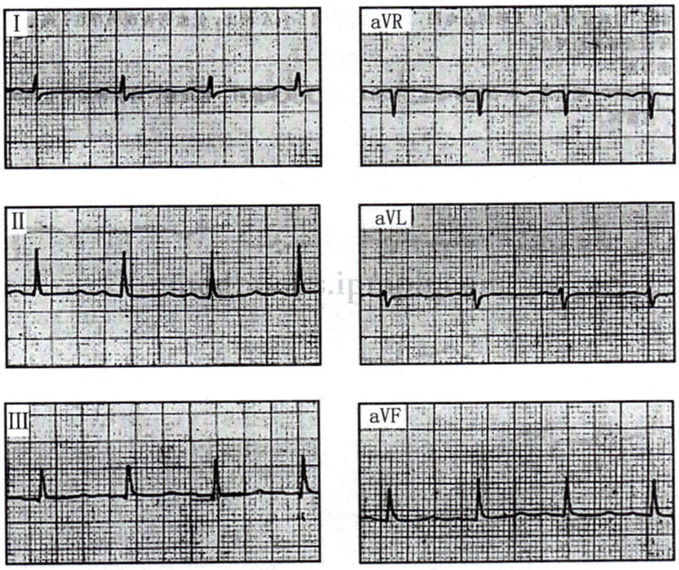

诊断依据：窦性节律，心率 93 次/分，各导联 ST 段平直延长，时间>0.15 秒；QT 间期延长=0.41 秒；T 波低平，符合低钙血症心电图改变。

图 6-8　低钙血症心电图

(三)治疗措施

首先明确病因，积极治疗原发疾病；其次进行补钙。轻者可口服钙剂，重者可静脉补钙，但静脉点滴时禁止过多、过快。

(王妨娥)

第七章　心脏起搏的心电图判读

第一节　AAI起搏心电图

AAI起搏器是指心房起搏、心房感知型起搏器，起搏器感知自身P(P′)波后的反应方式是抑制心房起搏脉冲的发放。AAI起搏是一种生理性起搏。AAI的起搏部位为右房的右心耳部，起搏脉冲激动心房后再经房室结下传激动心室，整个过程与窦性心律时心脏除极顺序类似，其充分保持了正常的房室同步性，因而属于生理性起搏。但由于临床应用的适应证和技术要求都较高，因此临床实际应用的数量远比VVI少。目前约占起搏器植入总量的5%。

一、AAI起搏的部位

AAI起搏电极导线以锁骨下静脉或头静脉等为入路，进入上腔静脉，到右心房后，被动性嵌在右心耳前壁的梳状肌中，X线下电极导线呈J形，顶端电极与心房肌紧密接触而有效地起搏心房(图7-1)。

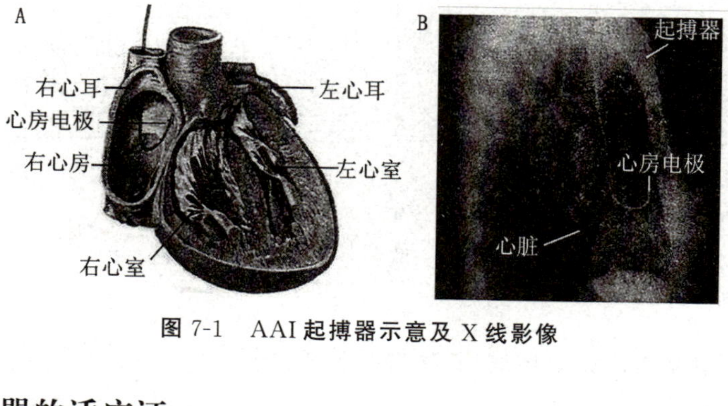

图7-1　AAI起搏器示意及X线影像

二、AAI起搏器的适应证

AAI起搏器指的是心房起搏、心房感知抑制型单腔心房起搏方式，又称心房按需起搏。其植入的适应证是严重的窦性心动过缓、窦性停搏、窦房传导阻滞、颈动脉窦过敏引起的黑蒙、眩晕等症状，但必须房室传导功能正常。若有房室传导阻滞(间歇的或完全的)或潜在的房室传导阻滞(如H-V间期>55毫秒，房室结的文氏点在130次/分以下，或双束支或不完全性三分支阻滞的心电图表现等)，以及心房颤动或扑动，植入 AAI 起搏器是不适宜的。在一些病态窦房结综合征患者中(特别是老年人)，其房室结功能也常有潜在病变，或在起搏器植入后随年龄增长出现房室交界区及室内的传导障碍(图 7-2)。因此，目前病态窦房结综合征的患者大多选用双腔起搏器。

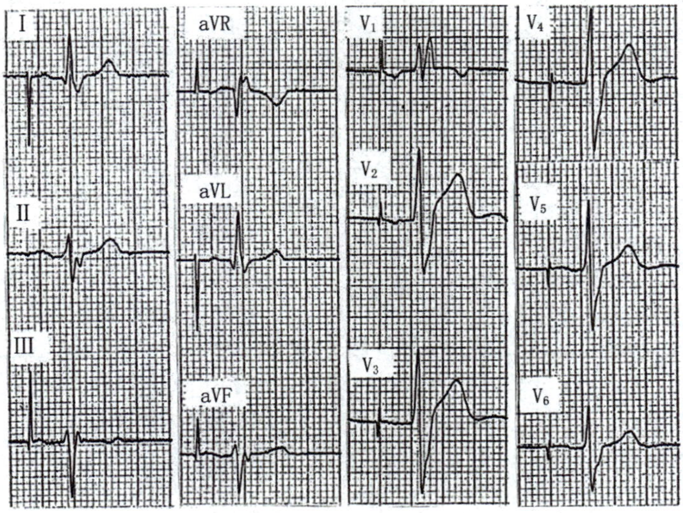

患者，男，78 岁。10 年前因窦性心动过缓植入 AAI 起搏器，10 年后因患肺癌，检查时发现出现右束支及左前分支阻滞。

图 7-2　AAI 起搏伴室内传导阻滞

三、AAI 起搏器的计时周期

(一)起搏间期

起搏间期是指在无自身心律的情况下，出现连续两个心房起搏信号的时距。与起搏间期相对应的是起搏频率，两者为同一个概念，只是名称不同。起搏频率(次/分)＝60 000 毫秒(1 小时＝60 000毫秒)÷起搏间期(毫秒)。例如起搏间期为 1 000 毫秒，那么起搏频率为60 000 毫秒÷1000 毫秒＝60 次/分。

(二)逸搏间期

逸搏间期是指心房起搏信号与前一个自身 P 波之间的时距，即自身 P 波起始到下一个相邻起搏信号之间的时距。如果起搏器没有滞后功能或未打开滞后功能，那么起搏间期等于逸搏间期。在大多数 AAI 起搏心电图上，逸搏间期多长于自动起搏间期，此时的逸搏间期由两部分组成：其一为基础起搏间期，其二为滞后间期。滞后间期是在起搏间期的基础上延长的时间间期(图 7-3)。也可将逸搏间期换算成频率并以该形式表现在起搏器参数中，称为滞后频率。其目的是给更多的自身心律下传的机会。

根据患者的具体情况及临床需要，可以人为地程控起搏间期和逸搏间期，可将起搏器设为负性频率滞后或正性频率滞后。设置为负性频率滞后时，逸搏间期长于基础起搏间期；反之，正性频率滞后时，逸搏间期短于基础起搏间期。临床设置多为负性频率滞后。

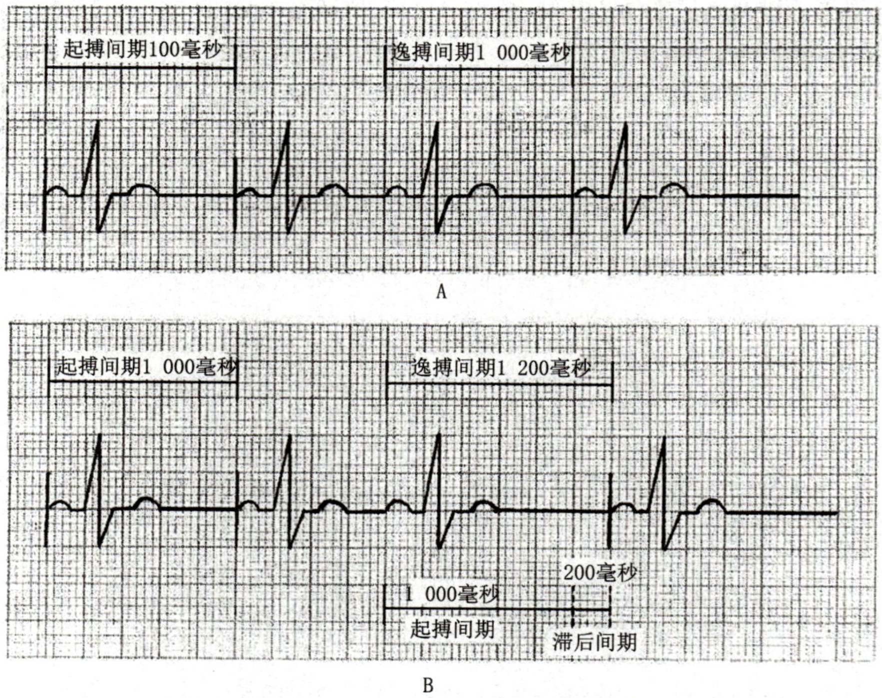

A.AAI 起搏无滞后功能。B.AAI 起搏具有负性频率滞后功能。

图 7-3　AAI 起搏频率滞后功能示意图

(三)心房不应期

指在发放一次电脉冲后或感知一次自身 P 波后感知线路关闭，不感知任何心电信号的间期，通常为 300～500 毫秒(图 7-4)。心房不应期的设置是为了防止感知起搏脉冲本身及自身 QRS 波群。

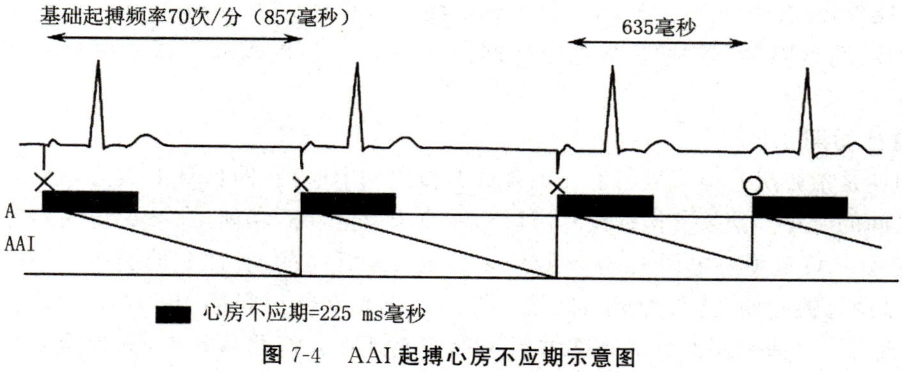

图 7-4　AAI 起搏心房不应期示意图

(四)磁铁频率

磁铁频率是指进行磁铁试验时起搏器的频率。进行磁铁试验时，AAI 起搏器的起搏模式多为 AOO(图 7-5)。磁铁频率试验的方法很简单，在记录心电图的同时，将磁铁放置在起搏器植入部位的皮肤上，在心电图上观察起搏模式和起搏频率的变化。磁铁频率试验的作用包括：①显示起搏功能。②测试电池状态，磁铁频率随起搏器的种类、型号的不同而不同。在起搏器出厂时，起搏器的磁铁频率都已设置好，一般为 80～100 次/分，不能程控更改。

心电图鉴别要点：磁铁频率心电图鉴别诊断比较容易，在没有明确磁铁接触史时，最需要与频率适应性起搏心电图鉴别。①磁铁频率心电图起搏频率表现为突然增快，又突然恢复到原有起搏频率的变化特点；而频率适应性起搏心电图有起搏频率逐渐增快、逐渐减慢的特点。②磁铁频率时有感知不良（固律型起搏）的心电图表现，而频率适应性起搏心电图则不会出现这种改变。

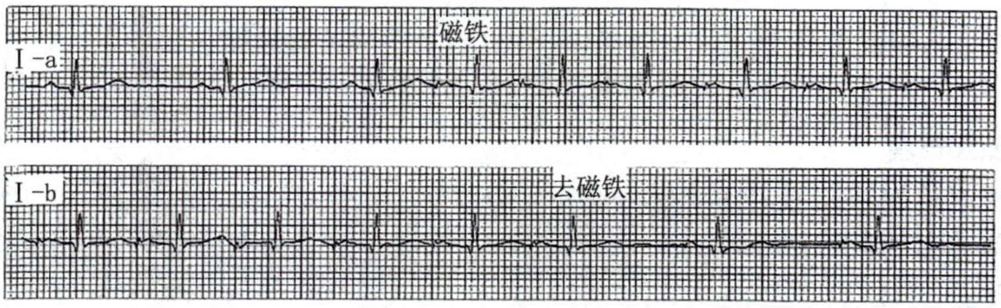

放置磁铁，磁铁频率 100 次/分，移出磁铁恢复原来频率。

图 7-5　AAI 起搏器磁铁试验

四、AAI 起搏器正常的心电图表现

（一）起搏功能

当窦性停搏或者窦性心动过缓时，此时 AAI 起搏器按照设置的一定周期、电压、脉宽发放心房刺激脉冲使心房除极，然后沿正常房室交界区下传激动心室，其心房起搏功能可通过心电图上起搏信号以及其后相应的 P′波来判定（图 7-6）。

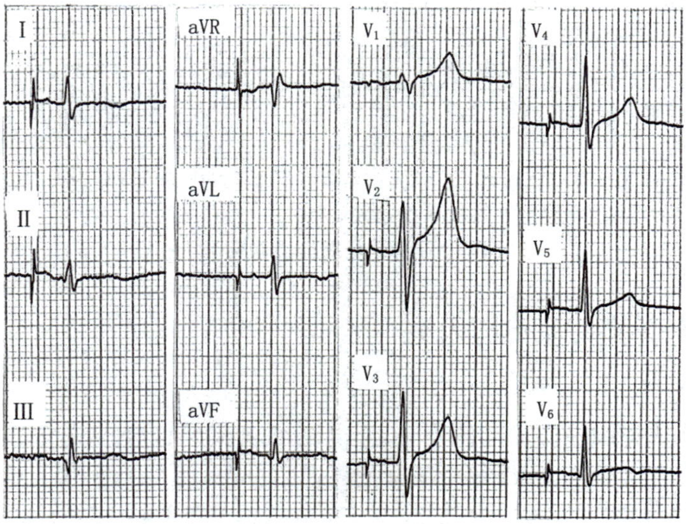

右心耳部位起搏，心电图示心房脉冲信号后 P′波形态与窦性 P 波近似。

图 7-6　AAI 起搏心电图

（二）感知功能

AAI 起搏器不仅具有起搏心房的功能，并且具有感知自身 P 波的功能，感知后的反应方式是抑制心房起搏脉冲的发放，AAI 起搏器的感知功能是通过心房起搏功能来间接反映的，例如当自身 P 波出现时，心房电极即感知了 P 波，抑制了心房起搏脉冲的发放，并以自身 P 波为起

点，将起搏间期的时距向后顺延，也就是说起搏器的节律发生了一次节律重整，当某一段时间内窦性频率超过基础起搏频率时，起搏器的脉冲发放可被完全抑制（图 7-7），而表现为相对静止状态。

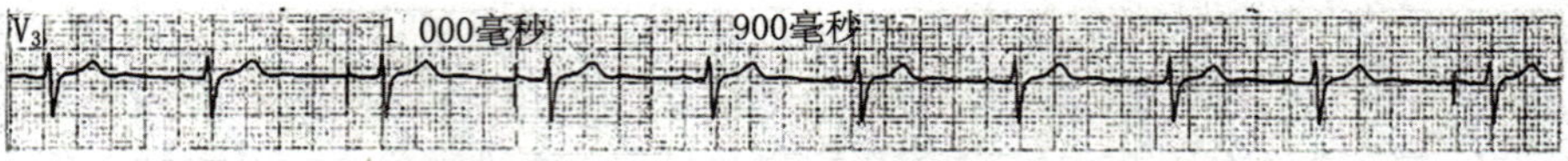

窦性频率＞60 次/分为自身下传，＜60 次/分为心房起搏。

图 7-7　AAI 起搏心电图

（三）心电图表现

（1）在心房起搏脉冲信号之后出现一个形态异常的 P′波。

（2）因大部分起搏电极位于右房上部（右心耳），故波形酷似窦性 P 波。在Ⅰ、Ⅱ、aVF、V_3～V_5 导联 P′波直立，aVR 导联 P′波倒置。

（3）P′-R 间期与自身窦性 P-R 间期相同，一般在 120～200 毫秒之间。

（4）P′波下传的 QRS-T 形态呈室上型，或与自身下传的 QRS-T 形态相同。

（5）窦性频率超过起搏频率后，出现窦性的 P-QRS-T 波，起搏心律的 P′-QRS-T 波群被抑制。

（6）与窦性心律竞争时可见真性或假性房性融合波（图 7-8）。①真性房性融合波：窦性激动或自身心房激动与 AAI 起搏器心房电极同时或略有先后激动心房不同部位，在心房内相互融合，形成融合波，两者根据除极心房面积的不同，可以形成不同程度的房性融合波。②假性房性融合波：心房完全由窦性或自身房性激动除极，形成自身 P 波形态，AAI 起搏器心房起搏脉冲正好落在自身 P 波中，成为一次无效的起搏信号。

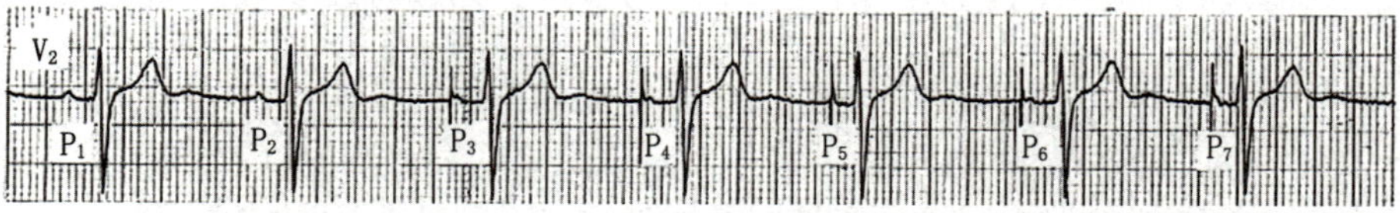

P_1、P_2 为正常窦性 P 波；P_3、P_4、P_6 为正常心房起搏的 P′波；P_5 为假性房性融合波；P_7 形态介于窦性 P 波与正常心房起搏的 P′波之间，为房性融合波。

图 7-8　AAI 起搏房性融合波

五、AAI 起搏器异常的心电图表现

（一）起搏功能障碍

可表现为间歇性或持续性心房起搏停止，心电图可表现为起搏间期长于基础起搏间期或逸搏间期。此种情况有时可见于 AAI 起搏器电池耗竭的患者（图 7-9）。

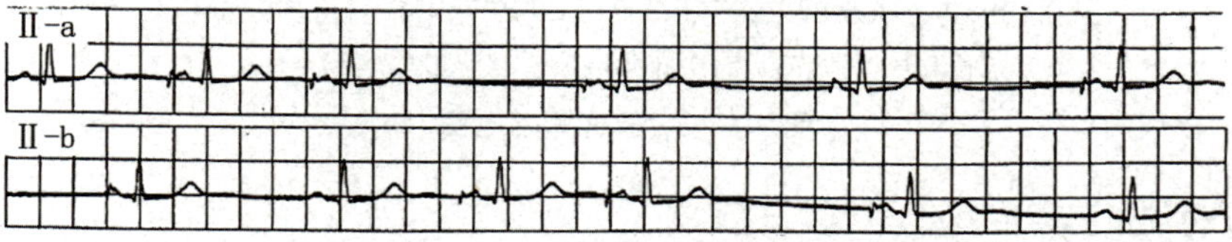

患者，女，63 岁。8 年前植入 AAI 起搏器，现主诉头晕、胸闷。原基础起搏频率 68 次/分，现可见大部分起搏频率减慢为 42 次/分。

图 7-9　AAI 起搏器电池耗竭心电图

(二)感知功能障碍

可分为感知不良(感知低下)和感知过度(超感知)。

1.感知不良

可分为间歇性及持续性感知不良，指对自身正常P波不能感知，仍按自身的基础起搏间期发放起搏脉冲。当AAI起搏器感知不良时，其起搏节律不受正常心律的抑制，不发生起搏节律的重整，而按设置的频率发放脉冲刺激(图7-10)。当起搏频率高于窦性心律时，可使窦性心律完全被抑制。当起搏频率等于或低于窦性心律时，可存在两个并行节律点，并形成多种形式的相互干扰。感知不良的原因主要是起搏器的感知灵敏度设置不合适或心内电信号的振幅和(或)斜率不够高，因为P波的振幅较QRS波低得多。因此，临床上AAI起搏器感知不良较VVI起搏器多见。

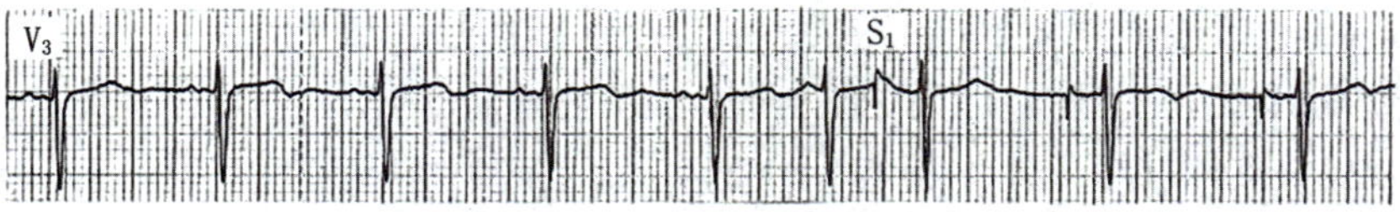

患者，女，78岁。因窦性心动过缓植入AAI起搏器，基础起搏频率65次/分，可见第一个心房起搏信号S1对自身房早P′波不感知，未发生起搏节律重整。

图7-10　AAI起搏感知功能不足

2.感知过度

指AAI起搏器对振幅较低或不应该感知的信号发生感知，例如对QRS波、T波、肌电信号等发生感知，在心电图上可见起搏周期延长(图7-11)。由于P波振幅低，AAI起搏器的感知灵敏度通常设置得较VVI高。

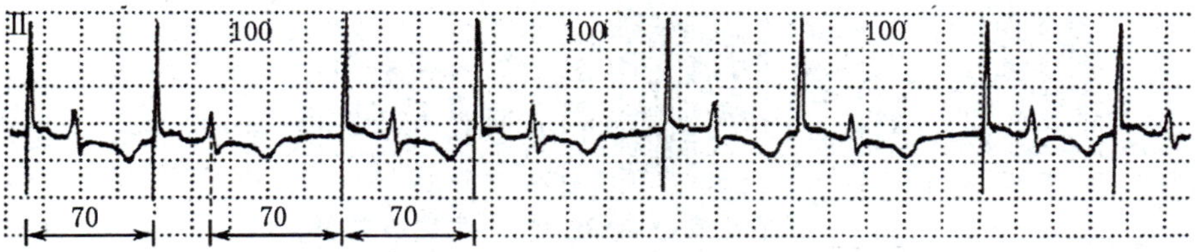

图7-11　AAI起搏器感知过度导致交叉感知QRS波，引起起搏周期短、长交替出现

(马　琳)

第二节　VVI起搏心电图

VVI起搏是指心室起搏、心室感知抑制型的一种单腔起搏模式。虽然VVI起搏属于按需起搏方式，但由于只对心室进行起搏和感知而造成心房和心室不同步，并且通常选择的电极植入部位为右心室心尖部，使得心室激动收缩顺序异常而造成左右心室激动不同步，所以是一种非生理性起搏模式。

一、VVI起搏心电图的基础

心室起搏的心电图表现为在起搏信号后紧跟着一个起搏脉冲引起的心室除极的QRS波群，

QRS 波群宽大畸形，与 T 波方向相反。起搏信号代表脉冲发生器发放脉冲电流。QRS 波群形态取决于心室起搏的部位。右心室起搏常用部位是右心室心尖部。

(一)右心室心尖部起搏

电极置于右心室心尖部，右心室心尖部肌小梁丰富，可使用被动电极(即传统的翼状电极)，固定简单，脱位率低，为临床上常用的传统起搏部位。

右心室心尖部起搏时，起搏脉冲由心尖向室间隔逆行传导，引起心室内电激动和收缩顺序异常，左心室激动明显延迟，双心室同步性丧失，室间隔和心尖部出现不协调收缩，对血流动力学产生一定的影响。

由于右心室心尖部起搏时心肌除极的顺序异常，可呈左束支传导阻滞图形。由于电极在右心室内位置不同，电轴可随电极的位置而变化，一般电轴左偏(－30°～－90°)，右心室起搏图形与电极在心腔内的位置及心电生理变异有关，右心室起搏图形大致分两种。

(1)电轴左偏，Ⅰ导联主波向上，Ⅱ、Ⅲ、aVF 导联主波向下，V_1、V_2 导联主波向下，V_5、V_6 导联主波向上，与左束支传导阻滞图形相同。

(2)Ⅰ导联主波向上，Ⅱ、Ⅲ、aVF 导联主波向下，胸前导联主波向下，QRS 波宽大畸形，T 波与主波相反(图 7-12)。有关学者观察右心室起搏后，以胸前导联主波均向下较为多见。

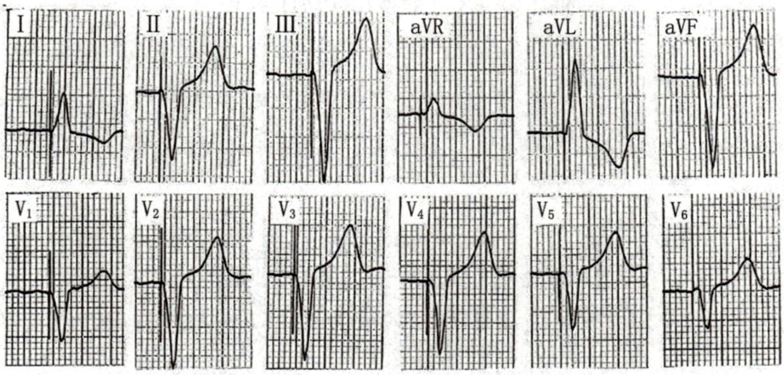

图 7-12　右心室心尖部起搏 12 导联心电图

(二)右心室流出道起搏

右心室流出道所用的电极不同于一般右心室起搏所用的翼状电极。右心室流出道起搏所用的电极为一种特制的电极，这种电极必须用定位器将电极送入右心室流出道，然后将电极向室间隔方向进行固定。

右心室流出道起搏的优点：右心室流出道起搏接近希氏束，起搏冲动能通过室间隔，同时向双侧心室传导，基本保持了心室激动的生理顺序和左右心室的同步收缩。与右心室心尖部相比，右心室流出道起搏能获得较好的血流动力学效果。

右心室流出道起搏的心电图特点：①额面 QRS 波群电轴正常或右偏。②QRS 波群宽大畸形，呈左束支传导阻滞图形。③Ⅱ、Ⅲ、aVF 导联 QRS 波群主波均向上(图 7-13)。

(三)融合波及假性融合波

心室起搏频率与自身心率接近或相等时，自身下传冲动和起搏器的刺激同时或几乎同时激动心室，即心室一部分被自主节律所激动，另一部分则被心室刺激所激动(起搏器)，两种冲动各激动心室的一部分，即形成融合波。根据两者除极心室面积大小不同，可形成不同程度的室性融合波。

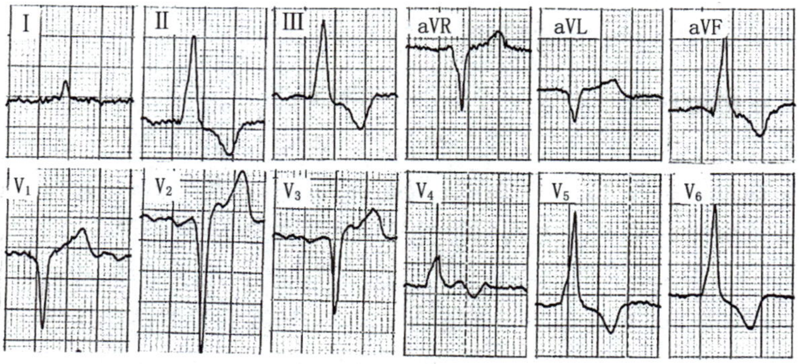

图 7-13　右心室流出道起搏 12 导联心电图

假性融合波是心脏接受自身冲动刺激除极完毕后，但心肌除极的信号未能立即通过导线反馈于起搏器内而抑制脉冲输出，此时起搏器也发出了脉冲，这一脉冲落在心室不应期，无效的起搏脉冲在体表心电图上与 QRS 波群相重叠，但 QRS 波的形态并没有改变，实际上心肌内只有一个窦性起搏点。这意味着融合只发生在心电图记录纸上，而不发生在心腔内(图 7-14)。

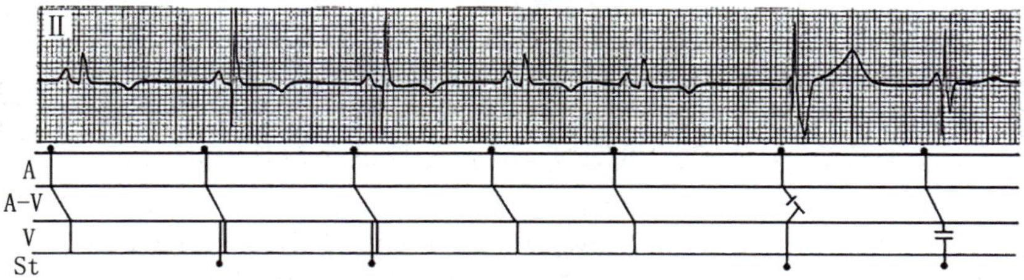

梯形图表明 R_2、R_3 为假性室性融合波；R_7 为真性室性融合波；R_6 为完全起搏。

图 7-14　VVI 起搏真性室性融合波及假性室性融合波

(四)“正常化”及“趋向正常化”的室性融合波

正常情况下，右心室心尖部起搏时，起搏后呈左束支传导阻滞图形。但在完全性右束支传导阻滞患者中，有时可见起搏-夺获的室性融合波形态变窄，形成“正常化”或“趋向正常化”的室性融合波(图 7-15)。其机制是原有右束支传导阻滞患者，正常窦性激动只能沿左束支下传使左心室除极，在左心室除极过程中，位于右心室的电极也发出脉冲，此时两侧心室同时或几乎同时进行除极，心室除极与正常情况除极相似，QRS 波形态变为“正常”或“趋向正常”。

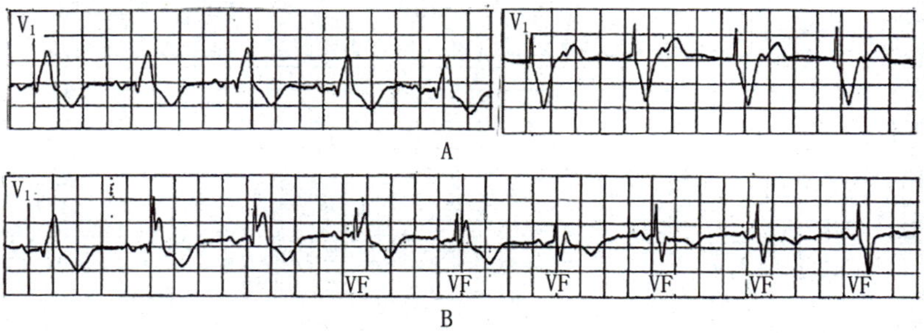

为同次不连续记录，A.为自身心律下传的右束支传导阻滞图形，与 VVI 起搏图形频率相近。
B.为部分“正常化”或“趋向正常化”室性融合波(VF)。

图 7-15　VVI 起搏“正常化”及“趋向正常化”的室性融合波

二、VVI 起搏器的适应证及禁忌证

(一)VVI 起搏器的适应证

VVI 起搏器适用的范围相对较广,凡是缓慢性心律失常者都可适用,例如窦房结功能的病变、房室传导阻滞等,如果经济条件允许,上述情况最好是植入双腔起搏器,这样可以使房室分离现象消失,保持房室同步收缩。其实 VVI 起搏器最佳适应证为快速房颤或房扑合并长间期,此种患者在临床治疗上常有矛盾,提高心律的药物有恶化快速心律失常的潜在危险,而抗心动过速的药物又有心动过速终止后心律进一步抑制而恶化病情之虞,所以 VVI 起搏器是最佳选择(图 7-16)。

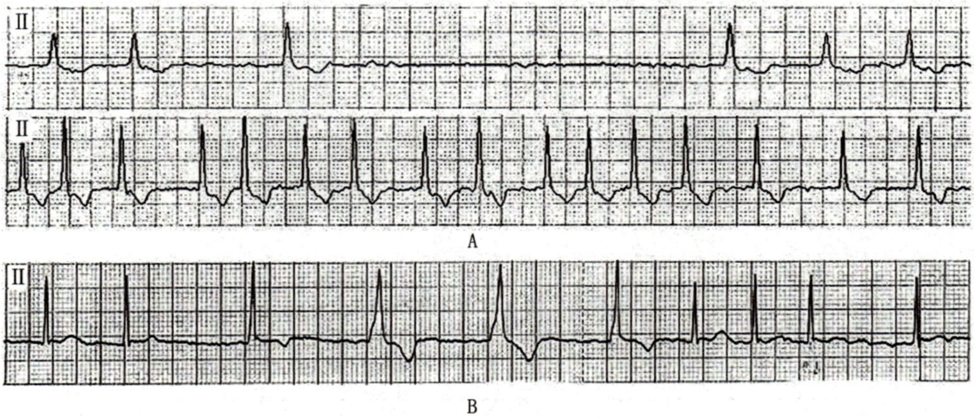

患者,男,78 岁。临床诊断:病态窦房结综合征。A.为动态心电图记录:基本心律为心房颤动,24 小时总心搏 12 784 次,平均心率 88 次/分,最快心率 133 次/分,最慢 35 次/分,24 小时>2 秒的 R-R 间期 383 次,最长 3.58 秒。B.为动态心电图明确诊断后植入 VVI 起搏器(电极植入右心室流出道、双极起搏)。

图 7-16　心房颤动慢-快综合征植入 VVI 起搏器

(二)VVI 起搏器的禁忌证

(1)心功能差需要心房发挥作用者。

(2)有室房逆传反复心律者(图 7-17)。

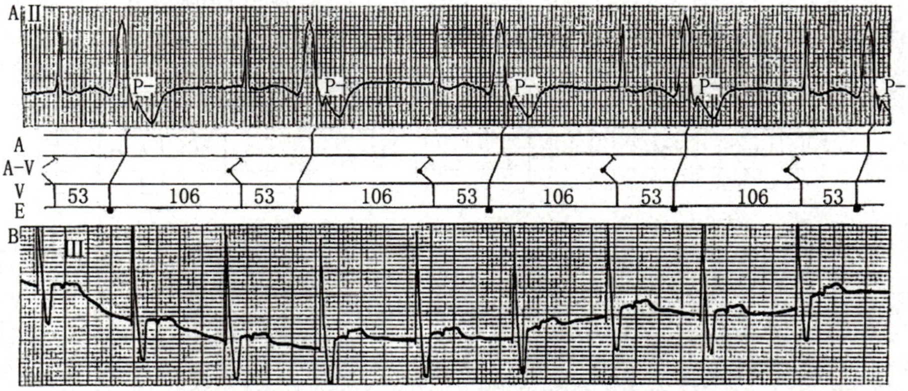

患者,女,49 岁。因病态窦房结综合征致阿-斯综合征发作,经抢救后植入临时起搏器。A.为术前描记心电图:交接性逸搏与室早形成二联律,每个室早后有逆向 P 波,其R-P′间期 0.20 秒。B.为植入临时起搏器呈 1∶1 室房逆传。

图 7-17　室性期前收缩二联律伴反复搏动

(3)经临时起搏器证实有起搏器逆传或起搏器综合征(图 7-18),或起搏后动脉压下降>2.7 kPa(20 mmHg)者。

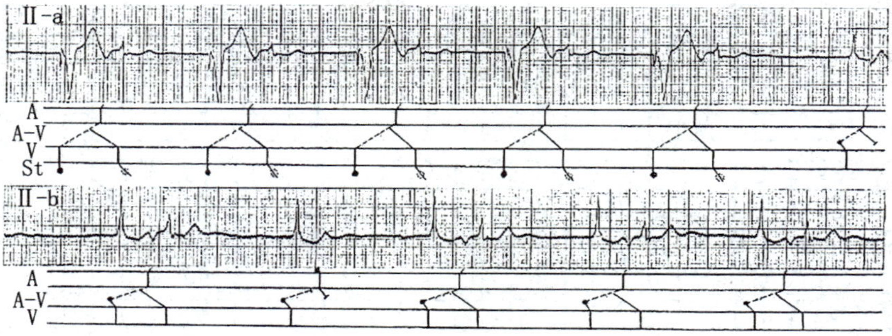

患者,女,74 岁。临床诊断:病态窦房结综合征。心电图为极度窦性心动过缓、窦性停搏,紧急植入临时起搏器。心电图为Ⅱ导联连续记录:P 波消失为起搏-反复二联律,在第一行最后一个 QRS 波前人为关闭临时起搏器可见过缓的交接性逸搏-反复搏动二联律,偶见窦性激动夺获心房。

图 7-18　临时起搏器呈起搏-反复二联律

三、VVI 起搏器的计时周期

(一)起搏间期

起搏间期是指起搏器以心室按需(VVI)方式工作时,连续两个刺激信号间的时距。

(二)逸搏间期

逸搏间期是指刺激信号与其前的自身心室搏动之间的时距,逸搏间期应当自被感知的 QRS 波初始部测量之后的刺激信号(图 7-19)。理论上自动起搏间期应等于逸搏间期。但在实际的心电图上,逸搏间期略长于基础起搏间期,这是因为起搏器的感知并非发生在 QRS 波群的起始部。另一个因素是激动到达感知电极所在部位心肌需要一定的时间。

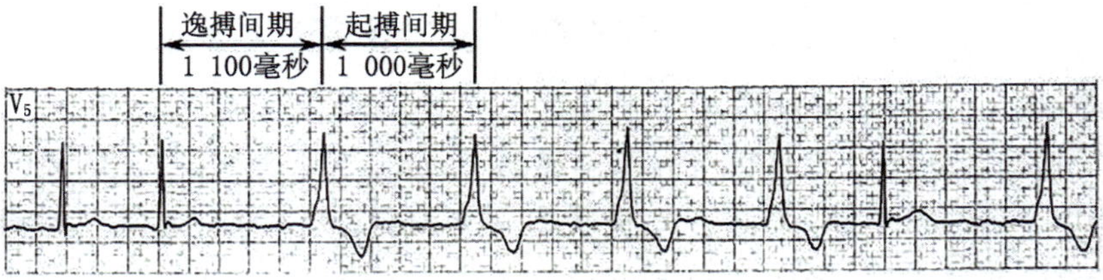

图 7-19　VVI 起搏器起搏间期及逸搏间期

(三)频率滞后

频率滞后是一个可程控的参数,其意义是受自身 QRS 波抑制的按需心室起搏器重新开始发放脉冲时的临界频率,要比它连续发放刺激脉冲的频率低一些。换言之,起搏器的逸搏间期长于起搏间期。例如,设定起搏器的基础频率为 60 次/分,滞后频率为 50 次/分,那么起搏器一旦被抑制,它在自身心率高于 50 次/分之前将不释放出刺激脉冲,仅当自身心律降至 50 次/分以下时,才开始以 60 次/分的频率进行起搏。这是每分钟 10 次搏动的滞后。频率滞后这个功能的好处是允许患者的自身心率在起搏器发放刺激脉冲之前有较长的变化余地,从而使更多的自身心律下传。如果起搏器的逸搏间期长于基础起搏间期,称为负性频率滞后(图 7-20);短于起搏间期称为正性滞后;等于起搏间期为无滞后。滞后频率或间期可程控。

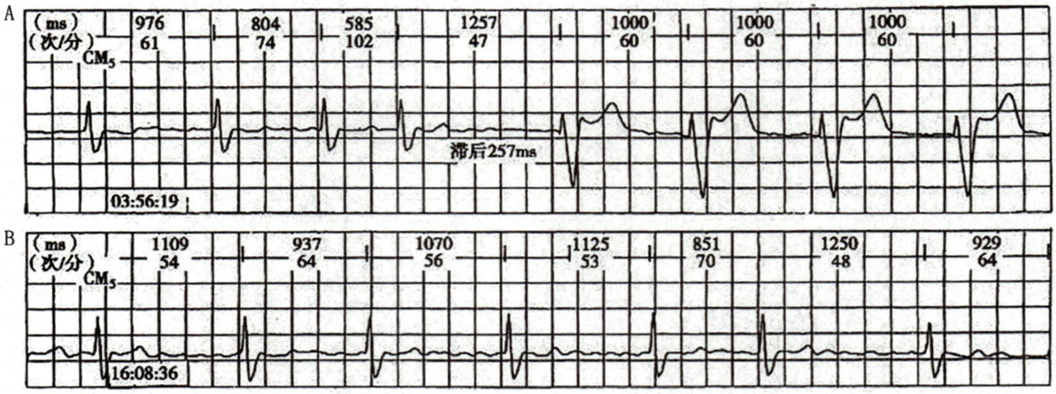

A.为房颤合并长间期，起搏器滞后时间 257 毫秒（1257～1000 毫秒）。B.为高于滞后频率 47 次/分，低于起搏频率 60 次/分的自身心律均下传心室（起搏功能正常）。

图 7-20　VVI 起搏器负性频率滞后

（四）不应期

不应期又称心室不应期或反拗期。脉冲发生器在发放一次脉冲后或在感知一次自身心律的 QRS 波后，感知放大器关闭，不感知任何心电信号的间期，不应期范围通常设置为 300 毫秒左右（图 7-21）。不应期的设置是为了防止感知起搏脉冲本身、起搏的极化电位，以及 T 波。

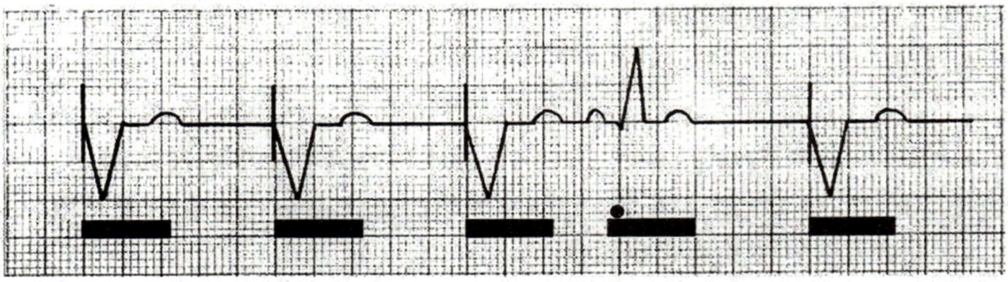

图 7-21　VVI 起搏器心室不应期示意图

（五）磁铁频率

磁铁频率是指进行磁铁试验时起搏器的起搏频率，此时的起搏模式为 VOO。磁铁频率试验的作用包括：①显示起搏功能。②测试电池状态。绝大多数起搏器从磁铁放置到磁铁移开期间，起搏器均以磁铁频率起搏。个别起搏器则仅有前数个间期为磁铁频率，此后尽管磁铁仍然放在脉冲发生器上，但起搏器仍以基础起搏频率工作，在这种情况下做磁铁试验，应在心电图开始记录后，再将磁铁放在脉冲起搏器上，才能准确捕捉到磁铁频率。常见的磁铁频率为 100 次/分（图 7-22）。

四、VVI 起搏器正常心电图表现

（一）起搏功能

VVI 起搏器的起搏功能是指不论出现何种心律失常，只要引起长 R-R 间期，起搏器可按照自身设置的频率发出脉冲刺激，其后有相应宽大畸形 QRS 波，可通过起搏脉冲信号后有无宽大畸形 QRS 波来判断刺激是否夺获心室。当自身心律与起搏心律频率相近时便会形成不同程度的室性融合波（图 7-23）。

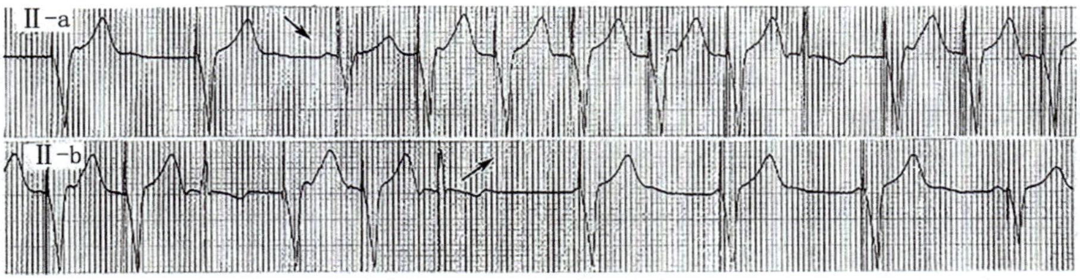

患者，男，72 岁。植入 VVI 起搏器，起搏频率 60 次/分，在起搏部位放置磁铁则显示出磁铁频率 100 次/分（上行箭头处），磁铁频率内有快的自身 QRS 波，形成假性室性融合波，磁铁移去后（下行箭头处），起搏器频率又恢复基础起搏频率 60 次/分。

图 7-22　VVI 起搏器磁铁试验

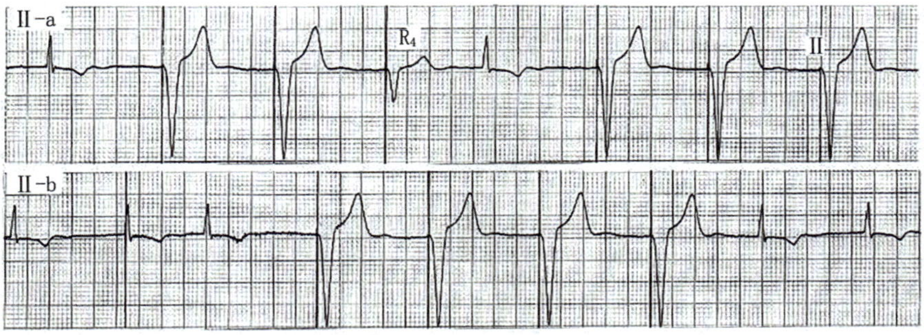

患者，男，90 岁。动态心电图为房颤合并长 R-R 间期，最长 4.8 秒，＞3.0 秒的 R-R 间期 21 次。Ⅱ导联连续记录：基本心律房颤，可见自身下传的 QRS 波呈室上性，相对延迟的 QRS 波宽大畸形，前有钉样起搏信号，上行 R_4 为室性融合波。

图 7-23　心房颤动 VVI 起搏心电图

（二）感知功能

VVI 起搏器的感知功能是通过起搏功能来间接反映的，例如当心室夺获或出现异位 QRS 波（房早、室早）时，心室电极即感知 QRS 波，抑制心室起搏脉冲的发放，并以自身 QRS 波为起点，以起搏间期的时距向后顺延，称为起搏器节律重整。当自身心室率连续超过设置的起搏频率时，起搏器可处于连续的感知和节律重整状态，心电图上暂时表现为静止状态（图 7-24）。另外，起搏器有滞后功能时，出现自身 QRS 波下传时，起搏脉冲向后顺延的时距以逸搏间期为准，而不以起搏间期为准。如自身心室率慢于起搏频率，心室则完全由起搏器控制，那么感知功能是否正常难以判断。

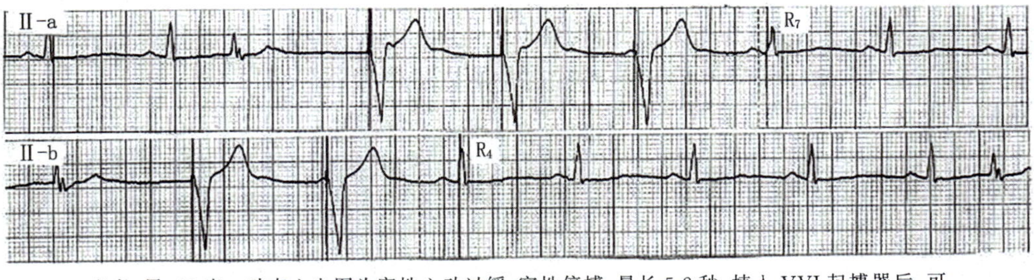

患者，男，78 岁。动态心电图为窦性心动过缓、窦性停搏，最长 5.2 秒，植入 VVI 起搏器后，可见在结性期前收缩代偿间期后出现心室脉冲发放，上行 R_7 为真性融合波，下行 R_4 为假性融合波，下行最后 5 个 QRS 波频率大于低限频率，起搏器被抑制。

图 7-24　结性期前收缩代偿间期触发 VVI 起搏

五、VVI 起搏器异常心电图表现

(一)起搏功能障碍

起搏功能障碍主要表现为不起搏或间歇性起搏，即起搏信号不能按时发放或不能有效地夺获心室(图 7-25)。心电图表现为仅有起搏信号，但其后无 QRS 波，或起搏脉冲后虽有 QRS 波，但其起搏间期长于基础设置的起搏间期或逸搏间期。起搏功能障碍可见于电池耗竭(图 7-26)、电极脱位、电极导线断裂，以及电极导线与起搏器插口松动等。

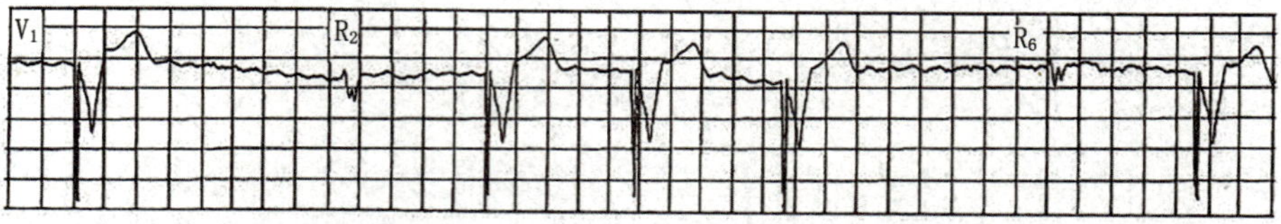

患者，男，78 岁。植入 VVI 起搏器 8 年，V_1 导联可见心房颤动，VVI 起搏信号间歇发放，R_2、R_6 为过缓的自主室性逸搏。

图 7-25 VVI 起搏器间歇性起搏

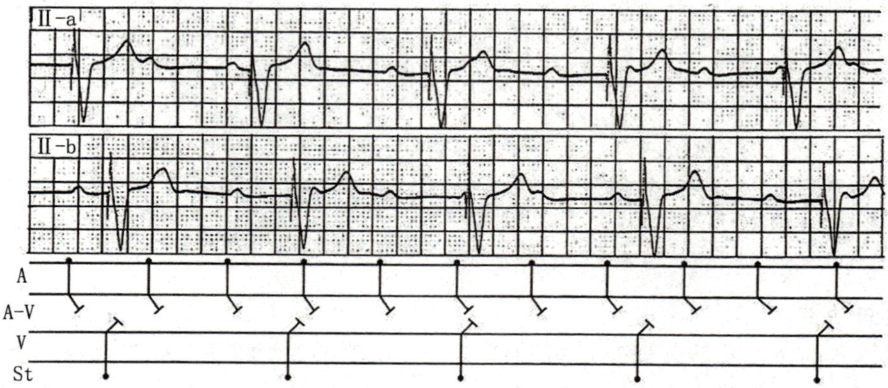

患者，女，53 岁。因三度房室阻滞，植入 VVI 起搏器 9 年。起搏频率由原来 60 次/分下降至目前 42 次/分。

图 7-26 VVI 起搏器电池耗竭心电图

(二)感知功能障碍

感知功能障碍可分为感知不足和感知过度两类。

1.感知不足

指起搏器对心脏自身发出的 QRS 波(或室早)不能感知，仍按设置的基础起搏频率发放起搏脉冲(图 7-27)，多因起搏器感知值设置不当或电极导线发生故障等情况引起。

2.感知过度

当起搏器感知灵敏度过高或体内外信号过强时，可被心室电极误感知，可以抑制 VVI 起搏器起搏脉冲的发放，表现为起搏的暂停或起搏间期延长(图 7-28)。多见于 T 波或肌电干扰的感知过度。感知过度大部分可通过体外程控解决。

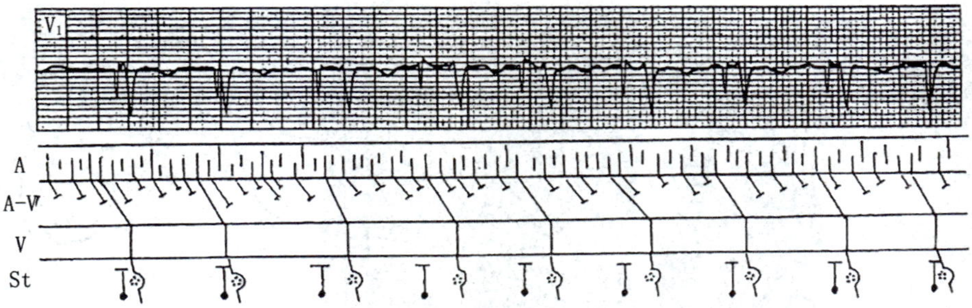

V_1导联梯形图显示：QRS波均由房颤波下传，R-R不等，起搏与感知功能障碍。

图7-27　VVI起搏器起搏与感知功能障碍

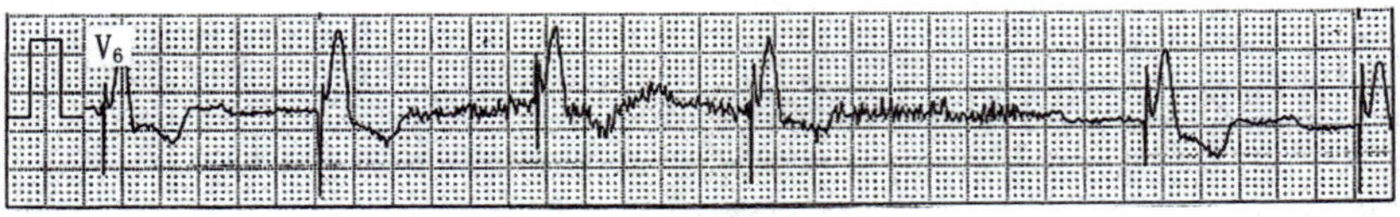

图7-28　VVI起搏肌电干扰致过度感知

（马　琳）

第三节　双腔起搏心电图

双腔起搏器（DDD）具有心房、心室感知，心房、心室起搏的功能，为房室顺序的生理性起搏。与单腔心室起搏器（VVI）相比，双腔起搏器具有更多的生理功能。双腔起搏器随着自身心率、P-R间期变化，自动以AAI、VAT、VDD、DDD、DDI及皆被抑制的不同起搏形式进行工作。无论起搏形式如何变化，它始终保持良好的房室同步性，维持最佳的血流动力学效应。为防止过快心房率经心房线路感知后下传心室导致过快心室率，可呈文氏型或2∶1传导。部分双腔起搏器还具有模式转换功能、睡眠功能、心室管理功能、自动阈值夺获、频率平滑及A-V间期自动调整等特殊功能。

一、双腔起搏器的植入

双腔起搏器由脉冲发生器（起搏器）、心房和心室起搏电极导线各一根组成。其中心房电极导线植入右心耳，心室电极导线植入右心室心尖部或右心室流出道。右心耳有丰富的梳状肌，右心室心尖部有丰富的肌小梁，因此，电极导线容易稳定地、被动地固定在上述部位。双腔起搏器的植入相当于一个心房和心室单腔起搏器分别植入过程的总和，植入后电极导线的尾部分别与脉冲发生器的心房（上）和心室（下）连接孔相连。起搏器植入在右侧或左侧胸前区锁骨下的皮下组织（图7-29）。

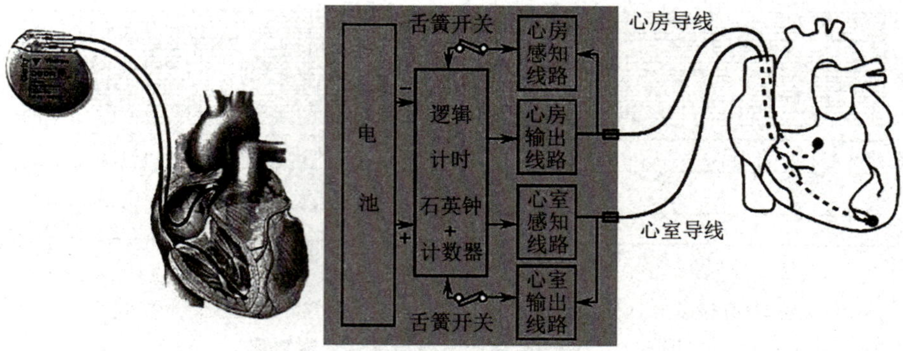

图 7-29 双腔起搏器脉冲发生器及导线示意图

二、双腔起搏器的计时周期及各种不应

具体参见图 7-30。

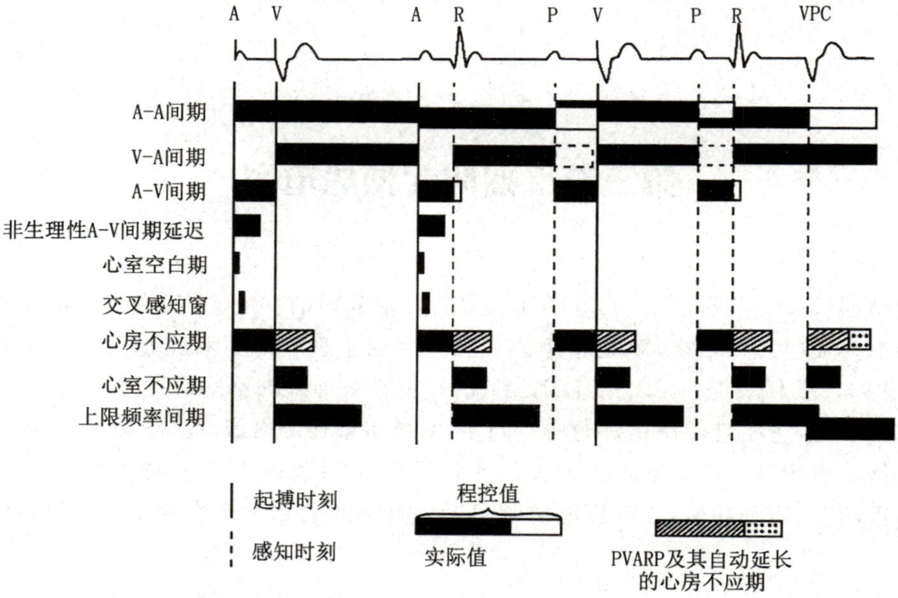

图 7-30 双腔起搏器的计时周期及各种不应期

(一)下限频率

为程控的基本频率，即起搏器连续发放脉冲之间的最长周期。

(二)上限频率

双腔起搏器具有感知心房激动的功能，当感知过快的心房率或外界信号时，通过起搏器下传心室，可引起心动过速，且药物治疗无效。为此设置了上限频率。当心房率以 1∶1 下传心室超过上限频率时，起搏器便出现文氏型传导或 2∶1 传导，使心室率保持在这个极限水平以下，不致过快。

(三)A-V 间期

亦称房室延迟。房室延迟反映心脏房室收缩的生理特性，通常房室延迟为 140～200 毫秒时，房室顺序收缩的协调功能和血流动力学效果最好。房室延迟始于心房起搏或感知心房搏动后至心室起搏，其数值可通过程控仪调节，需根据患者心房率、房室传导功能和起搏方式来具体选择。

1.起搏的 A-V 间期

心房起搏、心室起搏时，心房脉冲与心室脉冲的间距称起搏的 A-V 间期(PAV)。

2.感知的 A-V 间期

起搏器感知自身心房波至心室起搏脉冲信号的间期称感知的 A-V 间期(SAV)。房室间期设置的原则：在心房脉冲无传出阻滞时，起搏的 A-V 间期设置一般较感知的 A-V 间期长 30～50 毫秒，两者相差不超过 100 毫秒。

(四)心房逸搏周期

心房逸搏周期又称 V-A 间期，指心室激动(心室起搏或自搏)至下一次预置的心房输出脉冲之间的间期。V-A 间期取决于下限频率(V-V 间期)和 A-V 间期，V-A 间期＝V-V 间期-A-V 间期。

(五)心室后心房不应期

心室后心房不应期(PVARP)是指感知心室信号或发出心室脉冲后，心房感知电路暂时关闭的一段间期，可以程控调节，其功能是防止误感知由心室逆传至心房 P 波而引起的心动过速。

(六)总心房不应期

总心房不应期(TARP)为 A-V 间期＋心室后心房不应期，通常设置在 400 毫秒左右，此期间心房不发生感知。

(七)心室不应期

心室不应期(VRP)是指心室起搏脉冲发放后或起搏器感知自身 QRS 波群后，心室不发生感知的一段时间。

(八)心室空白期

心室空白期(VBP)是指心房脉冲发生后心室感知电路内设置的 10～60 毫秒的空白期。

(九)安全起搏

安全起搏是指心室感知心房脉冲后 110 毫秒内发放的心室脉冲。安全起搏的房室延迟(A-V 间期)小于房室顺序起搏的房室延迟(A-V 间期)。

(十)磁铁试验

双腔起搏器磁铁试验时，起搏模式为 DOO(图 7-31)。磁铁试验的作用包括：①显示起搏功能。②测试电池状态。

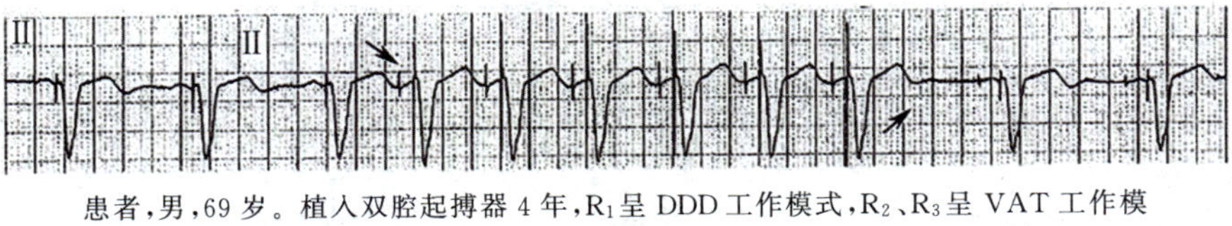

患者，男，69 岁。植入双腔起搏器 4 年，R_1 呈 DDD 工作模式，R_2、R_3 呈 VAT 工作模式，在起搏部位放置磁铁(箭头处)，则显示出磁铁频率为 100 次/分，移去磁铁(箭头处)，起搏器恢复基础起搏频率 60 次/分。

图 7-31　磁铁试验心电图

三、双腔起搏器的基本功能

双腔起搏器基本功能包括起搏功能、感知功能、传导功能。

(一)起搏功能

一般情况下，双腔起搏器的心房和心室均以基础频率(低限频率常为 60 次/分)起搏，而心室起搏则存在最高起搏频率(上限频率,常为 120 次/分)。感知或起搏的心房波与心室起搏之间存在着约定或相应的房室间期。例如,当自身心房频率低于下限频率时,心房起搏脉冲可按低限频率发放脉冲使心房除极,此时心室起搏则决定于自身 P-R 间期与人为设置的 A-V 间期的数值, P-R 间期短则自身 QRS 波下传,A-V 间期短则心室起搏。

(二)感知功能

双腔起搏器有两个感知器,分别感知心房及心室自身除极产生的心房、心室波。其中心房感知器的功能更为重要,发生感知不良或超感知都会产生严重的功能障碍。

(三)传导功能

植入双腔起搏器后,就好比人为植入了一个房室结,具有房室的传导功能,心房电活动可沿起搏器下传心室。例如,三度房室传导阻滞的患者植入 VVI 起搏器,只能起搏心室,心房和心室仍是阻滞性的房室脱节。而植入双腔起搏器,可使窦性 P 波 1∶1 下传,呈心房感知心室起搏的 VAT 方式,使三度房室传导阻滞消失,保持心房和心室收缩的协调性(图 7-32)。

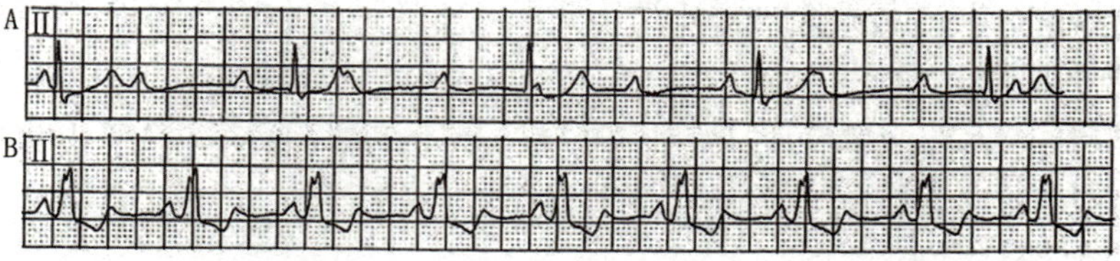

A.为三度房室传导阻滞时,窦性 P 波不能沿房室结下传。B.为植入双腔起搏器后,每个窦性 P 波均可经起搏器下传,三度房室传导阻滞消失。

图 7-32 双腔起搏器类房室结样的房室传导功能

另外,植入的双腔起搏器可能成为房室之间的第二条传导路径。因此当心室起搏发生室房(V-A)传导时,逆行 P 波可被具有心房感知功能的双腔起搏器所感知,再经程控的 A-V 延迟触发心室起搏,又产生逆传 P 波,如此周而复始,形成起搏器介导性心动过速(PMT)(图 7-33、图 7-34)。起搏介导性心动过速形成的条件:①心脏自身传导系统存在室房逆向传导。②起搏器具有心房感知和心室触发功能。③逆传时间长于心室后心房不应期。④期前收缩、心房不感知、心房失夺获、肌电干扰是诱发 PMT 的重要因素。

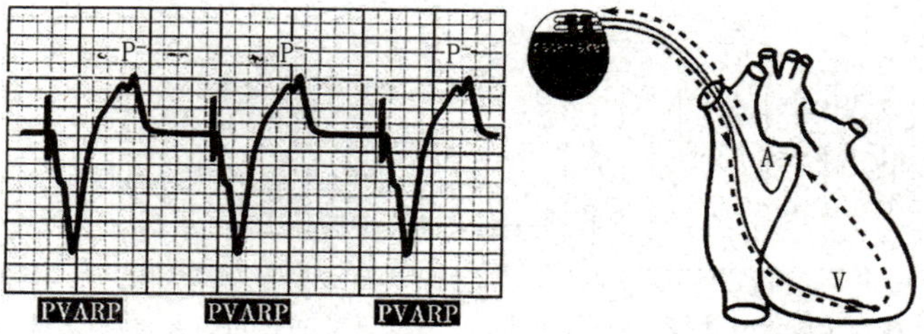

图 7-33 起搏器介导性心动过速发生机制示意图

四、双腔起搏器类房室结传导功能的心电图表现

(一)双腔起搏器类房室结传导的工作模式

1.1∶1 房室传导

当室上性激动(窦性或房性)的频率位于起搏器设置的上下限之间,起搏器可将室上性激动 1∶1 下传引起心室起搏,称为 VAT 工作模式。

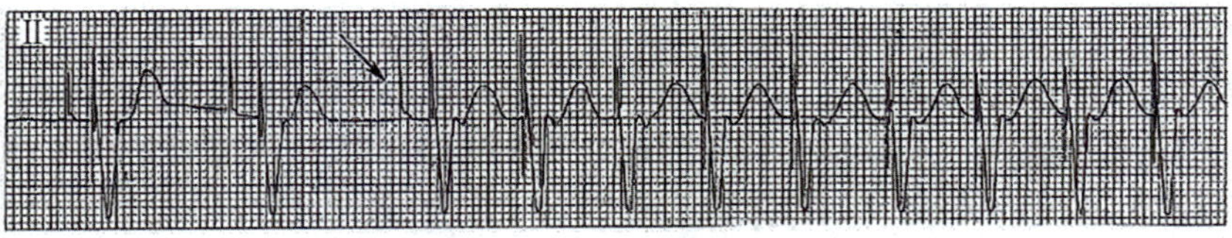

处理的方法，双腔起搏器具有心室后心房不应期的程控功能，将 PVARP 延长至大于 V-P-间期，使 P 波落入不应期，可使 PMT 终止。

图 7-34　双腔起搏器心房不起搏致介导性心动过速

2.文氏型房室传导

当室上性激动（窦性或房性）频率高于上限跟踪频率，心房激动间期又长于起搏器设置的总心房不应期时，则出现文氏型房室传导（图 7-35）。

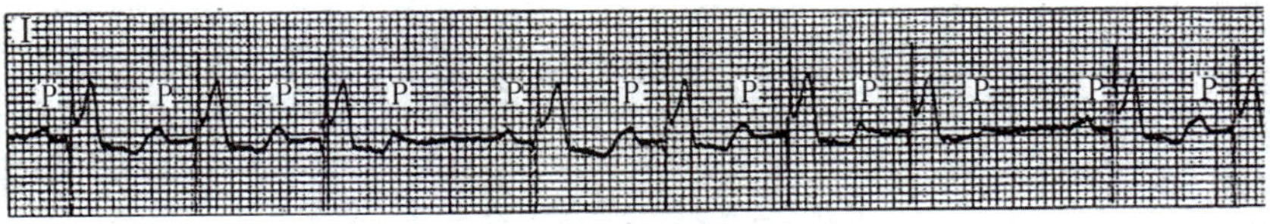

图 7-35　双腔起搏器文氏型传导示意图

3.2∶1 房室传导

当室上性激动进一步增快，心房波的间期短于起搏器的心房总不应期，但其频率又低于起搏器自动模式转换频率时，则表现为 2∶1 房室传导（图 7-36）。通过上述两种传导方式，其心室率则降至上下限之间。

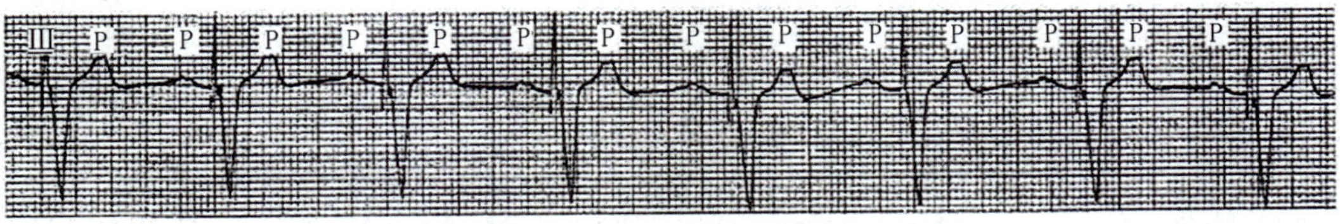

图 7-36　双腔起搏器 2∶1 传导示意图

4.自动模式转换

当自身心房率超过起搏器模式转换频率时，起搏器可发生自动模式的转换，可使心房跟踪方式转换成非跟踪方式，即从双腔起搏模式转换成 VVI 模式（图 7-37），当快速房性心律失常终止时，又可转为 DDD 工作模式。

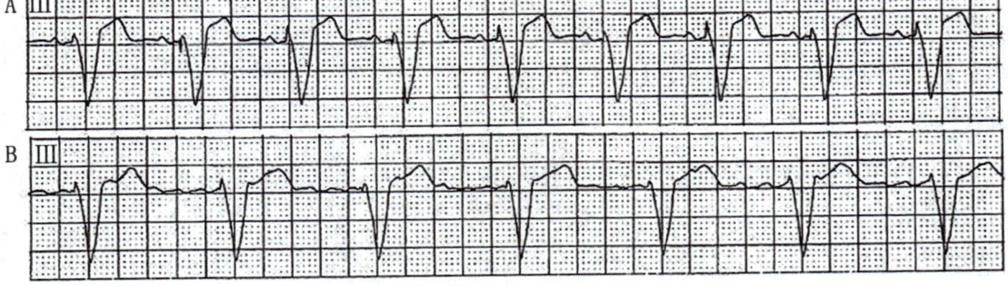

患者，男，70 岁。植入双腔起搏器。下限频率 60 次/分，上限频率 110 次/分，A-V 间期 200 毫秒。A.为窦性心律时呈 VAT 工作模式。B.为房颤时转为 VVI 工作模式。

图 7-37　双腔起搏器自动模式转换功能心电图

(二)双腔起搏器类房室结传导功能的其他心电图表现

当双腔起搏器发放心房起搏脉冲或心房感知器感知到一定幅度的自身心房波后，马上就会触发双腔起搏器的 A-V 间期，心房激动则沿起搏器下传，A-V 间期结束时触发心室起搏脉冲发放而起搏心室。可以被感知的心房波包括：①规律的窦性 P 波。②各种房性激动，房早、房速、房扑及快而不规律的房颤波。③房室结依赖的折返性心动过速的逆传 P 波(起搏器介导性心动过速的逆传 P 波，预激或双径路引起的室上速逆传 P 波)。④除感知心房波外还感知有一定幅度的起搏器外高频信号，包括肌电位、外界的电磁信号等。

1.心房颤动伴快速心室起搏

患者基本心律为心房颤动时，心房感知器不适当感知了房颤的 f 波并触发 A-V 间期引起心室起搏，出现房颤伴起搏间期不规则的心室起搏(图 7-38)。

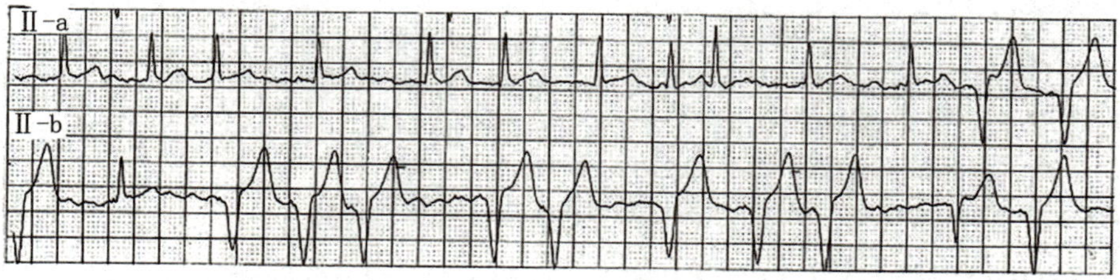

房颤时部分 f 波被心房电极感知，触发不规则心室起搏，频率 60～130 次/分。

图 7-38　双腔起搏快速房颤伴心室不规则起搏

2.心房扑动伴快速心室起搏

患者基本心律为心房扑动，心房感知器不适当地感知了心房扑动的 F 波，并触发 A-V 间期引起心室起搏，出现心房扑动伴不规则的心室起搏(图 7-39)。

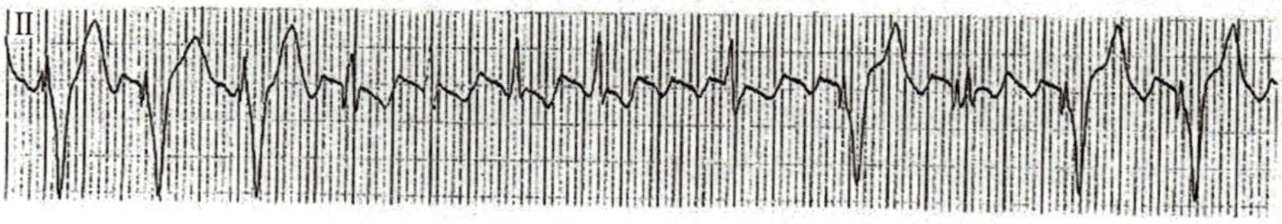

图 7-39　双腔起搏心房扑动伴不规则心室起搏

五、双腔起搏器常见的几种工作模式

双腔起搏器可根据自身心房率或心室率及 P-R 间期的动态变化转换为多种工作模式，最常见为以下几种工作模式。

(一)房室起搏皆被抑制工作模式

1.患者自身心律特点

房室呈 1∶1 传导，心房率高于起搏器下限频率，自身的 P-R 间期短于设置的 A-V 间期。

2.起搏心电图特征

房室呈正常窦性下传图形，心房、心室未见起搏(图 7-40)。

(二)心房起搏和心房感知的 AAI 工作模式

1.患者自身心律特点

自身心房率低于起搏器下限频率，房室传导功能正常。

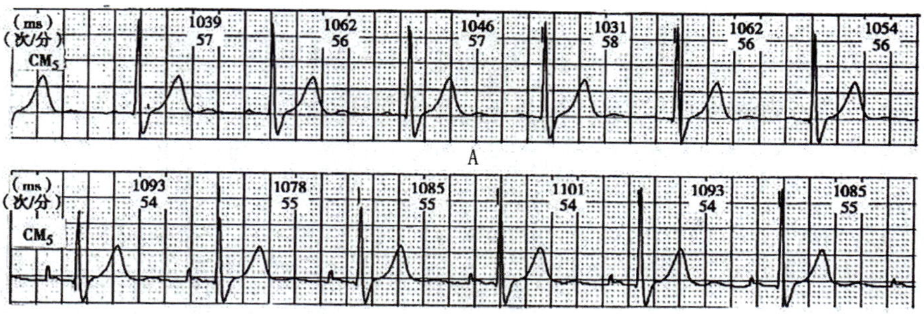

患者，女，73岁，因窦性心动过缓、窦房传导阻滞伴完全性右束支传导阻滞，植入双腔起搏器。起搏参数：下限频率55次/分，上限频率110次/分、A-V间期210毫秒，A.为当自身频率快于低限频率、P-R间期短于A-V间期，房室起搏皆被抑制。B.为夜间心率变慢时转为AAI工作模式（心室为右束支传导阻滞型）。

图7-40 双腔起搏器房室起搏皆被抑制

2.起搏心电图特征

可见心房起搏和心房感知，心室波自身下传，呈AAI的工作模式（图7-41）。

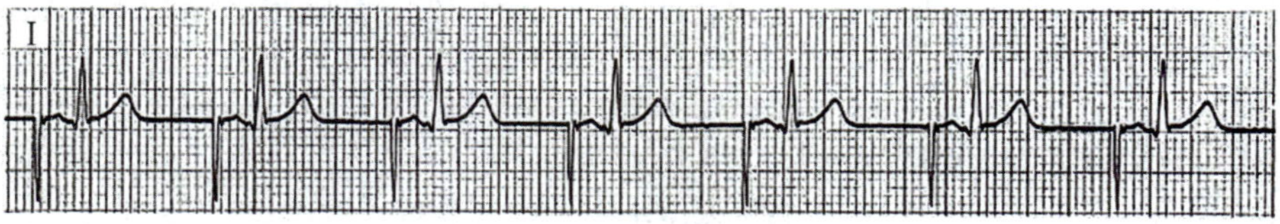

双腔起搏器设置参数：下限频率70次/分，上限频率110次/分，A-V间期200毫秒，当自身心率低于下限频率，P-R间期短于A-V间期时呈AAI工作模式。

图7-41 双腔起搏呈AAI工作模式

3.单、双腔心脏起搏器AAI工作方式的鉴别

双腔起搏器呈AAI工作模式时与单腔心房起搏的AAI图形仅在一份图上无法鉴别，但在以下情况时可以鉴别：①发现心室起搏脉冲及夺获心室的证据，双腔起搏器以AAI模式工作时，可在一次房性期前收缩发生后跟随一个经起搏器下传的心室除极波。②对室性期前收缩的反应：双腔起搏器以AAI模式工作时，室性期前收缩发生后可被心室感知器感知，起搏器以V-A间期或A-A间期重整起搏节律，心电图表现为室性期前收缩后，心房起搏的脉冲发放间期与经房室结下传时的窄QRS波群时的V-A间期或A-A间期一致，而单腔心房起搏器AAI工作模式时对室性期前收缩的发生无反应（图7-42）。③磁铁试验时，双腔起搏以AAI工作模式时，可出现磁铁频率的房室顺序起搏信号。而单腔心房AAI起搏时，磁铁试验时呈磁铁频率的AAI工作模式。

(三)心房感知和心室起搏的VAT工作模式

1.患者自身心律特点

自身心房率在起搏器低限频率与高限频率之间，P-R间期长于设置的A-V间期。

2.起搏心电图特征

可见窦性P波后继以起搏的QRS波，呈1∶1频率跟踪方式（图7-43）。

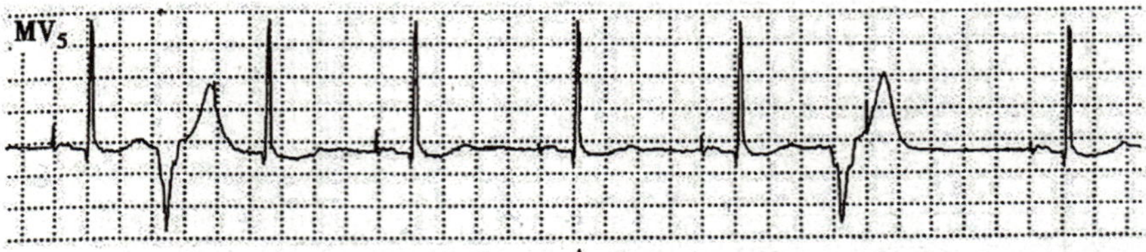

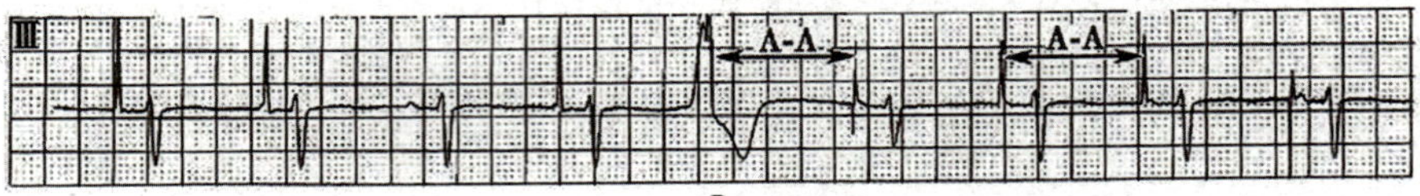

A.为单腔心房起搏时对室早的发生无反应。B.为双腔起搏呈 AAI 工作模式时,发生室早后起搏器以 A-A 间期重整起搏节律。

图 7-42　单、双腔起搏器 AAI 工作模式对室性期前收缩的不同反应

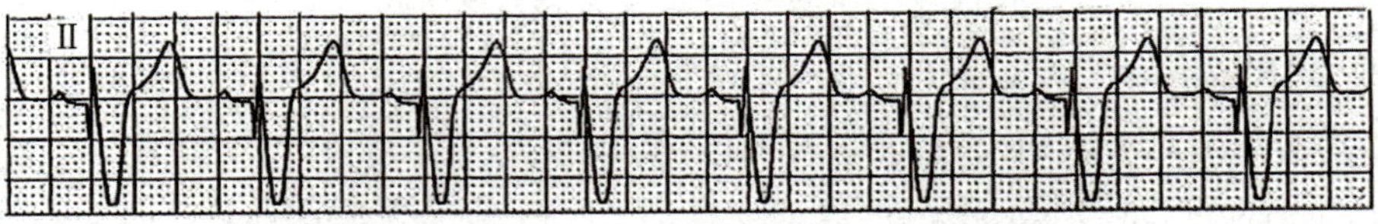

患者,男,68 岁。因三度房室传导阻滞,植入双腔起搏器。下限频率 60 次/分,上限频率 120 次/分,A-V 间期 180 毫秒。因窦性频率位于上、下限频率之间,呈 VAT 工作模式,使三度房室阻滞消失,保持了心房和心室收缩的协调性。

图 7-43　双腔起搏器呈 VAT 工作模式

(四)心房感知和起搏、心室感知和起搏的 DDD 工作模式

1.患者自身心律特点

自主心房率及心室率比下限频率低,P-R 间期长于设置的 A-V 间期。

2.起搏心电图特征

可见心房、心室顺序起搏(图 7-44)。但当自身心律及 P-R 间期发生变化时,可转化为上述其他工作模式,特殊情况下还能转化为 AOO、VVI、VOO、DVI 等工作模式。

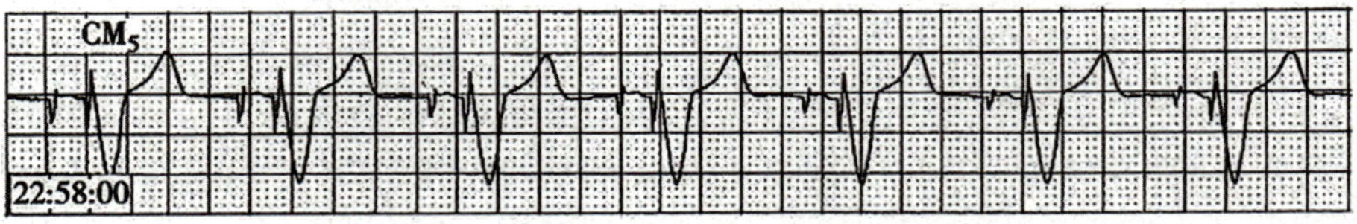

图 7-44　双腔起搏器呈房室顺序工作模式

六、双腔起搏器异常的心电图表现

(一)起搏功能异常的心电图表现

双腔起搏功能异常包括心房、心室或心房和心室两者发生起搏障碍,可表现为间歇性或持续的无效起搏,心电图表现为起搏频率下降或起搏脉冲后无相应的心房波或心室波(图 7-45,图 7-46),特别当无效心室起搏发生频繁时,患者有头晕、胸闷、晕厥等相应临床症状,应尽快查明原因,给予解决,特别是对起搏器高度依赖的患者更为重要。

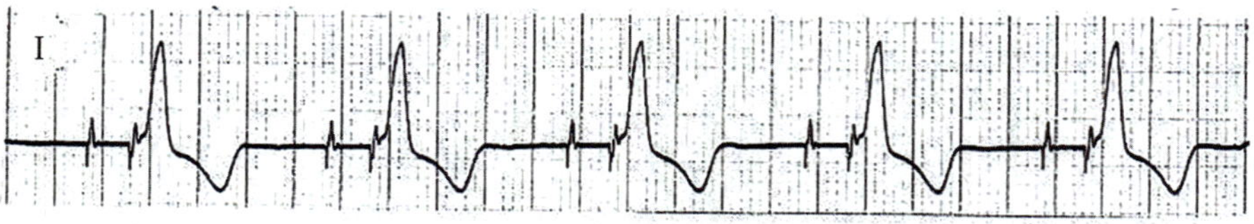

图 7-45　双腔起搏器心房不起搏

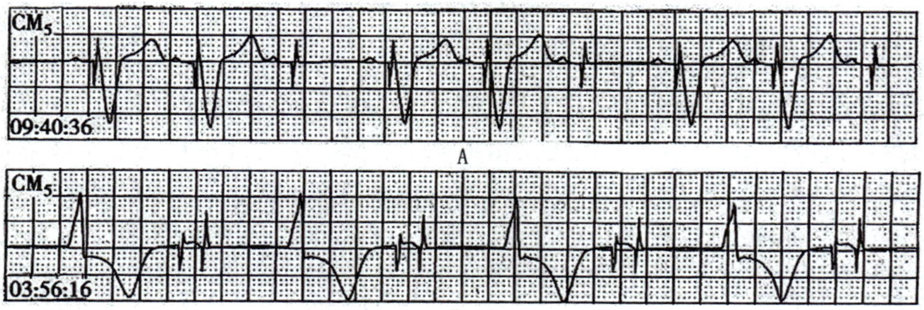

A.为双腔起搏器呈 VAT 工作模式，间歇性(3∶1)心室起搏障碍。B.为房室顺序起搏，心室完全不起搏，起搏频率下降为 36 次/分，出现自身过缓的室性逸搏心律，频率 42 次/分。

图 7-46　双腔起搏器间歇性心室起搏障碍

(二)感知功能异常的心电图表现

1.感知不良

双腔起搏器的感知不良可以发生在心房或心室，或两者同时发生，感知不良可以持续出现，也可以间歇发生。心电图表现为对自身正常的 P 波或 QRS 波不能感知，起搏器仍按基础起搏频率发放脉冲(图 7-47)，易引起竞争性心律失常。感知功能异常多数可通过体外程控仪改变起搏器感知灵敏度来解决。

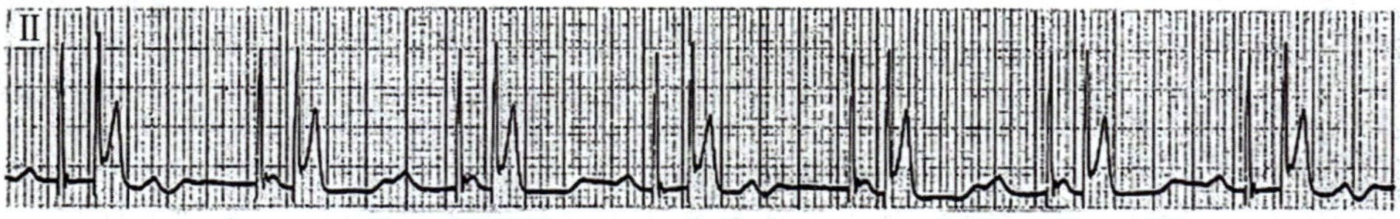

心房电极对窦性 P 波不感知，则按设置的低限频率 60 次/分发放心房起搏脉冲，起搏信号与前面 P 波距离较近时则形成房内干扰，心房起搏信号后无心房除极波(1、4、7 个心房起搏脉冲后无心房波)。

图 7-47　双腔起搏器心房感知不良

2.感知过度

起搏器对不应该感知到的信号发生感知时，称感知过度。引起感知过度的来源分为外源性及内源性两种。前者包括交流电、电磁信号和静电磁场信号等，后者包括肌电信号、T 波、心电信号交叉感知等。心电图有两种表现：①心房感知器超感知后，经 A-V 间期触发心室起搏(未出现文氏型、2∶1 及自动模式转化功能)。②感知过度可对起搏功能产生抑制。可出现心房电极对心室 QRS 波群的交叉感知，使起搏频率变慢或出现房室起搏功能被完全抑制，严重者可持续6～10 秒(图 7-48)，对患者生命造成一定的危险，应引起临床高度重视，以便及时给予解决。

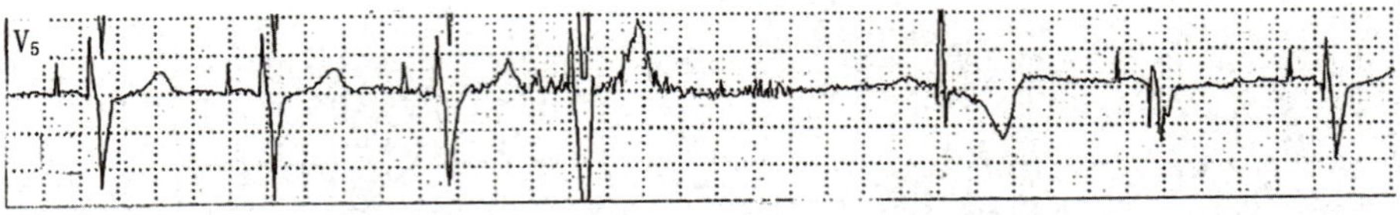

患者,女,76岁。临床诊断:冠心病,病态窦房结综合征。植入双腔起搏器5年,左上肢运动引起外源性肌电干扰波,抑制心房、心室起搏,出现2.0秒的长间歇。

图 7-48 双腔起搏器心室过度感知

3.电池耗竭的心电图表现

双腔起搏器电池耗竭时输出能量降低,因输出能量降低,起搏功能首先出现障碍。为了保证有效起搏,起搏器会自动增大起搏脉宽代偿输出能量下降。电池耗竭进一步发展时,起搏器的磁铁频率和起搏频率随之降低。电池耗竭到一定水平时,心房电极自动关闭,起搏模式可自动转变为 VVI 起搏模式,以保证心室有效起搏,之后 VVI 起搏频率再逐渐下降(图 7-49)。

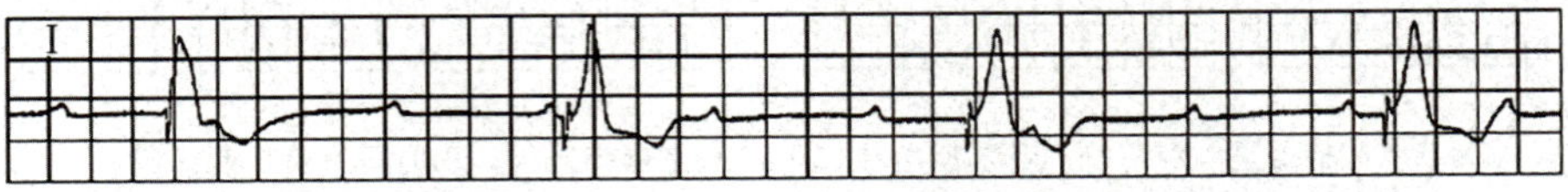

图 7-49 双腔起搏器电池耗竭转为 VVI 起搏工作模式,频率骤降(30～32 次/分)

(朱明洁)

第四节 频率应答型起搏心电图

频率应答型起搏器又称频率自适应性起搏器,是利用可控参数来改变或补偿被控参数量的不足。起搏器内设一传感器即换能器,能感知代谢增高和运动时的副产物效应,即在某项物理、生理或生化代谢指标变化后产生的一种信号,这一信号被起搏器内感知器感知后通过特定的算法来程控起搏频率的变化,即为频率应答型起搏器。

频率应答型起搏器多用于年龄较轻、活动量较大的患者。可根据患者的工作性质、活动量大小将起搏频率调节至最佳生理状态。植入频率应答型起搏器的患者心电图与普通起搏心电图相同,不同的是频率应答型起搏器起搏频率常处于动态变化状态,起搏频率随着运动而增快,休息后减慢,设有上限频率和下限频率,起搏频率的变化范围处于上、下限频率之间。下限频率为基础频率,即患者处于静息状态时的起搏频率;上限频率是剧烈运动后的起搏频率,可达最高起搏频率的上限。

一、频率应答型起搏器的分类

(一)频率应答型单腔起搏器

AAIR、VVIR 起搏器。

(二)频率应答型双腔起搏器

DDDR 起搏器。

二、频率应答型起搏器频率的调节参数

(一)低限频率

基础起搏频率，患者的心率不能低于此界限，以保证患者安全。

(二)高限频率

活动时或其他病理情况下(如室上性心动过速、快速心室率的心房颤动等)，患者最快心率不能超过此频率。

(三)频率应答型起搏器特殊频率调节参数

不同厂家生产不同感受器的起搏器，具有特殊程控参数，用以调节频率变化。使心排血量维持在生理需求水平，保证最佳的生活质量和工作能力。

三、频率应答型起搏器的三种心电图表现

(一)基础起搏频率心电图

患者在休息或睡眠状态下，起搏处于基础状态，此时记录到的心电图如同一般起搏心电图。

(二)上限频率时的心电图

在运动状态下，起搏器感知体内某些生理，生化指标变化或感知肌肉噪声，这些信号被传感器转换为起搏频率。当患者剧烈运动时，心电图可记录出较高的起搏频率。

(三)动态起搏心电图

运动开始时，起搏频率随运动而增加，并逐渐加快，当运动量减慢或休息后起搏频率逐渐减慢，心电图记录出起搏频率的动态变化(图 7-50～图 7-52)。

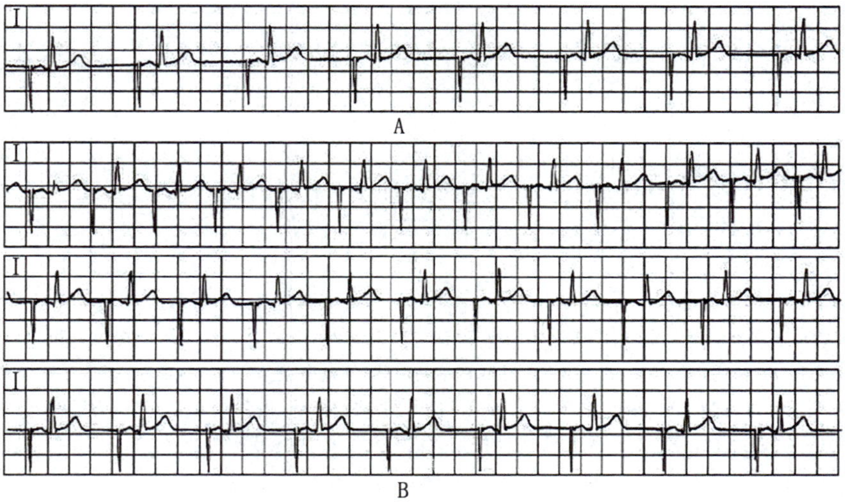

患者，女，56 岁。临床诊断：病态窦房结综合征。3 年前植入 AAIR 起搏器。A.为患者静息状态平卧时Ⅰ导联记录心电图，起搏频率为 60 次/分，呈 AAI 起搏。B.为第一行为患者运动后即刻心电图，起搏频率 107 次/分，呈 AAI 起搏；第二行为运动后休息 1 分钟记录心电图，起搏频率 88 次/分，呈 AAI 起搏；第三行为运动后休息 3 分钟记录心电图，起搏频率 68 次/分。

图 7-50　AAIR 频率应答起搏心电图

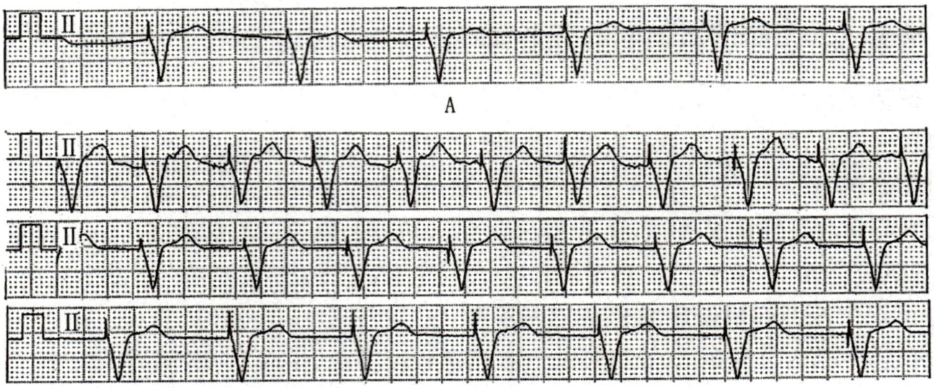

A

B

患者，男，70 岁。临床诊断：心房颤动，病态窦房结综合征。植入 VVIR 起搏器 5 年。A.为患者静息状态平卧Ⅱ导联记录的心电图，P 波消失代之以大小形态不同的 f 波，起搏频率 55 次/分，呈 VVI 起搏。B.为患者仰卧起坐后记录的心电图：第一行为活动后即刻心电图，频率 97 次/分，呈 VVI 起搏；第二行为活动后休息 1 分钟记录，频率 75 次/分，呈 VVI 起搏；第三行为活动后休息 2 分钟记录，频率 62 次/分，呈 VVI 起搏。

图 7-51　VVIR 频率应答起搏心电图

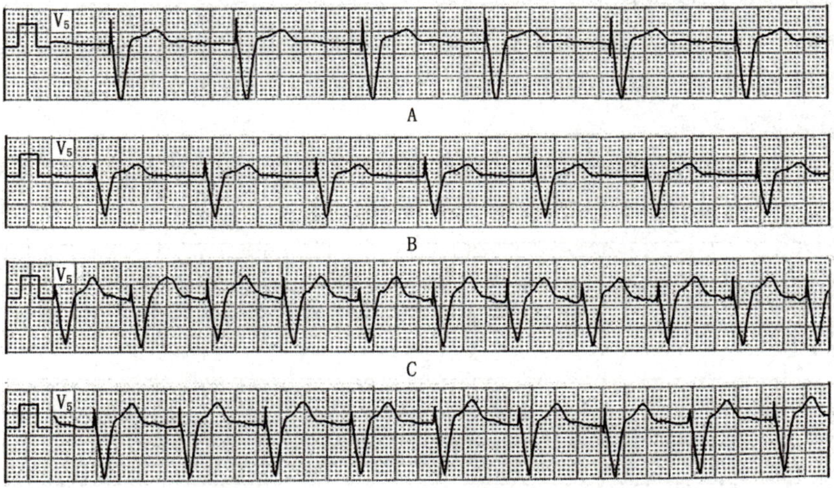

A

B

C

D

患者，男，60 岁。临床诊断：病态窦房结综合征。动态心电图为房颤合并慢心室率，5 年前植入 VVIR 起搏器。参数设置：基础起搏频率 55 次/分，上限频率 120 次/分。(电压均为 0.5mV)，未见窦性 P 波，代之为房颤波，系 CM5 导联在不同时间、不同状态下的记录，显示 VVI 工作模式。A.为夜间休息时记录，频率 55 次/分。B.为白天运动前的记录，频率 62 次/分。C.为运动上二楼记录，频率 93 次/分左右。D.为运动后休息 3 分钟记录，频率 78 次/分。

图 7-52　VVIR 频率应答起搏心电图

四、频率应答型起搏器的 A-V 间期

双腔频率应答起搏器，随着活动后频率的增快，同时也伴有与心率呈负相关的 A-V 间期变化。休息时起搏频率较慢，A-V 间期为基础设置的 A-V 间期。活动后起搏频率增快，A-V 间期变短，以此来保证心脏良好的血流动力学效应(图 7-53)。

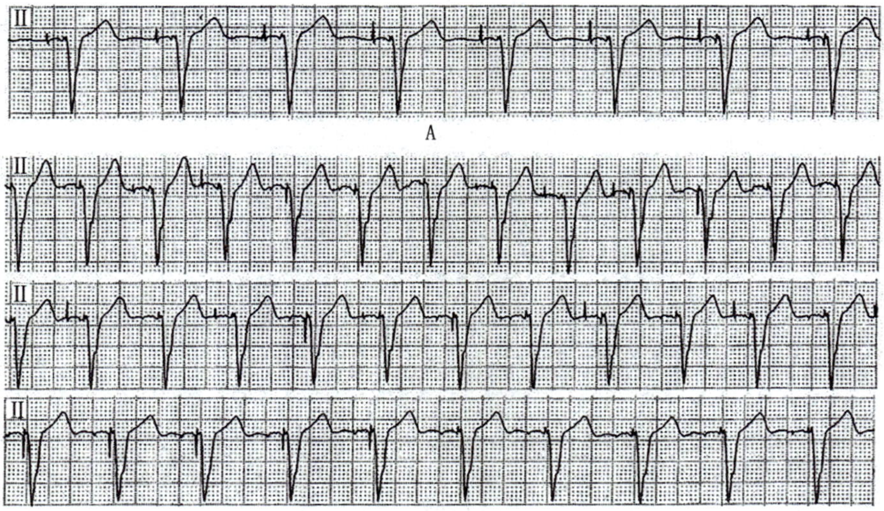

患者，男，61岁。临床诊断：冠心病，病态窦房结综合征。植入DDDR起搏器3年。A.为患者静息状态平卧时Ⅱ导联记录的心电图，频率60次/分，P-R间期0.20秒，呈房室顺序起搏。B.为患者活动后记录的心电图，第一行为活动后即刻记录，频率97次/分，P-R间期0.16秒，呈房室顺序起搏；第二行为活动后休息1分钟记录，频率88次/分，P-R间期0.16秒，呈房室顺序起搏；第三行为活动后休息2分钟记录，起搏频率75次/分，P-R间期0.16秒，呈房室顺序起搏。

图7-53 DDDR频率应答起搏心电图

（朱明洁）

第五节 心室再同步化治疗起搏心电图

三腔起搏又称心室同步化起搏（简称CRT）。通过心室再同步起搏来纠正衰竭心脏的电激动传导，改善心脏总体收缩和舒张功能，提高心脏做功效率。CRT是将两根心室起搏导线分别植入右心室和左心室，进行双室再同步化起搏，这使左、右心室的电活动和机械活动失同步的情况得到改善，进而改善心功能。其治疗机制包括优化房室同步和双室同步，纠正患者的功能性二尖瓣反流和室内分流。

一、三腔起搏器的类型

三腔起搏器的类型可分为左心房＋右心房＋右心室的三腔起搏和右心房＋右心室＋左心室的三腔起搏两种。双房单室用于预防和治疗阵发性心房颤动，随着心房颤动射频消融术的广泛开展和技术的成熟，心房颤动可通过射频消融得到根治，目前这种三腔起搏器已很少应用。单房双室三腔起搏主要用于治疗顽固性心力衰竭、扩张型心肌病及肥厚型心肌病等（图7-54）。

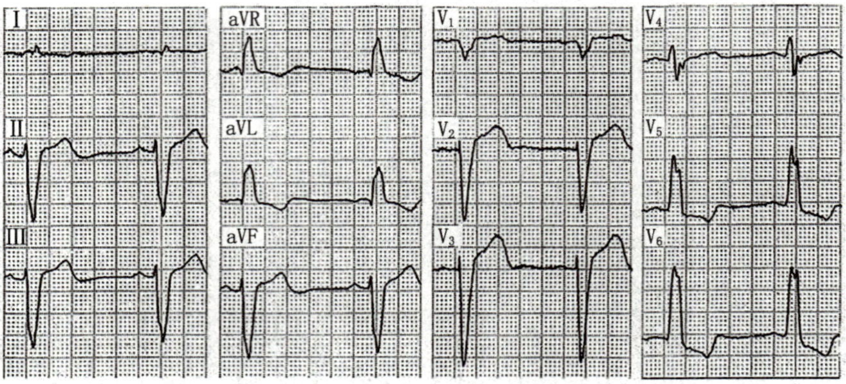

A

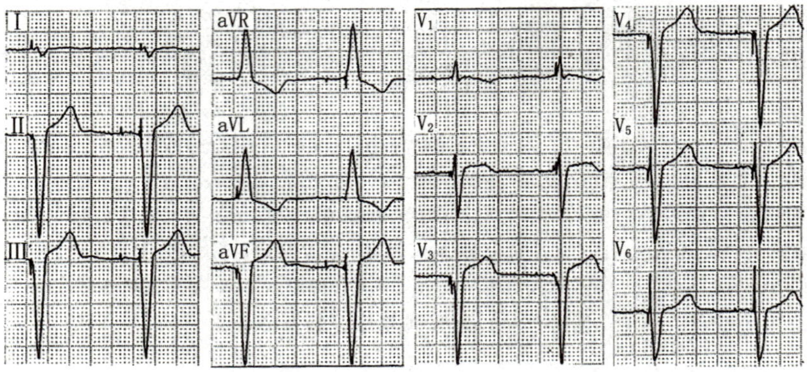

B

患者，男，79岁。临床诊断：冠心病，心功能不全。A.为术前心电图，为完全性左束支传导阻滞。B.为术后心电图QRS波相对变窄。

图7-54　三腔起搏器(CRT)心电图

二、三腔起搏器的植入部位

心房电极放置在右心耳，右心室电极放置在右心室心尖部或右心室流出道，左心室电极放置在冠状静脉的侧静脉、侧后静脉或心后静脉等，因心力衰竭患者最晚激动点大多发生在左心室的侧壁。若常规心电图显示P波时间≥0.12秒伴双峰切迹、V_1的Ptf绝对值增大，则应将心房电极置于房间隔，使左、右心房同步激动，缩短心房传导时间，降低心房颤动的发生率。

三、三腔起搏器的特性

右心房＋右心室＋左心室的三腔起搏器，在双腔起搏基础上再增加左心室起搏，遵循一定的房室间期(A-V间期或P-V间期)和室间期(V-V间期)顺序发放脉冲，恢复左、右心室收缩同步性。除保留双腔起搏器的特性外，其心室起搏方式表现为先左后右、先右后左或左右基本同步起搏三种方式。

四、三腔起搏心脏再同步化治疗的适应证

(一)Ⅰ类适应证

包括：①严重心力衰竭。心功能Ⅲ～Ⅳ级，EF值≤35%，QRS波＞120毫秒的窦性心律患

者。②轻度心力衰竭。心功能Ⅱ级，EF值≤35%，QRS波>150毫秒的窦性心律患者。

(二)Ⅱa类适应证

包括：①房颤心力衰竭。心功能Ⅲ～Ⅳ级，EF值≤35%，QRS波>120毫秒的房颤患者。②心力衰竭心室起搏依赖。心功能Ⅲ～Ⅳ级，EF值≤35%，QRS波>120毫秒、心室起搏依赖的心力衰竭患者。

五、三腔起搏正常时的心电图特征

(1)心房起搏脉冲后紧随P′波，其极性与窦性P波一致，起搏周期可在起搏逸搏周期与上限频率间期之间波动。

(2)A-R间期与窦性P-R间期基本一致或略长，多在0.12～0.20秒；A-V或P-V间期与原设置的一致或有动态改变；治疗肥厚型心肌病时，其A-V或P-V间期较短，多设置在0.11～0.12秒。

(3)额面QRS电轴。正常心室除极时，除极向量从心尖部指向心底部，电轴方向位于左下方。单纯右心室心尖部起搏时，心室整体除极发生改变，额面QRS电轴常左偏。单纯左心室侧后壁起搏时，心室除极自左向右，额面QRS电轴常右偏。而双心室起搏时，心室整体除极向量指向右上方，额面QRS电轴常极度右偏，即位于"无人区"(图7-55)。

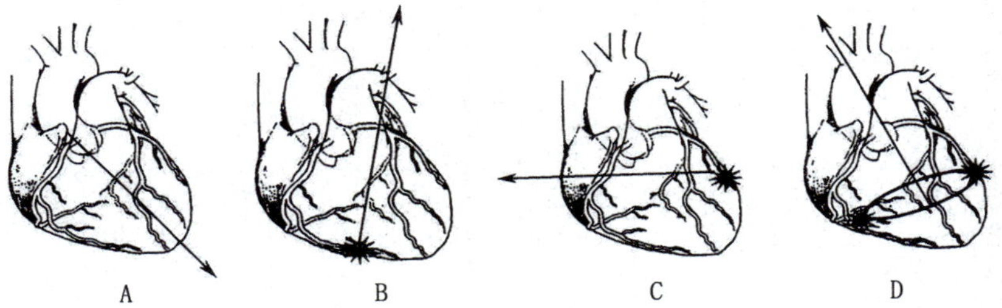

A.正常窦性心律。B.右心室起搏。C.左心室起搏。D.双心室起搏。

图7-55　四种基本心律的心室除极整体向量示意图

(4)QRS波形态。左、右心室起搏部位和V-V间期是影响双室起搏图形的两大原因。①双室同步起搏的心电图特征：双室同步起搏时QRS波较单纯左、右心室起搏时窄，甚至较起搏前的自身心律更窄。V_1导联QRS波群可呈右束支传导阻滞图形，或接近正常。Ⅰ、Ⅱ导联均为S波或Ⅰ导联呈正负双相波。Ⅰ导联是否存在Q、q、QS波形，是判断是否真正实现双室起搏的一个有效指标(图7-56)。②左心室先于右心室起搏心电图特征：V_1导联QRS波群呈右束支传导阻滞图形，Ⅰ导联呈Qr、qR、QS型(R/S≤1常提示左心室夺获)；V_1导联初始向量为正向，R/S≥1常提示左心室夺获。③右心室先于左心室起搏心电图特征：V_1导联QRS波群呈类左束支传导阻滞图形。

六、三腔起搏与心室同步化起搏(CRT)随访心电图

CRT患者的术后随访要比普通起搏器患者的随访更重要、更复杂、次数更多。随访时，首先要判断CRT起搏功能是否正常，主要判断左心室起搏的有效性。

(一)分析双心室同步起搏心电图的关键点

(1)左心室电极是否真正夺获左心室：若是左心室提前起搏并夺获左心室，则导联波群呈类似右束支传导阻滞图形和波形相对变窄、Ⅰ和aVL导联出现Q(q)波或呈QS型、额面电轴右

偏。有的学者认为Ⅰ导联如无 Q(q)波出现或不呈 QS 型，则 100%为左心室失夺获。故Ⅰ导联是否存在 Q(q)波或呈 QS 型作为判断是否真正双心室起搏的一个可靠指标。

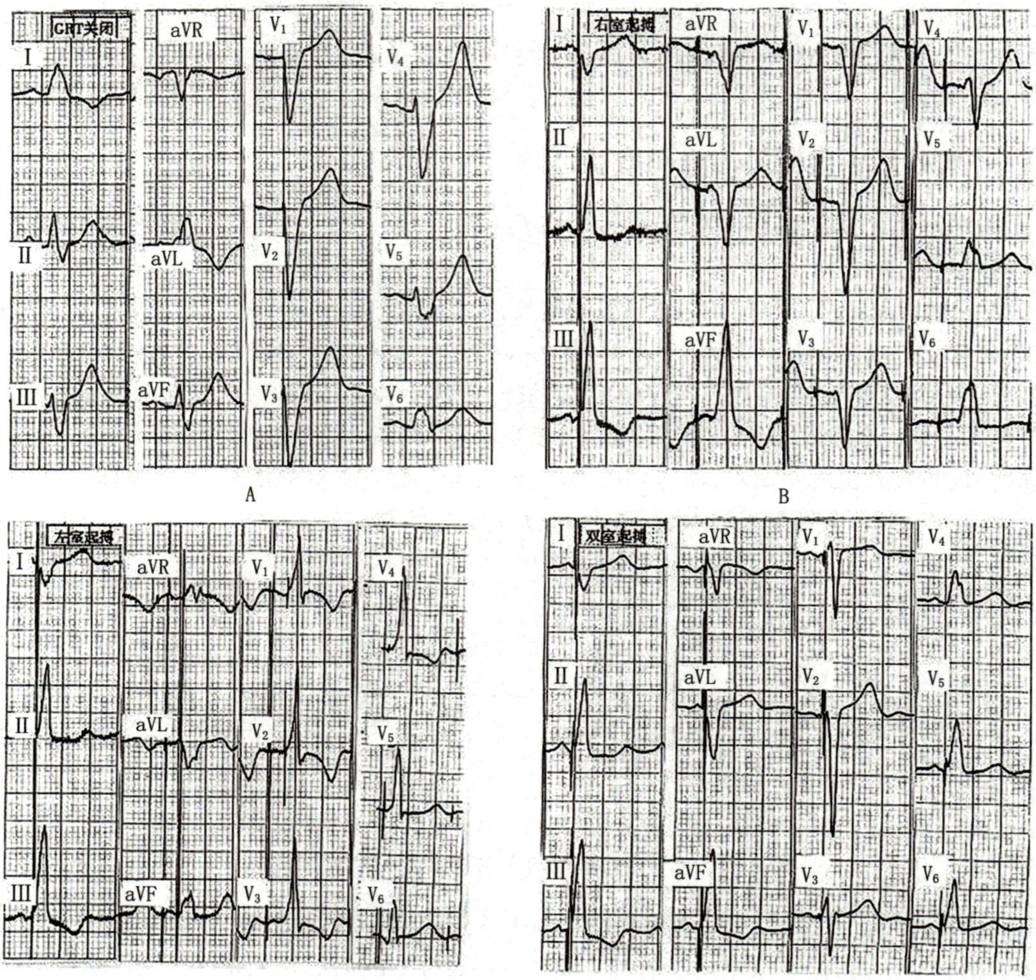

患者，男，60 岁。临床诊断：扩张型心肌病（心功能不全，心功能Ⅲ级，LVEF25.8%，心电图呈完全左束支传导阻滞），植入心脏再同步化起搏器（CRT）。A.为 CRT 关闭时，心电图呈完全左束支传导阻滞图形。B.为单纯右心室流出道起搏心电图，Ⅱ、Ⅲ、aVF 导联 QRS 主波向上，胸导呈左束支传导阻滞型，QRS 时限 140 毫秒。C.为单纯左心室起搏，实际为经冠状静脉侧后静脉远端的心外膜左心室起搏，为右束支传导阻滞，时限 140 毫秒。D.为双室起搏时 QRS 波群时限较单心室起搏时明显变窄，Ⅰ导联呈 QS 型，V_1 导联呈 rS 型，初始向量为正向，提示左心室夺获。

图 7-56 心脏再同步化治疗起搏器植入后的心电图

(2)波形相对变窄是判断真正的双心室起搏的另一个指标，但显著变窄时，应首先排除室性融合波。

(3)若 QRS 波群突然变宽或突然由类似右束支传导阻滞图形转变为类似左束支传导阻滞图形，则应考虑左心室起搏失夺获或电极脱位。

(二)V_1～Ⅰ导联快速诊断流程

CRT 患者随访时，V_1～Ⅰ导联快速诊断流程是准确判断 CRT 起搏是否正常的另一种行之有效的快速诊断法。V_1～Ⅰ导联快速诊断流程主要是观察和Ⅰ导联R波与S波的比值。

该诊断流程的依据是左心室起搏时心室主导除极向量面对V_1导联，尽管双室起搏时V_1导联的QRS波很少见典型右束支传导阻滞图形，但QRS波存在R/S≥1时，提示左心室起搏正常。

当V_1导联QRS波以负向波为主时，需进一步分析额面Ⅰ导联的QRS波，因左心室起搏成分存在时，其心室除极方向将背离Ⅰ导联，故Ⅰ导联的QRS波存在R/S≤1（图7-57）。

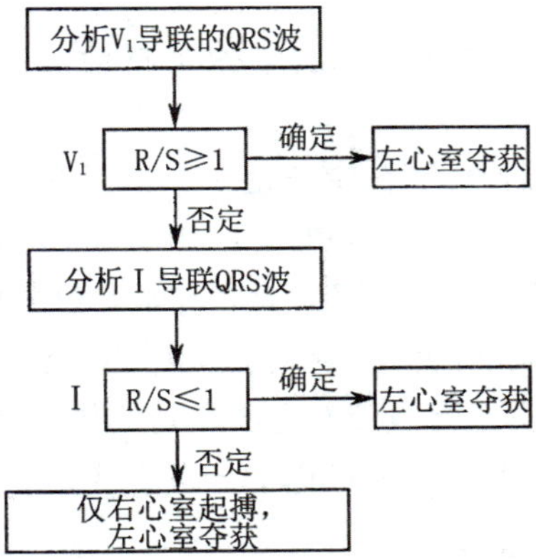

图7-57　V_1～Ⅰ导联快速诊断流程

另外，在随访过程中，对CRT复杂病例随访时，除了观察Ⅰ、V_1导联的特征性改变外，也需与12导联心电图及模板心电图对照分析，从而对CRT心电图作出正确的诊断。

七、心电图在优化三腔起搏参数中的作用

CRT治疗参数优化主要包括房室间期（A-V间期或P-V间期）和室间期（V-V间期）。A-V间期优化是指通过设置合理的A-V间期或P-V间期来实现最充分的房室同步收缩，使心室达到最大的充盈来增加心排血量。V-V间期优化是指通过设置合理的V-V间期来调整左、右心室间及心室内的收缩顺序和同步化，从而改善心脏功能。

CRT心电图是一个涉及多种起搏理论及影响因素的心电图新领域，其充满了形态不一的心室除极波、室性融合波等。而CRT作为一种新型起搏技术和新型起搏器，已成为心脏起搏领域的一项最前沿技术，还需要我们不断地深入学习，加深对机制的理解，掌握和总结内在的规律，提高CRT心电图的诊断水平。

（朱明洁）

第六节　植入式心脏复律除颤心电图

植入式心脏复律除颤器（简称ICD）的心室电极集起搏和除颤功能于一体，当它检测到室性心动过速或心室颤动时，将自动发放电击来终止恶性心律失常。它能显著降低心源性猝死高危患者的死亡率，是目前防治心源性猝死最有效的方法。

一、植入式心脏复律除颤器的适应证

ICD 可作为心源性猝死的一级预防措施，主要用于下列患者。

(1)有心肌梗死病史伴左心室收缩功能不全，LVEF≤30%或 LVEF30%～40%伴有电生理检查可诱发的单形性室性心动过速、T 波电交替、心室晚电位阳性、QRS 波群增宽或左心室肥大。

(2)心肌病诊断时间>9 个月，存在左心室收缩功能不全及心力衰竭 LVEF≤35%，心功能 NYHA 分级Ⅱ或Ⅲ级心力衰竭患者。

(3)CRT 联合 ICD 适应证。LVEF≤35%、QRS 波群增宽、心功能 NYHA 分级Ⅲ或Ⅳ级的心力衰竭患者。

(4)肥厚型心肌病。①有心源性猝死的家族史。②有反复发作的室性心动过速史。③有晕厥史。④活动后血压异常反应。⑤左心室壁厚度>30 mm。以上 5 项中出现 2 项者。

(5)Brugada 综合征。自发的Ⅰ型心电图改变伴有晕厥史或反复发作的室性心动过速。

(6)长 Q-T 间期综合征。不明原因的晕厥史或反复发作室性心动过速者。

(7)短 Q-T 间期综合征。不明原因的晕厥史或反复发作室性心动过速者。

(8)致心律失常性右心室心肌病。不明原因的晕厥史或反复发作室性心动过速者。

二、植入式心脏复律除颤器的构成

ICD 由感知电极、除颤电极和脉冲发生器构成，其中脉冲发生器包括金属外壳、电池、高压电容和控制线路。

三、植入式心脏复律除颤器的功能

ICD 有治疗缓慢性心律失常的起搏功能、抗心动过速起搏功能、低能量复律功能、高能量除颤功能四大功能。可根据患者临床情况及恶性心律失常发生的频率与除颤阈值的高低等选择合适的治疗模式。

四、植入式心脏复律除颤器的治疗模式

(一)抗心动过缓起搏功能

ICD 患者在除颤后，由于自身心搏缓慢，自主节律未及时出现，此时 ICD 起到可保护性起搏心脏的作用。另外，一部分患者同时合并有传导系统功能障碍，同样也需要心脏起搏治疗。一旦自身心率低于起搏器的下限频率时，ICD 即以基础频率发放脉冲以避免患者发生心脏停搏。

(二)抗心动过速起搏

抗心动过速起搏(ATP)的机制是 ICD 经起搏和感知电极导线发放超速抑制的起搏脉冲，终止心动过速的治疗。起搏和感知极性多为双极，起搏模式为 VOO，此时启动的起搏频率快于心动过速频率，适用于频率相对慢的室速和血流动力学稳定的快频率室速的终止治疗。大约 90%的室速可被终止。其优点是治疗发放得快(充电时间短)，患者几乎无疼痛(又名无痛性治疗)、耗电少；其缺点是有可能使部分室速频率加速，可恶化为室颤。每一个 ATP 治疗后，ICD 都将进行再识别，若确认室速仍然存在，ICD 将再次发放 ATP 治疗，最多可发放 4～6 次；如果室速发作间期短于或等于 ATP 脉冲刺激的最短周长，ATP 治疗将被取消。

(三)低能量复律

低能量复律是ICD经除颤电极导线发放的R波同步的5 J以下的能量电击，适用于ATP治疗不能终止的室速或血流动力学不稳定的室速。其优点是治疗发放快(充电时间短)、患者不适感少、耗电少，60%的室速可被终止；其缺点是有可能使室速恶化为室颤，每一个复律治疗后，ICD都将进行再识别，若确认室速仍然存在，ICD将发放另一个复律治疗，最多可发放5～6个，若复律治疗不能终止室速，室速频率加快演变为心室颤动时，ICD将启动高能量的除颤治疗。

(四)高能量除颤

高能量除颤是ICD经除颤电极导线以最大释放能量发放的非R波同步性电击，适用于复律失败的室速及心室颤动的治疗。首次除颤治疗可程控为非约定方式，但若心室颤动不能被首次治疗终止时，ICD将以约定方式发放后治疗，最多可发放5～6次除颤治疗(图7-58)。

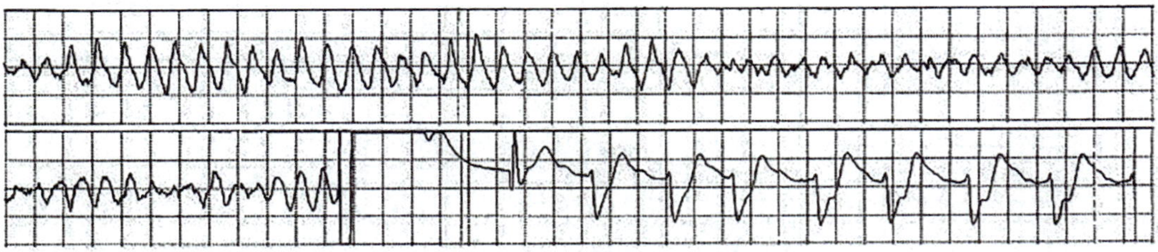

ICD识别心室颤动，给予高能量电击除颤转复为窦性心律。

图7-58 ICD高能量除颤

上述抗心动过速起搏、心脏复律及除颤的启动主要依据ICD对室性心动过速和心室颤动的自动精确识别。虽有多种诊断指标被用来自动识别室性心动过速和心室颤动，但到目前为止，频率仍是ICD识别心动过速的最主要指标。当心动过速频率超过ICD所设置的室性心动过速识别频率(一般150次/分)时，则被ICD判断为室性心动过速(图7-59)。当心动过速频率超过ICD所设置的心室颤动的识别频率(一般为230次/分)，则会被ICD判断为心室颤动而进行除颤治疗(图7-60)。

除频率以外，ICD还有可程控指标，尚有心动过速发作的突发性、心率稳定性、心率持续性及心内电图宽度、双心腔识别等。

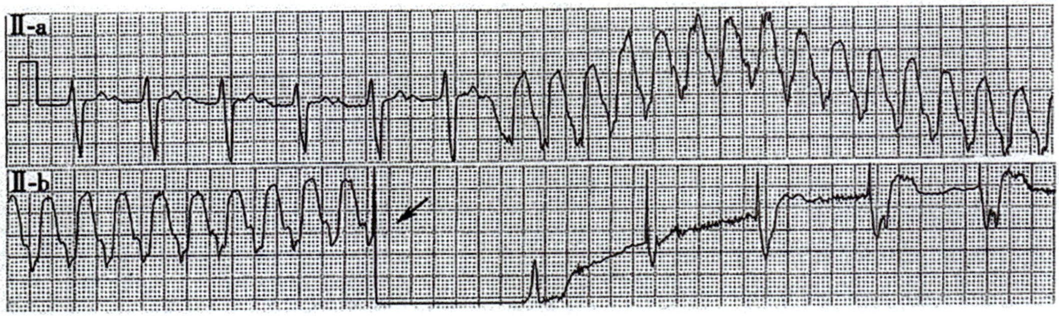

患者，男，54岁。1年前因反复室性心律失常伴晕厥，经电复律后植入ICD。动态心电图记录：室性心动过速，频率170～210次/分，持续8.5秒后被ICD电击脉冲所终止(箭头处)，而后恢复VVI起搏心律，频率60次/分。

图7-59 ICD电击终止室性心动过速

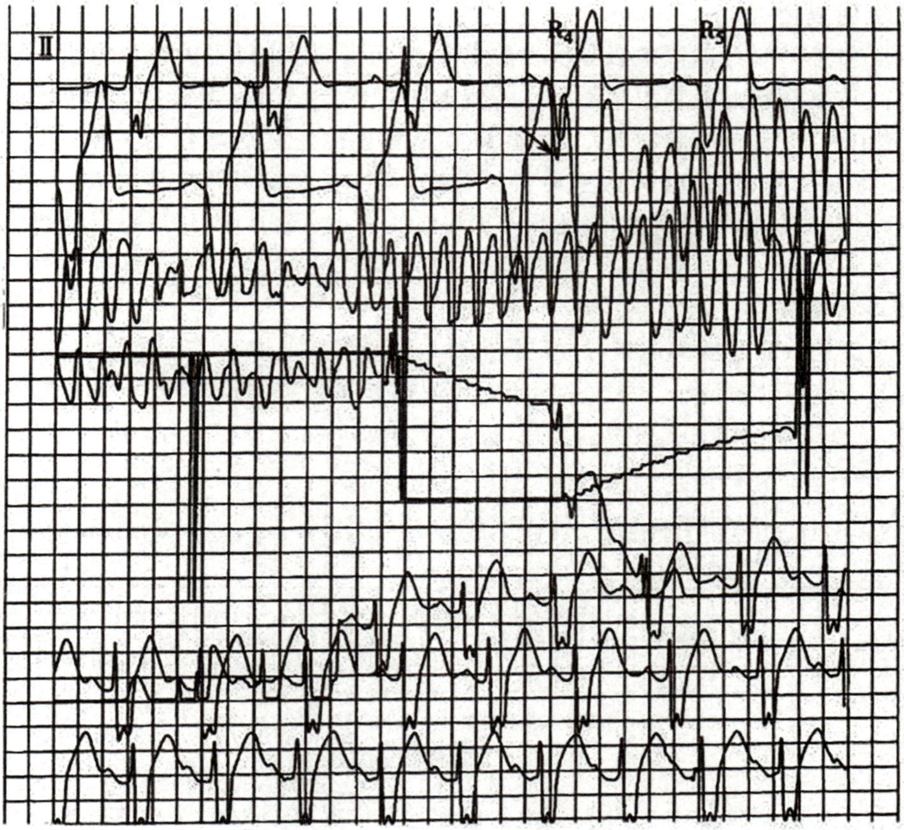

患者，男，58 岁。半年前反复室性心律失常(室速、心室扑动、心室颤动)，经抢救后植入 ICD。术后动态心电图Ⅱ导联连续记录：开始 3 个 QRS 波为窦性心律，QRS 波宽大为室内阻滞，频率 57 次/分。此后为舒张晚期室早(R_4、R_5 为室性融合波)，第 6 个室早后出现 280 次/分的尖端扭转性室速、心室颤动(箭头处)，持续约 12 秒，经 ICD 电击终止转为窦性心律，其频率较前增快 86～93 次/分。

图 7-60　ICD 电击终止心室颤动

(朱明洁)

第七节　起搏器设置特殊功能时的心电图

起搏器设置特殊功能的主要目的：①使起搏器功能更加符合机体的生理需要，具有类房室结的变时功能(睡眠功能、平滑功能、频率回退功能、频率应答功能)。②起搏器具有频率滞后、心室管理等功能，在保证安全、节能的前提下，可给予自身节律充分下传的机会。③当发生快速心律失常时，可以发生起搏模式的转换，有效维持最佳血流动力学效果。

一、心室安全起搏

(一)心室安全起搏的目的

心室安全起搏又称为非生理性房室延迟,其设置的目的是防止心室电极不适当地感知其他电信号(如自身 QRS 波群、肌电信号、电磁信号等),而抑制心室脉冲发放,造成心室停搏,以此保证患者安全。

(二)安全起搏的设置原理

在双腔起搏器的计时周期中,心房起搏脉冲发放后立即发放 A-V 间期延迟。起搏器设置的 A-V 间期延迟包括两种:一种是生理性 A-V 间期延迟,相当于 P-R 间期;另一种是非生理性A-V 间期延迟,短于生理性 A-V 间期延迟,在 100~120 毫秒之间(有的起搏器可以程控)。生理性 A-V 间期延迟分 3 部分:心房后心室空白期、交叉感知窗和正常感知窗(图 7-61)。电信号落入心室空白期时,心室不能感知电信号;落入正常感知窗并被心室感知时,将抑制下一次心室起搏脉冲的发放;而落入交叉感知窗并被心室感知时,将启动非生理性 A-V 间期延迟,发生心室安全起搏(图 7-62)。

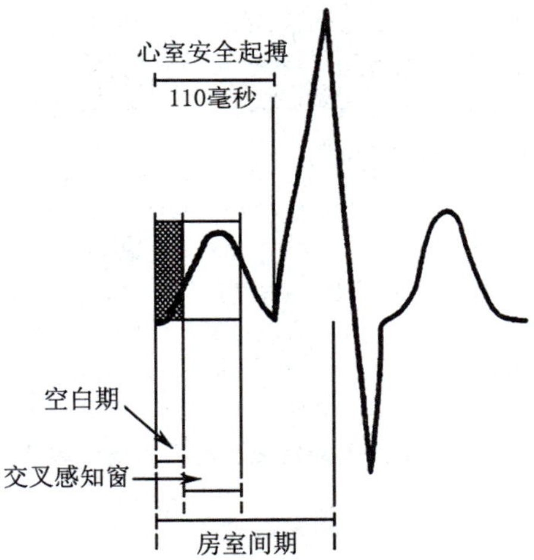

图 7-61 心室安全起搏功能的示意图

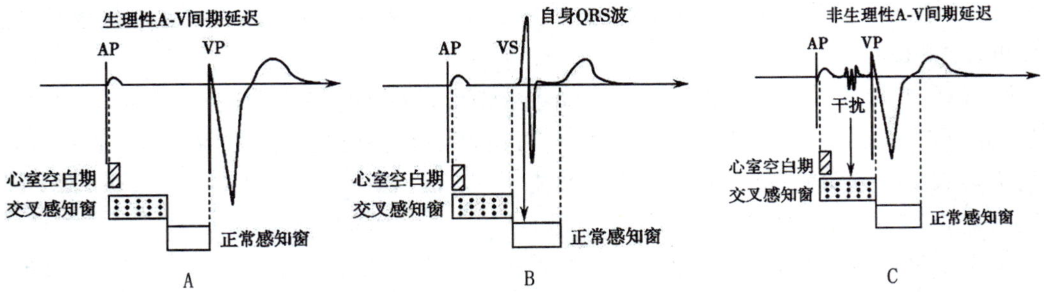

A.为生理性 A-V 间期延迟,它包括心房后心室空白期、交叉感知窗和正常感知窗 3 个部分。B.为自身心电信号落在正常感知窗内,被心室电极感知后抑制了心室起搏脉冲的发放。C.为系干扰信号落在交叉感知窗内,被心室电极感知后启动了非生理性 A-V 间期延迟而出现心室安全起搏(AP 代表心房起搏、VP 代表心室起搏、VS 代表感知自身 QRS 波群)。

图 7-62 生理性 A-V 间期延迟和心室安全起搏(非生理性 A-V 间期延迟)示意图

3.心室安全起搏的心电图表现

(1)心电图上有两个脉冲信号,A-V 间期缩短为 110～120 毫秒,前面为心房脉冲,后面为心室脉冲。

(2)短 A-V 间期不伴心室脉冲起搏的 QRS 波,因自身心室波落入交叉感知窗(心室处于不应期,此时心室脉冲不能起搏心室)(图 7-63)。

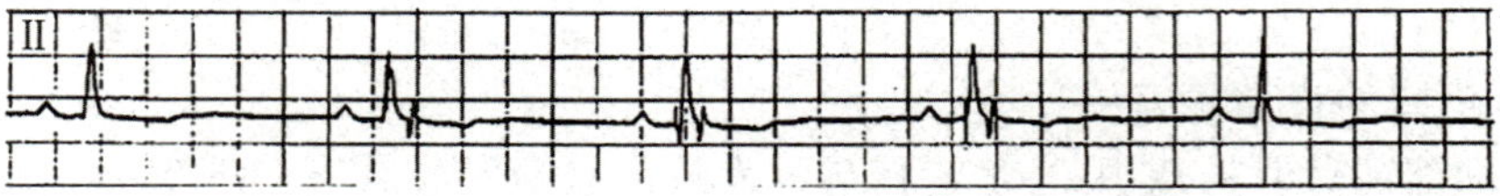

心房起搏信号对 P_2～P_4 未感知,使自身下传的 QRS 波落入交叉感知窗内,触发心室安全起搏。

图 7-63　心室安全起搏心电图

(3)短 A-V 间期伴心室脉冲起搏的 QRS 波,当交叉感知窗感知到心房颤动的 f 波或心外干扰信号时,可触发短 A-V 间期伴心室起搏的 QRS 波(此时心室处于应激期)(图 7-64)。

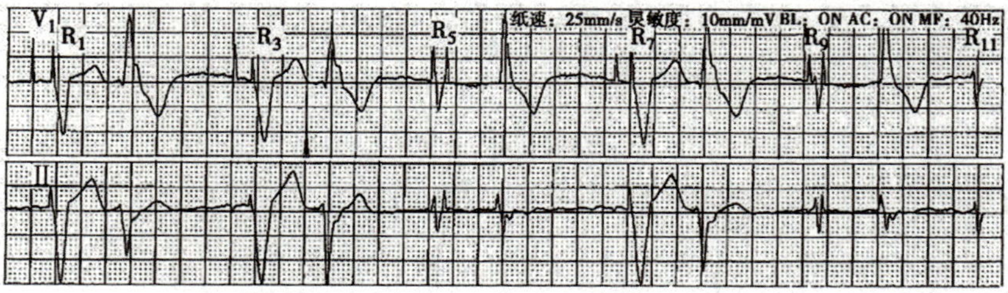

患者,女,71 岁。临床诊断:冠心病。3 年前植入双腔起搏器。参数设置:下限频率 60 次/分,上限频率 120 次/分,A-V 间期 180 毫秒。Ⅱ、V_1 导联同步记录:P 波消失代之大小形态不一的 f 波,R_1、R_3 为房室顺序起搏,A-V 间期 180 毫秒;R_2、R_4、R_6、R_8、R_{10} 呈提前出现宽大畸形的 QRS 波为室性期前收缩二联律;R_{11} 为正常心房颤动波下传;R_5、R_9 在心房起搏信号后心房颤动波下传的心室波落入交叉感知窗,引起心室安全起搏;而 R_7 考虑可能心房颤动波落入交叉感知窗,心室脉冲处于应激期起搏了心室。

图 7-64　心房颤动时发生的心室安全起搏

(4)多存在心房感知功能低下或舒张晚期室性期前收缩等。

4.心室安全起搏的诱发因素

(1)心房心室因素:①心房感知不良,自身 QRS 波落入交叉感知窗。②心房除极延迟,自身 P 波落入交叉感知窗,可引起心室安全起搏。③心室感知灵敏度过高。④心室电极移位与心房电极接近,而感知心房电信号。

(2)心律失常因素:①心房颤动发生时,如无自动模式转换功能或心房感知不良,心房脉冲仍然发放,自身心房波或心室波落入交叉感知窗,可诱发心室安全起搏。②室性期前收缩,舒张晚期的室早落入交叉感知窗,可引起心室安全起搏。

5.心室安全起搏的处理

心室安全起搏是起搏器的保护性反应,并不提示起搏器故障,应针对引起心室安全起搏的因素进行处理,如控制心律失常、提高心房感知灵敏度等。适当延长心室空白期,可消除心室安全起搏。

二、频率应答功能

频率应答又称频率适应,即安装频率应答起搏器的患者,其起搏频率随体力活动或代谢的变化而增加或减慢。

(一)单腔起搏器频率应答

患者活动后,单腔起搏器以运动感知反应频率驱动心房或心室起搏(图 7-65)。

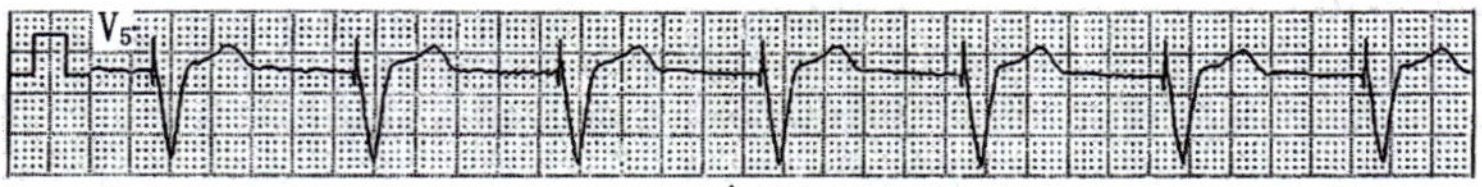

A

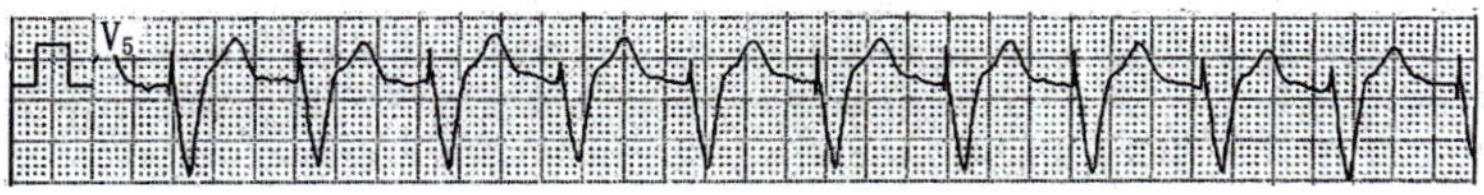

B

A.为休息时,VVIR 起搏频率 60 次/分。B.为上楼时,VVIR 起搏频率达 91 次/分。

图 7-65　VVIR 频率应答起搏心电图

(二)双腔起搏器频率应答

1.运动感知反应频率

患者活动后,起搏器以适应方式驱动心房起搏,并伴有与心率呈负相关的 A-V 间期动态改变。

2.最高心房跟踪频率

起搏器在设置频率应答功能的同时,亦设置最高心房跟踪频率,即起搏器感知最快心房率后所触发,心室起搏频率,以避免发生过快的心室起搏。

三、睡眠频率

睡眠频率又称为自动睡眠反应或静止频率,是根据患者日常休息时间所设置的一种起搏频率自动下降的功能,借以节约电能和接近机体生理规律。通常是夜间起搏频率较白天明显减慢(图 7-66)。有程控睡眠频率和自动睡眠频率两种设置方法。

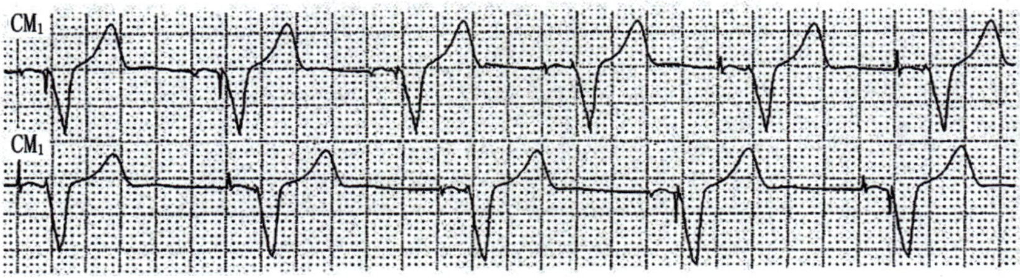

患者,男,63 岁。因病窦综合征植入双腔起搏器 1 年,设置的基本周期为 1200 毫秒,频率 50～125 次/分,A-V 间期 160 毫秒。上行系白天 15:06 记录,显示 DDD 起搏心律,起搏间期 1.0 秒,频率 60 次/分,A-V 间期 0.16 秒;下行系夜间 00:46 睡眠时记录,显示起搏间期 1.20 秒,频率 50 次/分,A-V 间期 0.16 秒。

图 7-66　双腔起搏器具有自动睡眠反应功能

(一)程控睡眠频率

程控睡眠频率是指启用起搏器内置时钟,根据患者作息规律,将睡眠频率预设到某一时间段,届时起搏器根据设定的时间和频率会自动提前 0.5 小时开始由基础起搏频率逐渐减慢到睡眠频率,而在活动开始前的 0.5 小时,起搏频率又从睡眠频率逐渐增快至基础频率。

(二)自动睡眠频率

程控睡眠频率是指起搏器根据患者活动变化采集一周数据绘成直方图,自动地判断患者的活动强度，并区分工作和睡眠状态，自动地设置和更新睡眠模式阈值。一旦睡眠阈值确定后，睡眠频率的自动控制则启动，于15～20分钟后以睡眠频率起搏，自动睡眠频率更为接近生理状况。

四、频率回退功能

频率回退功能是指心房频率1∶1下传心室超过所设定的上限频率时，起搏器便出现房室阻滞，使心室率降至上限频率以下称频率回退；相反，自身心房率大于模式转换频率时，则发生自动模式转换（图7-67）。

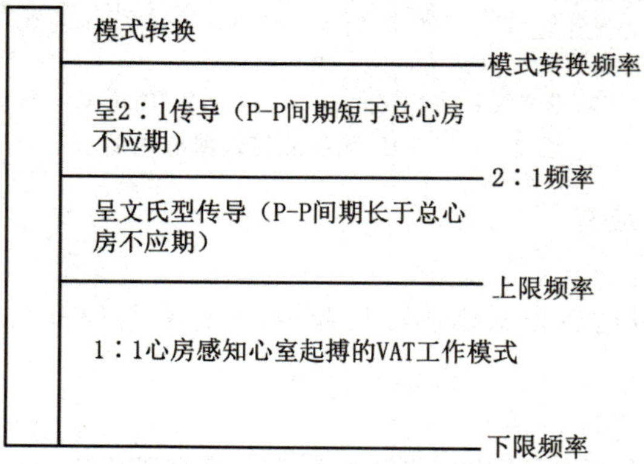

图7-67　频率回退功能示意图

（一）文氏型房室传导

自身心房率＞上限频率但＜2∶1阻滞频率时，呈文氏型下传（此时P-P间期大于总心房不应期）（图7-68）。

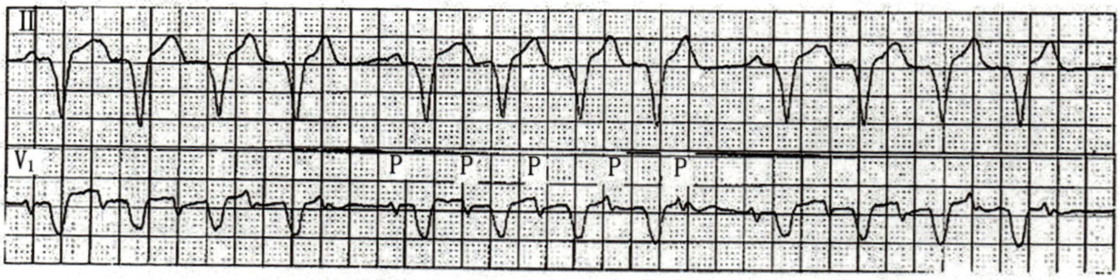

患者，男性，61岁。5年前因三度房室阻滞植入双腔起搏器。参数设置：下限频率60次/分，上限频率110次/分，A-V间期200毫秒，心室后心房不应期250毫秒。因咳嗽、咳痰3日伴高热39℃。门诊以肺部感染收入院。Ⅱ、V_1导联同步记录：P波顺发频率120次/分，呈心房感知心室起搏的VAT工作模式，可见P-V间期逐渐延长发生QRS波脱落，呈5∶4文氏传导显示周期性变化。

图7-68　双腔起搏器呈文氏型传导（5∶4）

（二）2∶1房室传导

自身心房率＞2∶1阻滞频率，但小于模式转换频率时，可呈2∶1房室传导（此时P-P间期小于总心房不应期）（图7-69）。

（三）模式转换

如果自身心房率进一步增快，大于模式转换频率时，可发生自动模式转换（触发心室起搏功能关闭）（图7-70）。

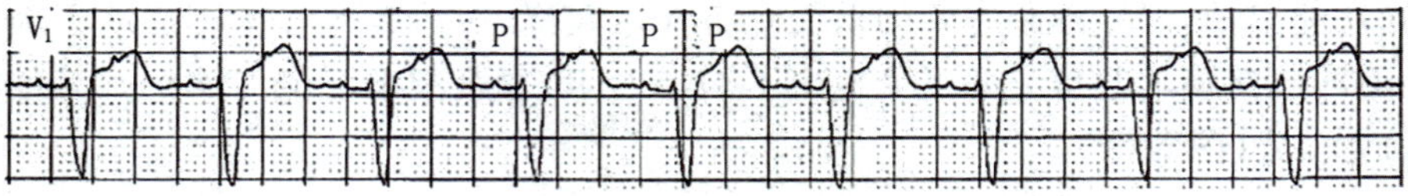

图 7-69 双腔起搏器呈 2∶1 传导

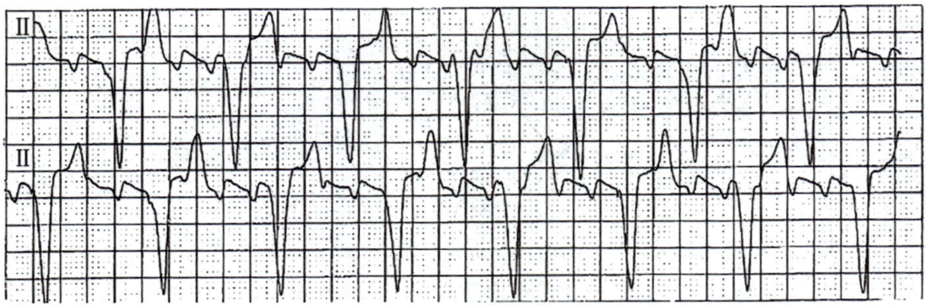

患者,男,70 岁。临床诊断:冠心病,植入双腔起搏器 5 年。参数设置:下限频率 60 次/分,上限频率 110 次/分,A-V 间期 200 毫秒。Ⅱ导联记录:窦性 P 波消失代之以大小形态相似的 F 波,F-F 间期 0.26 秒,频率 230 次/分。QRS 波群均由心室起搏脉冲发放,其起搏周期 0.86 秒,频率 70 次/分,F-V 间期长短不一。

图 7-70 心房扑动时双腔起搏器自动转换为 VVI 模式起搏

五、频率平滑功能

频率平滑功能指自身节律的频率突然增快或减慢时,双腔起搏的心室跟踪起搏周期就按前一起搏周期的某一百分率逐渐缩短或延长,但仍保持 1∶1 跟踪,使心室起搏频率处于平稳的变化状态,以减少患者的不适(图 7-71)。

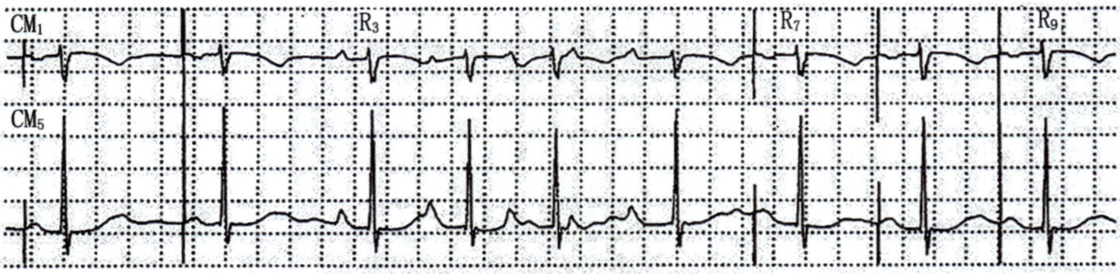

AAI 起搏频率 60 次/分,可见 4 个 P′波提前出现,频率 109～150 次/分,房速终止后,可见起搏频率 77 次/分,心室起搏器具有平滑功能。

图 7-71 DDD 起搏器的平滑功能

(一)频率平滑的意义

如患者发生快速心律失常,如快速心房颤动、心房扑动或房性心动过速时,当心动过速终止时,起搏器则以较快的频率发放起搏脉冲,防止自主节律的频率骤降,进而达到心率平滑之目的,对保护心功能、维持自主神经功能的稳定及预防恶性室性心律失常均有重要意义。

(二)飞轮功能

飞轮功能是起搏器频率平滑功能的一种,起搏器以较快频率起搏,防止心率骤降,实现频率平滑。

(1)飞轮功能的启动:当患者心房率突然骤降(骤降幅度＞15 次/分),超出了生理频率带的下限时，飞轮功能启动，以生理频率带的低限频率开始起搏，然后起搏心率再逐渐下降直至基础起搏频率。不同起搏模式起搏频率下降速度不同，VDDR 每跳频率降低 2 次/分，其他模式每跳频率降低 0.5 次/分(图 7-72)。

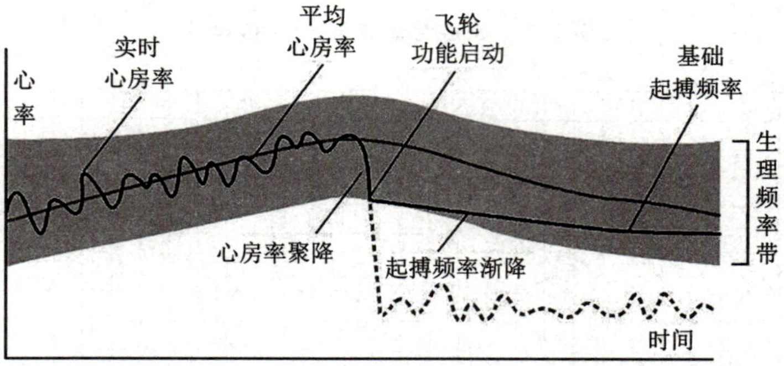

图 7-72　生理频率带频率骤降时飞轮功能启动示意图

(2)飞轮功能的终止：飞轮频率可持续到满足以下 3 个条件之一后，飞轮功能关闭。①达到低限频率。②达到传感器频率。③自发频率超过飞轮频率。

六、自动模式转换功能

(一)快速性房性心律失常时模式自动转换

植入双腔起搏器时，如发生了快速性房性心律失常(例如房性心动过速、心房颤动、心房扑动)，心房频率超过模式转换的心房频率，起搏器关闭心房感知器，不再跟踪心房频率进行起搏，自动转换为 VVI 工作模式，直至心房频率恢复正常称正转换(图 7-73)。需要设置一个合适的可以引起模式转换的自身心房频率和模式转换时的基础起搏频率，一旦自身心房频率大于模式转换的心房频率，模式转换功能将被激活，起搏器将以该基础频率起搏，该基础起搏频率略高于基础起搏频率，以减少患者的不适感。当快速房性心律失常终止时，起搏模式又从 VVI 或 VVIR 转换为 DDD 或 DDDR，称为反转换(图 7-74)。

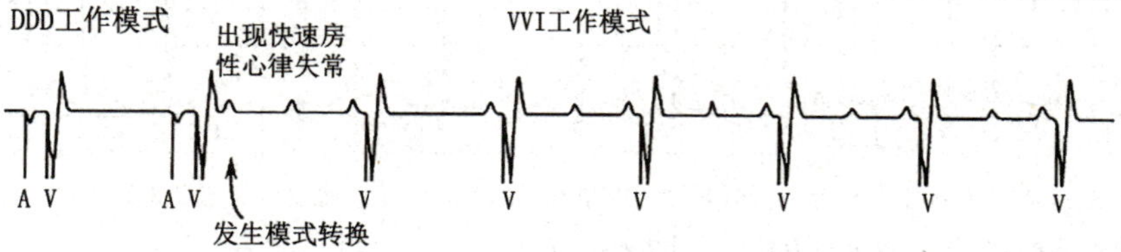

当房室顺序起搏时，心房率超过模式转换频率时，起搏器自动将工作模式转变为 VVI 起搏模式。

图 7-73　双腔起搏器工作模式的自动转换示意图

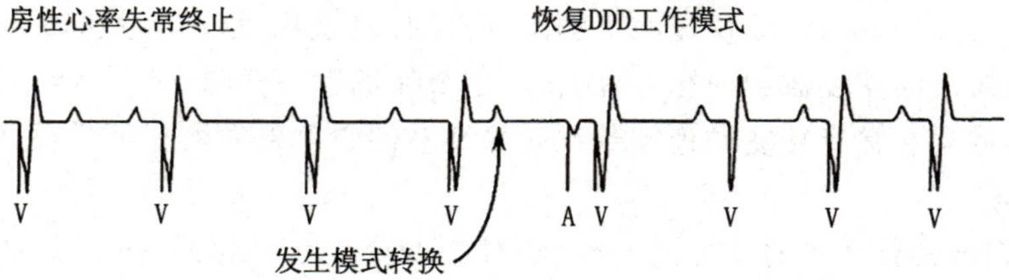

当房速终止后，起搏器又恢复了 DDD 起搏的工作模式。

图 7-74　双腔起搏器工作模式的反转换示意图

(二)电磁干扰时的起搏器自动模式转换

在电磁干扰情况下,VVI 起搏方式自动转换为 VOO 模式,DDD 起搏方式自动转换为 DOO 模式。

(三)起搏器电源耗竭时的自动模式转换

起搏器电池耗竭时,心房电路先行自动关闭,起搏方式自动转换为 VVI 模式,频率应答功能消失,且不能再程控为原来的工作模式(图 7-75)。

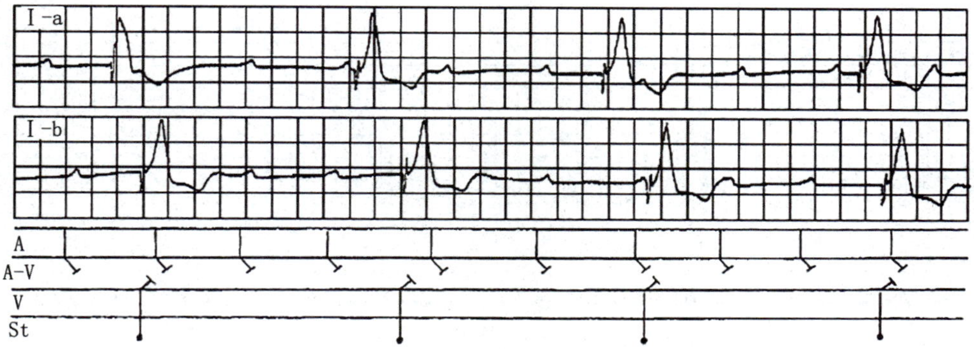

患者,男,82 岁。临床诊断:冠心病、三度房室阻滞。7 年前植入双腔起搏器,现起搏模式转为 VVI,频率由 60 次/分下降至 30～32 次/分(临床证实电池耗竭)。

图 7-75　双腔起搏器电源耗竭转为 VVI 起搏模式

七、噪声反转功能

(一)起搏器设置噪声反转功能的目的

噪声反转是现代起搏器的一种特设功能,旨在使起搏器在误感知电磁信号、肌电位等时,也能确保起搏,不致发生刺激脉冲发放受抑制和起搏丧失现象。

(二)工作原理

起搏器的不应期由绝对不应期(空白期)和相对不应期(噪声采样期)组成,前者对任何电位均无感知能力,后者对包括自身 QRS 波、电磁信号、肌电位在内的各种电位均能感知。噪声反转功能是对心室相对不应期内发生的感知事件,凡是落入相对不应期的信号,一旦达到感知灵敏度,则被起搏器所感知。当连续噪声被感知时,会触发起搏器感知不应期的连续重整。当延长的不应期已达基本起搏器间期时,该起搏脉冲照常发生,因而避免了起搏脉冲被抑制(图 7-76)。

(三)常见的噪声干扰

(1)肌电位干扰。

(2)电磁波干扰。

(3)快速心律失常时出现心室率过快,例如快速房颤、房扑、阵发性室性心动过速等。

(四)噪声反转的心电图表现

(1)非频率应答的起搏以下限频率发放刺激脉冲。

(2)频率应答起搏以感知器频率发放刺激脉冲。

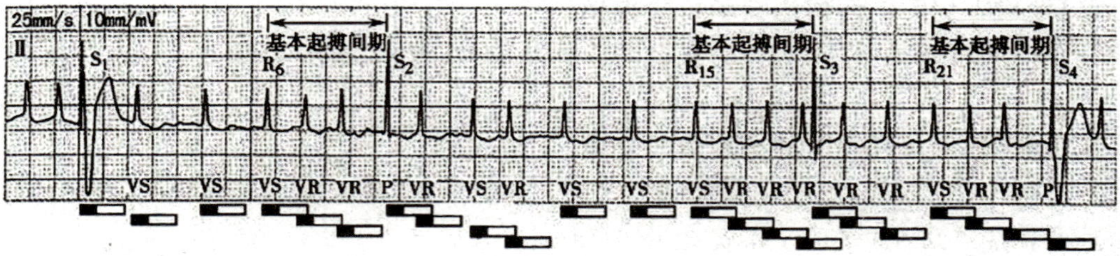

A

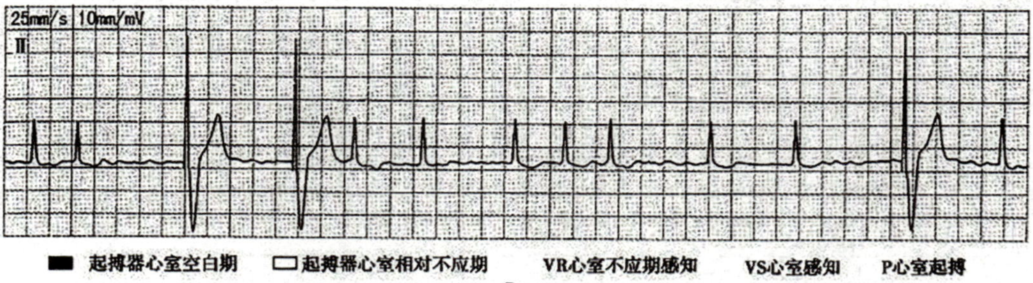

B

患者,女,73岁。临床诊断:心房颤动。植入VVI起搏器2年余。A.显示:快心室率心房颤动,可见4次心室起搏脉冲,与自身QRS波群竞争性地控制心室,S_1、S_4起搏脉冲夺获心室,S_2起搏脉冲落在自身QRS波群中而形成假性融合波,其中R_6S_2、$R_{15}S_3$、$R_{21}S_4$的间期为1.0秒,恰为起搏器的基本起搏间期;将感知灵敏度由2.0 mV调至1.4 mV,仍存在此现象,考虑为起搏器噪声反转功能。治疗数天后(B.)心房颤动心室率减慢,VVI起搏器恢复按需起搏,起搏间期1.0秒。

图7-76 心房颤动时VVI起搏器噪声反转功能

(五)噪声反转的处理

1.对心外因素的处理

脱离电磁干扰环境,降低起搏器感知灵敏度(升高感知灵敏度数值),或将感知极性改为双极。

2.针对心律失常处理

终止快速心律失常的发生,缩短起搏器心室后不应期,使感知事件不再发生在相对不应期内,而是发生在应激期内。

(六)噪声反转现象与起搏器感知功能低下的鉴别

1.噪声反转现象

多发生在快速心律失常,例如快速心房颤动、室性心动过速时,尤其是心室率>150次/分时更易出现,其特征为起搏脉冲与其前某一个QRS波群的时距恰好是起搏器的基本周期。心室率减慢后,此现象消失。患者植入起搏器的年限在正常使用的时间范围内。

2.起搏器感知功能不良

起搏脉冲多呈固定性发放,对自身节律不感知。心室率减慢后,起搏器仍呈固定性发放脉冲,常可见感知参数设置不当、电极脱位、电能耗竭(可从患者植入起搏器的年限、磁铁试验来判断)。

八、自动阈值夺获功能(自动测定阈值功能)

自动阈值夺获功能是指起搏器自动地测定起搏阈值,并根据阈值的变化自动地调整输出能量，即先以较低的起搏输出能量来检测每一个起搏脉冲是否均能夺获心室，若确认起搏脉冲未能夺获心室，则起搏器将以较高的输出能量发放心室备用脉冲，确保夺获心室，借以节约电能和避免心室失夺获。

（一）功能构成

具备自动阈值夺获功能的起搏器有四种功能或特性：①确认自动夺获功能。②自动保护性起搏，即发放备用安全起搏脉冲。③自动测定起搏阈值。④自动调节输出能量。这类起搏器的主要优点为节能、安全和省时。

（二）工作方式

首先自动测定起搏阈值，由基础起搏电压减 0.25 V 所得值开始起搏，每夺获两次，输出递减 0.25 V，直至连续两次失夺获，此时的起搏电压为阈下刺激，起搏器在检测脉冲 80～100 毫秒内补发一次 4.5 V 的备用脉冲，以保证有效起搏。然后，起搏器自动每次提高起搏电压 0.125 V，如果能连续稳定起搏两次，此起搏电压即为起搏阈值，然后在此起搏阈值基础上再加 0.25 V 作为此后 8 小时的实际起搏电压（图 7-77～图 7-79）。即使起搏器正常工作，起搏器仍每 8 小时自动测试一次起搏阈值的变化并调整输出电压。

九、自动感知功能

起搏器根据感知自身 P 波、QRS 波群情况能自动确认感知度过低区、过高区及适宜区，将感知灵敏度设置在适宜区（图 7-80）。

（一）工作原理与方式

自动感知系统设置三级不同高度的感知区，即感知度过低区、感知度过高区和感知度适宜区。

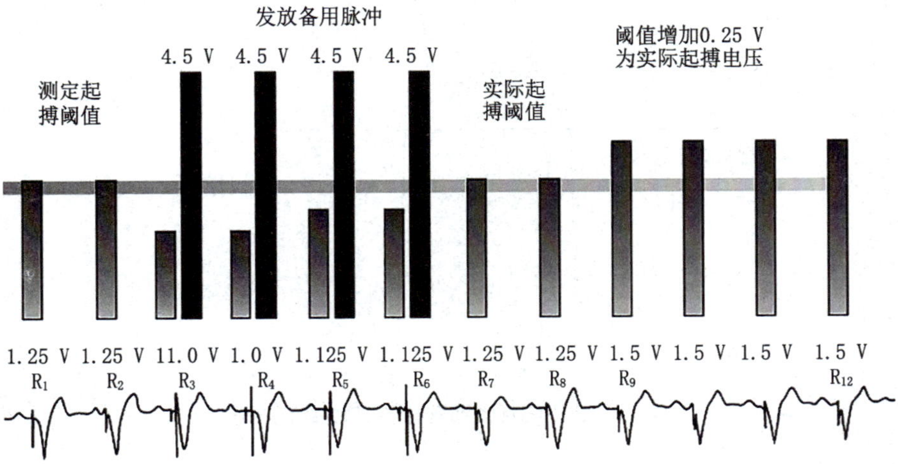

R_1、R_2搏动的心室起搏电压为 1.25 V 时，其起搏脉冲能夺获心室；R_3、R_4搏动心室起搏电压降低至 1.0 V 时，其起搏脉冲不能夺获心室，于 80 毫秒后又发放起搏电压 4.5 V 的心室备用脉冲并夺获心室；R_5、R_6心室起搏电压提高至 1.125 V 时，其起搏脉冲仍不能夺获心室，于 80 毫秒后又发放起搏电压 4.5 V 的心室备用脉冲并夺获心室（黑色的柱子）；R_7、R_8搏动为心室起搏电压恢复至 1.25 V 时，其起搏脉冲能恢复夺获心室。表明该患者实际的心室起搏阈值为 1.25 V，为安全起见，心室起搏电压增加 0.25 V 作为实际的起搏电压，即以 1.5 V 作为心室起搏电压，如 R_9～R_{12}搏动。

图 7-77　自动测定起搏器阈值示意图

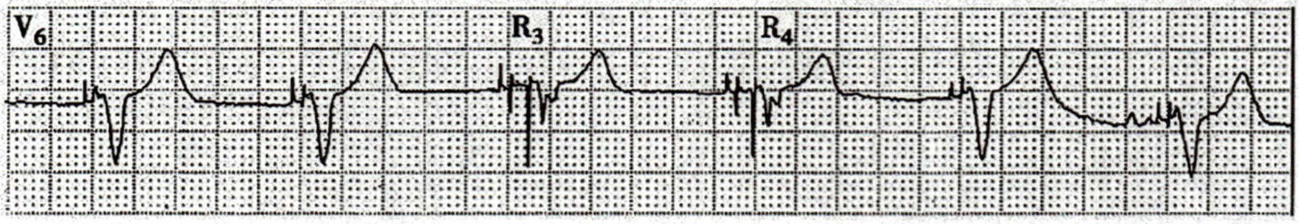

R_1、R_2、R_5、R_6搏动可见连续出现两次起搏脉冲，相隔 0.05 秒，第 1 个脉冲为心房起搏脉冲，第 2 个脉冲为心室起搏脉冲，R_3、R_4搏动可见连续出现 3 次起搏脉冲，其中第 1 个脉冲为心房起搏脉冲，第 2 个脉冲为心室起搏脉冲，因其未夺获心室，于 0.09 秒后又发放了心室备用脉冲。

图 7-78　双腔起搏器自动阈值夺获功能

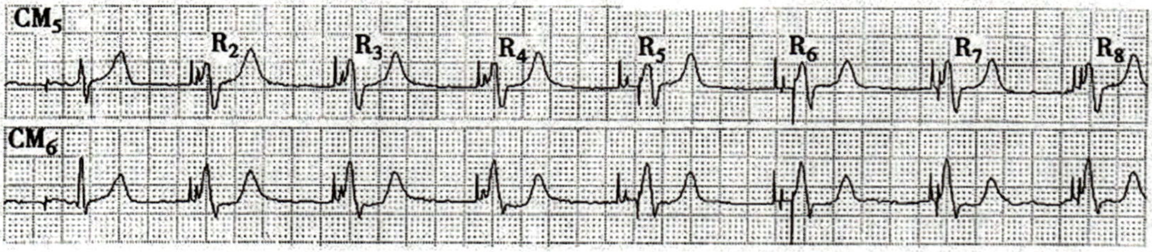

患者，男，63 岁。临床诊断：冠心病。植入双腔起搏器 2 年。设置参数：下限频率 60 次/分，上限频率 110 次/分，A-V 间期 260 毫秒。CM_5、CM_6导联同步记录：R_1搏动为 AAI 起搏，A-R 间期 240 毫秒。R_2～R_4、R_7～R_8搏动可见连续出现 2 次起搏脉冲，相隔 0.05 秒，其中第 1 个脉冲为心房起搏脉冲，第 2 个脉冲为心室起搏脉冲，因其夺获心室，起搏器不再发放备用脉冲；而 R_5～R_6搏动可见连续出现 3 次起搏脉冲，其中第 1 个脉冲为心房起搏脉冲，相隔 0.05 秒的第 2 个脉冲为心室起搏脉冲，因其未夺获心室，于 0.09 秒后又发放了心室备用脉冲夺获心室。

图 7-79　双腔起搏器具有自动阈值夺获功能

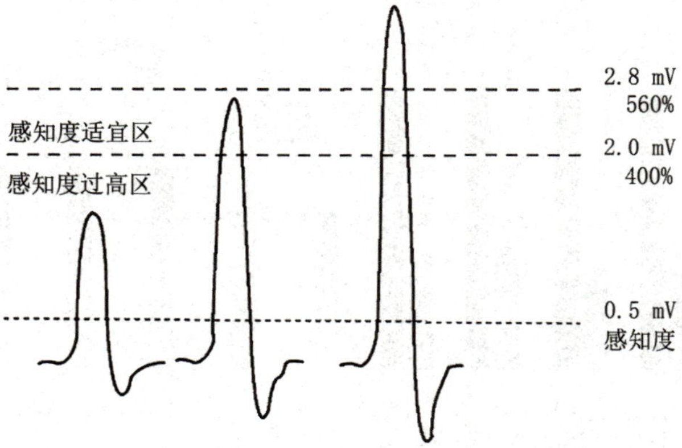

图 7-80　起搏器自动调整感知灵敏度示意图

1.感知度过低区

为设定的实际感知灵敏度值的 5.6 倍，若有连续 36 个以上的 P 波或 QRS 波落入此区时，则起搏器的感知器自动降低感知灵敏度，即提高感知振幅的高度，例如从原来 0.5 mV 提高到 1.0 mV。

2.感知度过高区

低于设定的实际感知灵敏度值的 4 倍，若有连续 17 个以上的 P 波或 QRS 波落入此区时，则起搏器的感知器将自动提高灵敏度，即降低感知振幅的高度，例如从原来的 1.0 mV 降到 0.5 mV。

3.感知度适宜区

为实际感知灵敏度值的 4.0～5.6 倍，自动感知功能调整感知灵敏度的最终目标是将心房和心室的感知灵敏度调整到感知度适宜区。

(二)自动感知功能的临床意义

可及时调整房室感知灵敏度，维持感知安全范围，使患者在得到生理性起搏治疗的同时，进一步减少因感知功能障碍引起的起搏器障碍，为患者的安全与节省医师随访时间提供了有力的保障。

十、A-V 间期滞后搜索功能

(一)正滞后搜索

若在 A-V 间期内感知到一个自身心室事件(不感知室性期前收缩)，A-V 间期将自动延长一次；若未感知到自身心室事件，搜索功能在每 5 分钟或每 256 次心搏后按设定的滞后值自动延长 A-V间期一次，然后恢复到原来程控的 A-V 间期(图 7-81)，周而复始。A-V 间期正滞后＝程控的 A-V 间期值＋程控的滞后值。

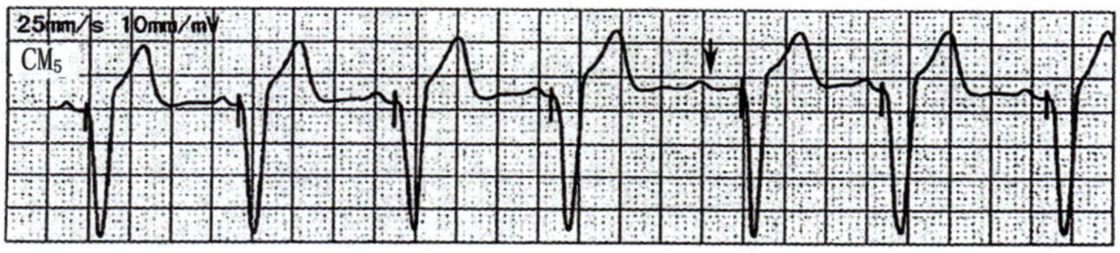

患者，女，36 岁。临床诊断：病态窦房结综合征，植入双腔起搏器，起搏器设置 A-V 间期正滞后搜索功能，起搏频率 60 次/分，A-V 间期 0.16 秒，滞后值 80 毫秒。前 4 个心搏为心房感知触发心室起搏，P-V 间期 0.14 秒，A-V 间期搜索(箭头所指)自动延长为 0.24 秒，自身心搏仍未下传，嗣后起搏器重新按原设置的 A-V 间期工作，每 256 次心搏延长一次 A-V 间期，周而复始。

图 7-81　起搏器 A-V 间期正滞后搜索

(二)负滞后搜索

对受益于持续起搏的患者(如梗阻性肥厚型心肌病、双室同步化起搏)，负向 A-V(P-V)滞后及搜索功能开启后，若在正常的 A-V(P-V)间期内感知到一个自身心室事件，A-V(P-V)间期在原基础上自动缩短一个程控滞后值，自动缩短 A-V(P-V)间期将鼓励心室起搏。若未感知到自身心室事件，搜索功能在每 5 分钟或每 256 次心搏后按设定的滞后值自动缩短 A-V 间期一次，然后恢复到原来程控的 A-V 间期，周而复始。A-V 间期负滞后＝程控的 A-V 间期值-程控的滞后值。

十一、心室起搏管理功能

(一)心室起搏管理功能的目的

心室起搏管理(MVP)功能尽量维持 AAI(R)起搏，并根据房室传导情况，在单腔与双腔间进行自动模式转换，最大限度地减少右心室起搏，同时又保证心室起搏安全。

(二)心室起搏管理功能的模式

心室起搏管理功能：是指双腔起搏器平常以 AAI(AAIR)模式工作，当患者发生一过性二度房室传导阻滞时(1 个 P 波下传受阻)，被阻滞的 P 波不触发心室起搏，而是触发保护性心室安全起搏，其发放间期为 A-A 间期加上 80 毫秒(图 7-82、图 7-83)；当发生高度、三度房室传导阻滞时，起搏器将自动地转换为 DDD(DDDR)模式，其 A-V 间期与原设定的 A-V 间期一致，确保房室同步收缩(图 7-84、图 7-85),以后分别于 1、2、4、8、16 分钟……16 小时,重复检测房室传导,一旦检测到房室恢复正常传导,起搏器又将自动地转换为 AAI(AAIR)模式(图 7-86、图 7-87),尽量减少心室起搏所占的比例,借以降低起搏器综合征的发生率,以确保患者的安全。如发生快速性房性心律失常,无论是 AAI(AAIR)起搏还是 DDD(DDDR)起搏,都将转换为非心房跟踪模式起搏。

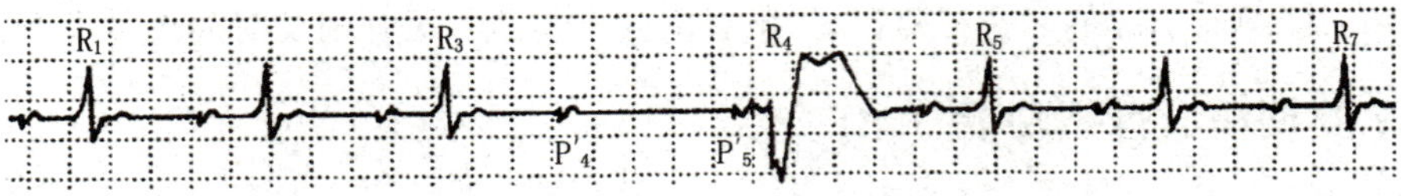

图 7-82　二度Ⅱ房室传导阻滞揭示 DDD(DDDR)起搏器具备心室起搏管理功能

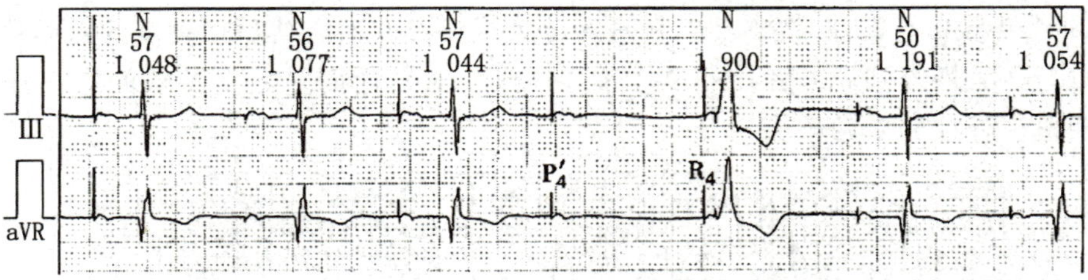

患者,男,75 岁。临床诊断:病态窦房结综合征、间歇性二度Ⅱ型房室传导阻滞。两年前植入双腔起搏器。参数设置:下限频率 60 次/分,上限频率 120 次/分,A-V 间期 180 毫秒。Ⅲ、aVR 导联同步记录:未见窦性 P 波,R_1～R_3起搏方式呈 AAI 模式起搏,起搏频率 55 次/分,A-R 间期逐渐延长 0.32～0.36 秒。被阻滞的起搏 P4′波不触发心室起搏而以 A-A 间期加上 0.08 秒处触发心室安全起搏(R_4)。其后仍保持 AAI 模式起搏(R_5～R_6)。

图 7-83　二度Ⅱ型房室阻滞揭示双腔起搏器具备心室起搏管理功能

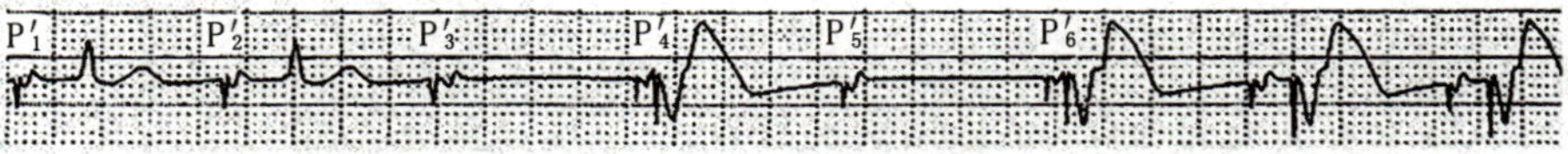

R_1～R_2起搏模式呈 AAI 模式起搏,P3′、P5′波不能触发心室起搏,而以 A-A 间期加上 0.08 秒处触发心室安全起搏,并自动转为 DDD 工作模式。

图 7-84　阵发性高度或三度房室传导阻滞时,双腔起搏器显示起搏模式自动转换及具备心室起搏管理功能

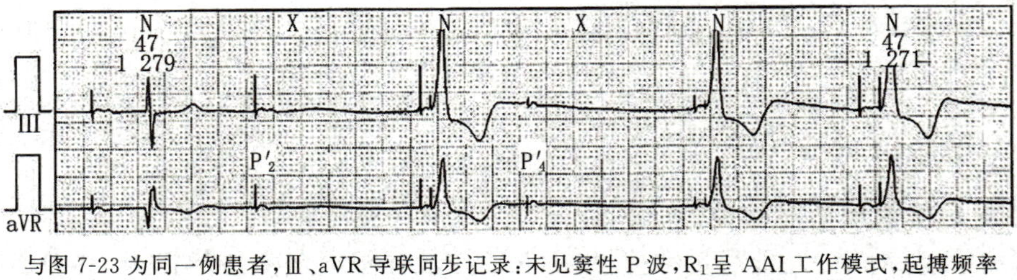

与图 7-23 为同一例患者,Ⅲ、aVR 导联同步记录:未见窦性 P 波,R_1呈 AAI 工作模式,起搏频率 50 次/分,A-R 间期 0.38 秒。AAI 起搏后出现连续传导阻滞时,被阻滞的 P_2'、P_4'波不触发心室起搏,而以 A-A 间期加上 0.08 秒处触发心室安全起搏,并自动转换为 DDD 工作模式(R_4)。

图 7-85　阵发性高度房室传导阻滞双腔起搏器起搏模式自动转换及具备心室起搏管理功能

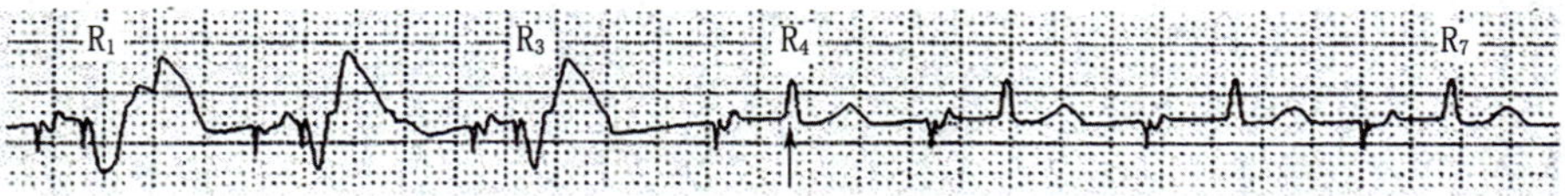

图 7-86　双腔起搏器具有心室起搏管理功能(房室结优先功能)——从 DDD 起搏模式自动转换为 AAI 起搏模式

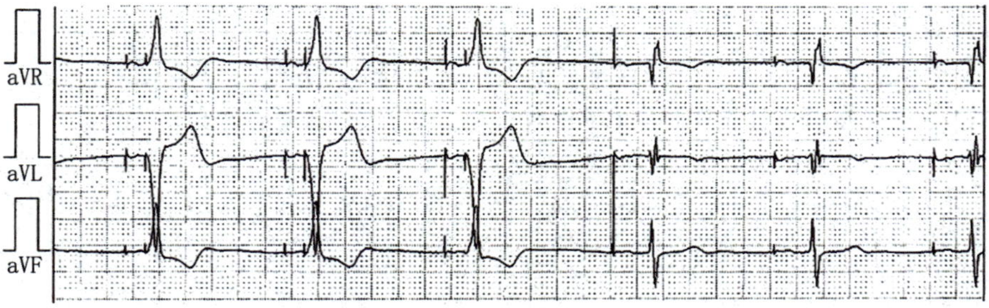

与图 7-23 为同一例患者，aVR、aVL、aVF 导联同步记录：未见窦性 P 波，$R_1 \sim R_3$ 搏动为 DDD 起搏心律，起搏频率 50 次/分，A-V 间期 0.18 秒，$R_4 \sim R_6$ 搏动为 AAI 起搏心律，其 A-R 间期 0.28 秒。

图 7-87　房室结优先功能——从 DDD 起搏模式自动转换为 AAI 起搏模式

(三)心室起搏管理功能的适应证

适用于房室传导功能正常或间歇性房室传导功能障碍者，它能减少 99%的心室起搏量并降低发生持续性心房颤动的风险。

十二、频率适应性心室后心房不应期(PVARP)和心室不应期(VRP)

频率适应性 PVARP 和 VRP 是指 PVARP、VRP 随着频率的变化自动地延长或缩短。

(一)适应证

(1)存在或可能发生竞争性起搏的患者。

(2)运动量相对较大，需要有较高心房频率跟踪的患者。

(3)自身心房频率较快，需依赖于模式转换的患者。

(二)目的

如起搏器发生介导性心动过速时，逆 P 波可触发快速的心室起搏，此时延长心室后心房不应期，终止心动过速的发生。

自动地缩短心室不应期，可使较快的心房频率被感知，可触发快的心室起搏，满足运动代谢时的需要，或者快速心房频率被感知，启动模式转换功能。

(三)基本方法

PVARP 和 VRP 缩短的步长可以被程控为高(心率每增加 1 次/分，不应期将缩短 3 毫秒)、中(心率每增加 1 次/分，不应期将缩短 2 毫秒)、低(心率每增加 1 次/分，不应期将缩短 1 毫秒)；PVARP 和 VRP 之间维持在 25 毫秒的延伸空间；设定 PVARP 和 VRP 的最短数值，默认值为 200 毫秒，可程控数值为 120～230 毫秒(步长为 10 毫秒)。

十三、起搏器介导性心动过速(PMT)自动终止功能

双腔起搏器植入后，可能成为房室之间的第二条传导路径，一旦在某种情况下，逆传的 P 波被感知，就可诱发起搏器介导性心动过速，此时必须重新程控心室后心房不应期及其他参数，才

可终止心动过速的发生。现代起搏器具有自动确认和终止起搏器介导性心动过速（PMT）的功能。

（一）确认 PMT

当心室连续起搏的频率达到 PMT 的识别频率（通常设置为 100 次/分），起搏器若连续检测到 8 个恒定的 V-P 间期＜400 毫秒的搏动，即确认为发生了 PMT 并启动终止程序。

（二）终止程序

在第 9 个搏动将心室心房不应期自动延长到 400 毫秒，使逆行 P 波落在心房感知器不应期内而不能触发心室起搏，PMT 即可自行终止或抑制一次心室脉冲发放（图 7-88）。

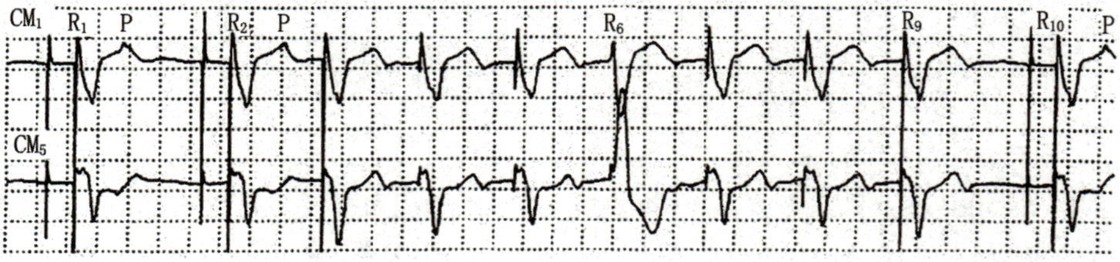

R_1、R_2、R_{10}搏动为 DDD 起搏，起搏周期 1.0 秒，频率 60 次/分，A-V 间期 0.18 秒，但心房起搏脉冲后未见明显的起搏 P′波跟随，其 T 波顶峰上均有 P 波重叠，考虑该 P 波为窦性 P 波，频率 58 次/分，其中 R_1-P 间期（0.28 秒）小于心室后心房不应期（0.30 秒），未被心房电极所感知，R_2-P间期（0.33 秒）＞心室后心房不应期（0.30 秒），被心房电极感知后并触发了起搏器介导性心动过速，频率 95 次/分，R_9搏动心室后心房不应期自动延长至 0.40 秒，该搏动后的逆行 P 波落在心室后心房不应期内而未被心房电极所感知，起搏器介导性心动过速自行终止。

图 7-88　**心室后心房不应期自动延长终止起搏器介导的人工折返性心动过速**

十四、起搏器频率奔放现象时的限制功能

起搏器频率奔放系一种起搏心律失常，是一种少见且最严重的起搏器故障。多见于电子元件失灵及起搏器电池耗竭，可使脉冲电刺激的频率发放异常加速（＞120 次/分甚至数百次），从而导致危险的室性心动过速、心室颤动，引发患者心力衰竭、心源性休克甚至猝死，需紧急处理。故现代起搏器特地设置了起搏器频率奔放现象保护电路，很少再发生频率奔放现象；即便发生，其最高起搏频率限制在 130～150 次/分，可防止快速的心室起搏。

（朱明洁）

第八节　起搏和感知双重功能异常的心电图

起搏器的起搏功能和感知功能同时存在异常，则称为双重功能异常，两者同时出现或先后出现，特别是双腔起搏器可有多种排列组合，此时心电图改变复杂多变，如果合并自身的心律失常将会给分析诊断带来极大的挑战。所以，我们在分析诊断时必须掌握各类起搏器的工作模式、计时周期及起搏、感知异常心电图表现，这样才可以作出正确诊断。

一、AAI 起搏器起搏和感知功能双重异常

起搏器对自身心房激动间断或全部不感知，甚至心房脉冲信号呈固定频率发放，心房脉冲信

号后间断或全部无心房除极波(图 7-89)。其原因多为导线断裂或完全脱位。很少见到心房电极交叉感知自身 QRS 波或 T 波,可不适当地引起心房起搏节律重整。

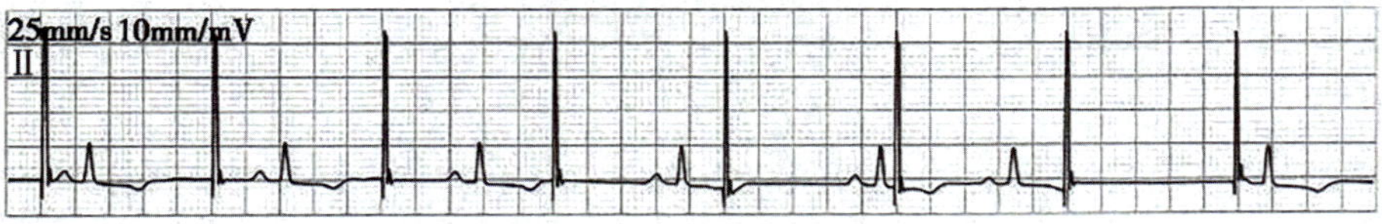

患者植入 AAI 起搏器,起搏频率 60 次/分,心电图显示窦性心律,起搏频率固定,呈 AOO 工作模式,心房脉冲信号后均无心房波,提示心房起搏和感知功能异常,临床证实心房导线脱位。

图 7-89　AAI 起搏器起搏和感知功能双重异常

二、VVI 起搏器起搏和感知功能双重异常

心室起搏和感知功能双重异常多表现为间歇性或持续性不起搏和不感知。心电图表现为起搏器对自身 QRS 波群间断或全部不感知,甚至心室脉冲信号呈固定频率发放。心室脉冲信号后间断或全部无心室夺获(图 7-90、图 7-91)。其原因多为导线断裂、显著脱位或脉冲发生器电池耗竭。

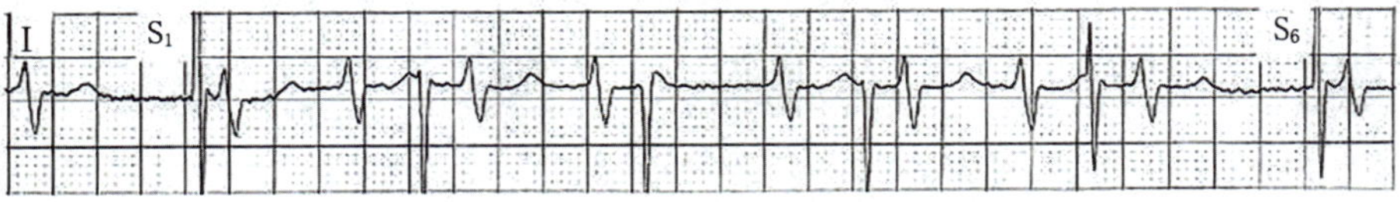

基本节律心房颤动,下传的 QRS 波呈 rS 型,可见心室起搏脉冲对自身 QRS 波无感知功能,不发生起搏节律重整。起搏脉冲落在任何时相均不起搏心室,如 S_1、S_6 脉冲落在心室应激期中也未夺获心室。

图 7-90　VVI 起搏器起搏和感知功能双重异常

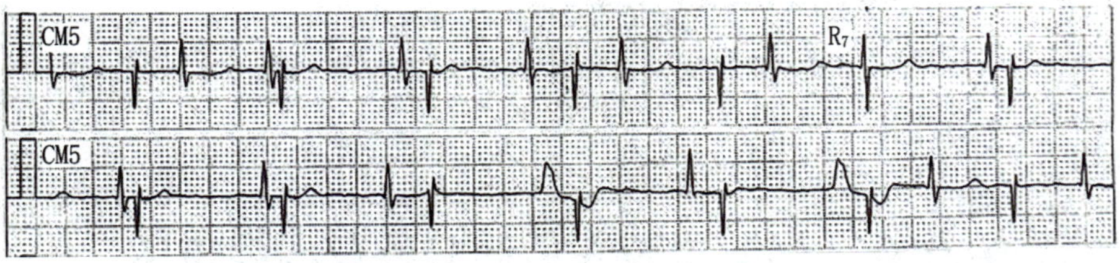

患者,男,74 岁。临床诊断:冠心病。8 年前因房颤合并长 R-R 间期,植入 VVI 起搏器,起搏频率 60 次/分。同次动态心电图不连续记录:窦性 P 波消失,代之形态不一的 f 波,房颤波下传的 R-R 间期不齐,可见起搏信号按 60 次/分频率发放脉冲,对自身下传的心室波无感知。不论心室脉冲落在何处均未起搏心室,上行 R_7 为假性室性融合波。下行有 2 个延迟出现的宽大畸形的 QRS 波为室性逸搏,其频率 57～60 次/分。

图 7-91　VVI 起搏器起搏和感知功能双重异常

三、双腔起搏器起搏和感知功能双重异常

双腔起搏器具有心房起搏、心房感知、心室起搏、心室感知功能,如果发生起搏和感知功能异常,可表现为完全性或间歇性(图 7-92、图 7-93),心电图改变复杂多变,可有十余种表现。

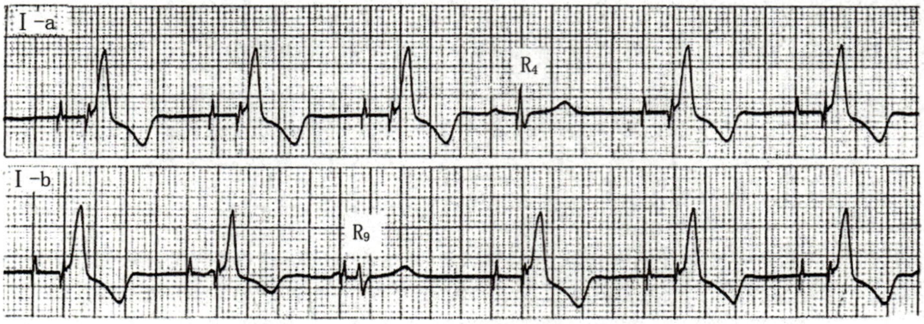

可见窦性 P 波,大部分为 DDD 工作模式,心房信号后无起搏的 P′波,心室起搏功能正常。可见 R_4 前有一窦性 P 波,其自身下传的 QRS 波前有心房起搏信号,为假性室性融合波。R_9 前有一窦性 P 波,其窦性 P 波下传心室。但 P 波终末部有心房起搏信号,说明心房电极对窦性 P 波未感知。

图 7-92　双腔起搏器心房起搏和感知功能双重异常

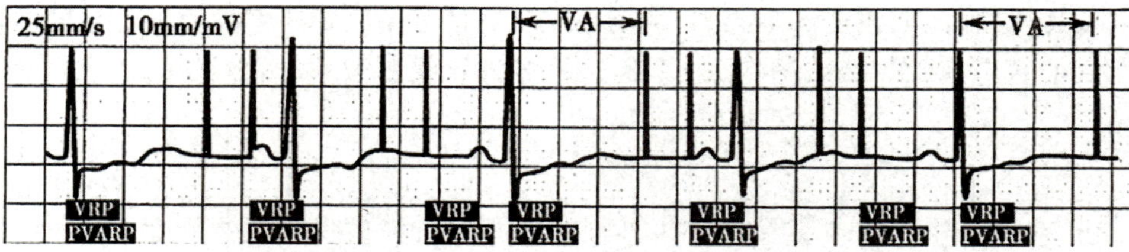

患者,男,25 岁。因病态窦房结综合征植入双腔起搏器 3 周。下限频率 70 次/分,上限频率 125 次/分,心室不应期(VRP)260 毫秒,心室后心房不应期(PVARP)325 毫秒,起搏 A-V 间期 225 毫秒。心房、心室起搏脉冲后无相应除极波,考虑心房、心室起搏故障。VRP 外 R 波均被起搏器感知,启动 V-A 间期,并于 V-A 间期末发放心房起搏脉冲,提示心室感知功能正常,胸部 X 线检查证实导线脱位。

图 7-93　双腔起搏器心房、心室起搏功能异常

(朱明洁)

第九节　起搏器植入后心肌梗死的心电图

植入心脏起搏器后患者发生心肌梗死时,心电图可受到起搏信号的影响,特别是双腔起搏器具有心房、心室感知和心房、心室起搏功能。可根据自身心律、P-R 间期变化,自动以不同的起搏模式进行工作,起搏时电张调整性 T 波改变,加之心肌梗死时的不同部位、分期、Q 波、ST-T 改变均有特殊的变化,使植入起搏器患者合并心肌梗死的心电图在分析时具有一定的难度。其诊断必须密切结合临床,急性心肌梗死必须要有相应的临床症状、心肌酶系(CK、CK-MB)及肌钙蛋白 T 的诊断支持。

一、心肌梗死对起搏器功能的影响

(一)心肌梗死对起搏器感知功能的影响

心肌梗死时,因心肌除极向量的改变和细胞内外离子变化,特别是急性心肌梗死时,可使

QRS 波振幅降低或极性明显改变，均会影响起搏器的感知功能。梗死后心肌的应激性增强和心室颤动阈值降低，低能量的电刺激可诱发心律失常，尤其是感知功能障碍时，如果脉冲信号落入心室易颤期，可引发心室颤动。

(二)心肌梗死对起搏器起搏功能的影响

心室导线植入部位若发生心肌梗死，心室脉冲发出后，可因激动传出阻滞而引起起搏障碍。

二、心脏起搏对心肌梗死心电图的影响

(一)心房起搏

心房起搏一般不影响 QRS-ST-T 形态，不影响心肌梗死各个分期的心电图表现。

(二)心室起搏

(1)心室起搏时心室除极异常并继发复极异常，使 QRS 波群及 ST-T 形态发生显著改变，可影响心肌梗死的诊断。

(2)有时巨大的心室起搏脉冲可掩盖 Q 波(尤其为单极起搏时)。

(3)心室起搏终止后，也可因电张调整性 T 波的改变而误诊为非 ST 段抬高型心肌梗死。

三、心房起搏合并心肌梗死的心电图表现

植入 AAI 起搏器或双腔起搏器时，如果自身心房率低于起搏器下限频率，房室传导功能正常或 P-R 间期小于设置的 A-V 间期时可出现 AAI 工作模式，此时心肌梗死图形不会被掩盖，其 Q 波、ST-T 改变都将呈现出不同分期的特征性改变(图 7-94、图 7-95)。如持续 AAI 起搏，其 T 波不会受到电张调整性改变的影响。

四、心室起搏合并心肌梗死的心电图表现

VVI 起搏时均为心室感知和起搏。而双腔起搏时，心室起搏则可有两种工作模式：①如果自身心房率在起搏器设置的低限与高限频率之间，P-R 间期长于设置的 A-V 间期时可呈频率跟踪的 VAT 工作模式。②自身心房率及心室率比下限频率低，P-R 间期长于设置的 A-V 间期，可呈房室顺序起搏。心室起搏时，因心肌梗死的不同部位，不同分期时的 Q 波、ST-T 变化，心电图可有不同的表现形式。

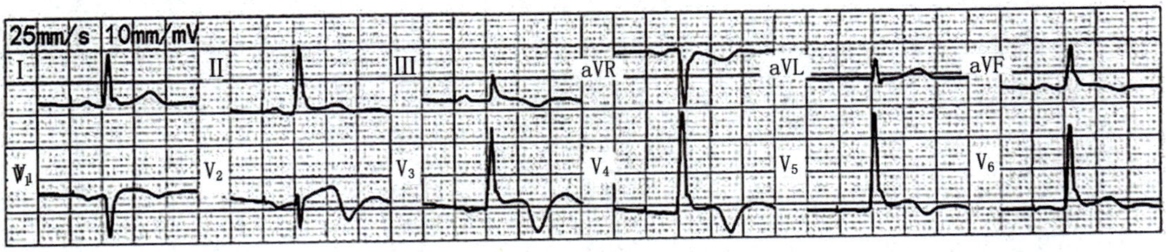

患者，男，58 岁。因劳累后出现心前区不适，胸骨后压榨性疼痛，并向左肩部放射 4 小时入院。2 年前因诊断病窦综合征植入双腔起搏器。实验室检查：血清肌钙蛋白 T 阳性，CK 650 U/L，CK-MB 125 U/L。急诊冠状动脉造影示：左冠状动脉主干正常、前降支起始部 99%局限狭窄，前降支中段狭窄 70%，旋支正常，右冠状动脉管壁光滑，未见狭窄。经皮腔内冠状动脉成形术后前降支近端及中段各植入一枚支架。术后 2 小时心电图示：起搏器呈 AAI 工作模式，自主下传 QRS 波群，ST-T 急性损伤性改变。

图 7-94　双腔起搏器以 AAI 模式起搏合并急性前壁心肌梗死

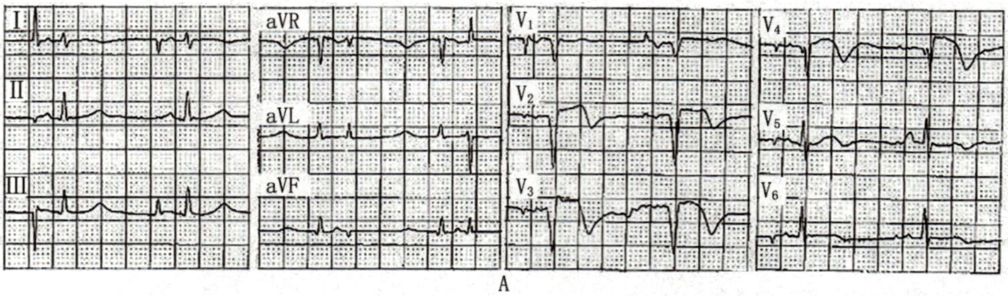

A

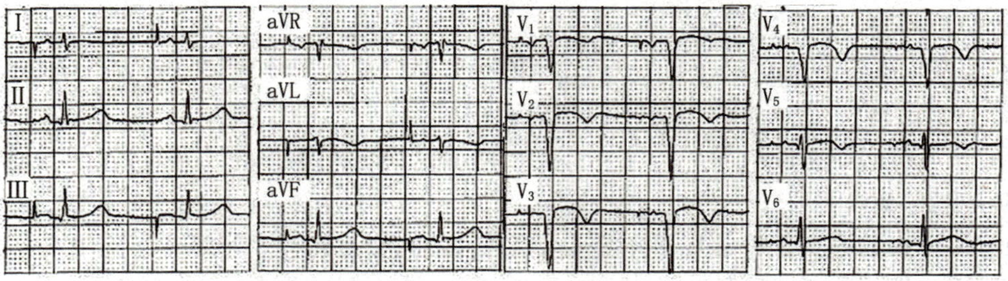

B

患者，男，60 岁。因早餐后突然出现胸痛，并向左肩部放射 2 小时入院。7 年前因诊断病态窦房结综合征植入双腔起搏器。实验室检查：血清肌钙蛋白 T 阳性（>0.8 μg/L），CK 690 U/L，CK-MB 268 U/L。急诊冠状动脉造影术：左主干正常，前降支起始部 80%～90%局限性狭窄，前降支中段 100%闭塞，回旋支中段局限性狭窄 80%～90%，行 PTCA+支架术。A.为入院时心电图，呈 AAI 工作模式，呈急性前壁心肌梗死图形。B.为术后 1 天心电图，ST-T 有所改善。

图 7-95　双腔起搏器以 AAI 模式起搏合并急性前壁心肌梗死

（一）超急性期心肌梗死的心电图特征

超急性期心肌梗死，因冠状动脉急性闭塞，心肌尚未发生坏死，仅表现为 ST 段急性抬高及 T 波高耸，此时虽呈心室起搏，但 ST-T 变化明显（图 7-96）。

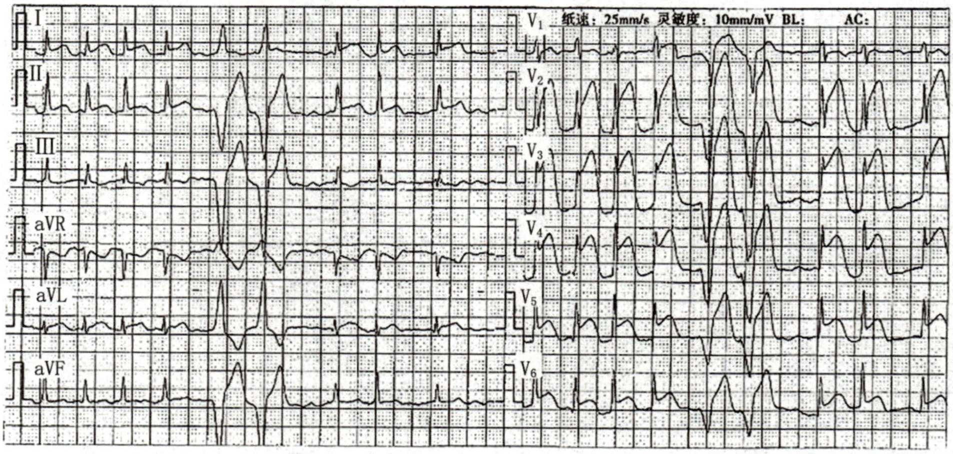

患者，女，75 岁。临床诊断：病态窦房结综合征，植入双腔起搏器 5 年。主诉胸闷、胸骨后压榨性疼痛 1 小时。心电图 12 导联同步记录：窦性 P 波消失，代之大小形态不一的 f 波，房颤波下传的 QRS 波呈室上型，V_2～V_6导联 ST 段上斜型抬高 0.3～1.0 mV，与 T 波融合呈巨 R 波。可见宽大畸形的 QRS 波，前有钉样起搏信号，起搏频率不等（Ⅱ导联），其 V_2～V_6导联 ST 段上斜行抬高 0.4～1.3 mV，T 波高耸。结合临床考虑超急性期广泛前壁心肌梗死。

图 7-96　心房颤动触发的快速的心室起搏合并超急性期广泛前壁心肌梗死

(二)急性期及近期演变的心肌梗死的心电图特征

急性期及近期心肌梗死发展过程中，部分可形成不同程度的病理性 Q 波、ST-T 也有动态变化，此时因右心室起搏的部位不同(心尖部或流出道)，一般胸导联可有两种变化：①QRS 波群主波 V_1～V_3 向下、V_4～V_6 导联向上。②QRS 波群主波均向下，宽大畸形，T 波与主波方向相反，经观察右心室起搏后起搏图形以胸导联主波向下较为多见。心室起搏可掩盖部分 Q 波，加之 T 波电张调整性改变也可影响 ST-T 变化，此时需通过相对较长的记录或改变起搏方式来显示自身心律特点。

1.心室起搏合并下壁心肌梗死

包括：①右心室心尖部起搏时下壁导联呈 QS 型，继发性 ST-T 改变与 QRS 波群主波方向相反，表现为 ST 段抬高。并发急性下壁心肌梗死时，下壁导联仍呈 QS 型并伴有 ST 段弓背型抬高。因此，右心室心尖部起搏时，仅表现为急性心肌梗死时 ST-T 的异常变化(图 7-97)，下壁急性心肌梗死的诊断较困难。②右心室流出道起搏时，下壁导联 QRS 波群向上，继发性 ST-T 改变与 QRS 波群主波方向相反，当急性心肌梗死发生时，虽无 q 波，但有 ST 段急性抬高。

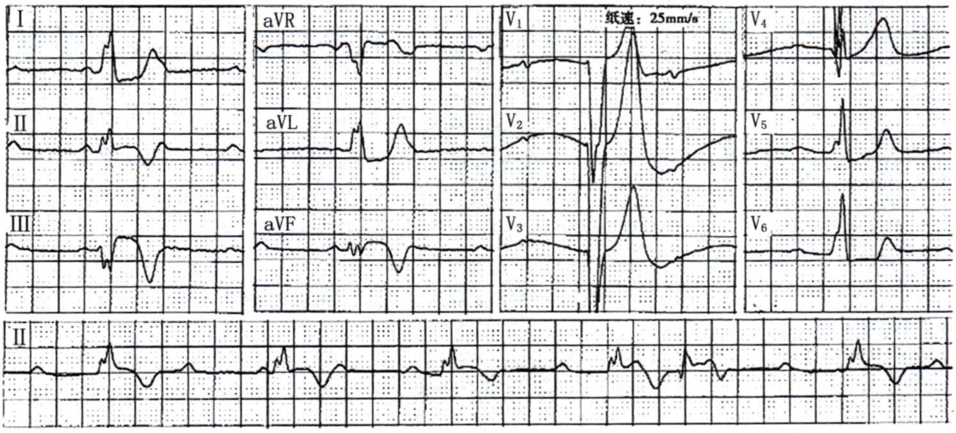

A

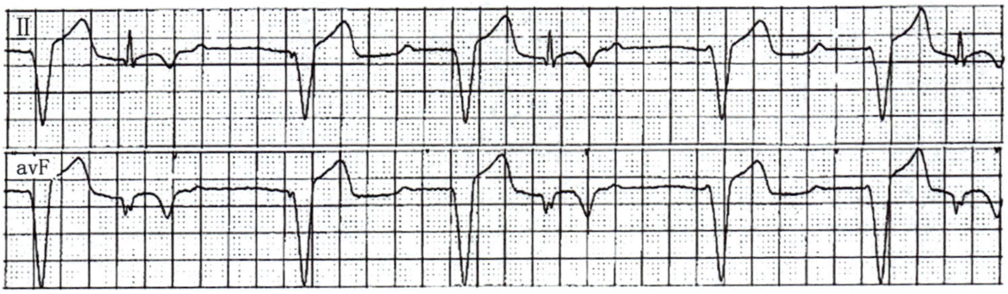

B

患者，男，51 岁。4 天前无明显诱因突发胸痛、胸闷，临床诊断：急性下壁心肌梗死，在当地医院给予对症治疗，胸痛症状逐渐缓解。近 1 天来，心率减慢，紧急转院后植入临时起搏器。冠状动脉造影显示：右冠状动脉优势型，左主干正常，左前降支根部狭窄 50%，中段不光滑，狭窄 20%～30%，回旋支中段不光滑，狭窄 60%～70%，右冠脉中段完全闭塞。行 PTCA＋支架术。A.为转院时记录，三度房室传导阻滞，室性逸搏心律，急性下壁心肌梗死。B.为起搏器植入术后记录，呈起搏-夺获三联律，夺获的心搏显示急性下壁心肌梗死图形。C.为术后4 天记录，房室传导功能恢复，拆除临时起搏器，Ⅱ、Ⅲ、aVF 导联及 ST-T 有所改善。

图 7-97　急性下壁心肌梗死致高度房室传导阻滞植入临时起搏器

2.心室起搏合并前间壁或前壁心肌梗死

包括：前间壁或前壁心肌梗死时，其 $V_1 \sim V_3$ 或 $V_3 \sim V_5$ 导联呈 QS 或 QR 型，而右心室起搏时胸导联大部分表现为 QRS 波群主波向下，此时 T 波的变化可受到冠状 T 波和电张调整性 T 波改变的影响，此时仅可以表现出抬高的 ST 段变化，必须显示自身心室律，才可作出明确的诊断。随着时间的推移，ST 段的改变可逐渐回到等电位线上，T 波可由直立变为倒置或浅倒。

（三）陈旧性心肌梗死的心电图特征

陈旧性心肌梗死时，Q(q)波、ST-T 相对稳定在一个水平，无明显的动态变化，此时不论其发生在哪个部位，只要心室起搏都可掩盖心电图心肌梗死的改变，ST 变化也不明显，为诊断带来一定的困难(图 7-98、图 7-99)。此时需结合临床病史，参考既往心电图来明确诊断。

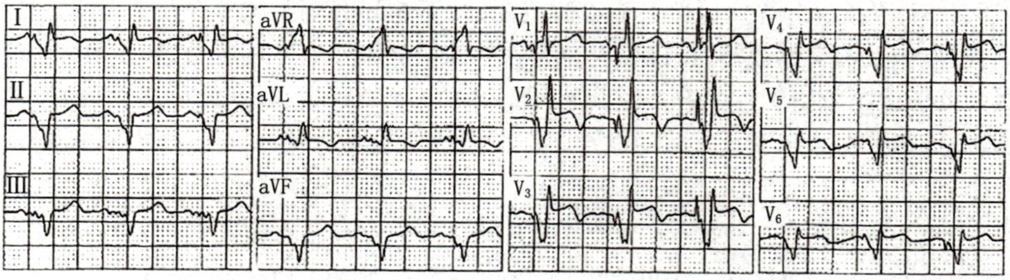

患者，男，83 岁。12 年前临床诊断：急性非 ST 段抬高型心肌梗死，行冠状动脉造影显示多支病变，行冠状动脉旁路移植术。术后 3 年反复心力衰竭，LVEF＜35%，植入 CRT 起搏器。心电图符合 CRT 起搏心电图改变，Ⅰ导联呈 Qr 型，V_1 导联呈 Rs 型，R/S＞1，$V_2 \sim V_6$ 导联呈 Qr 型，Ⅰ、$V_2 \sim V_6$ 导联 ST 段抬高 0.2 mV 左右，$V_2 \sim V_4$ 导联 T 波双向，显示广泛前壁心肌梗死图形。多次复查 ST-T 变化不大。

图 7-98　冠状动脉旁路移植术后植入 CRT 起搏器

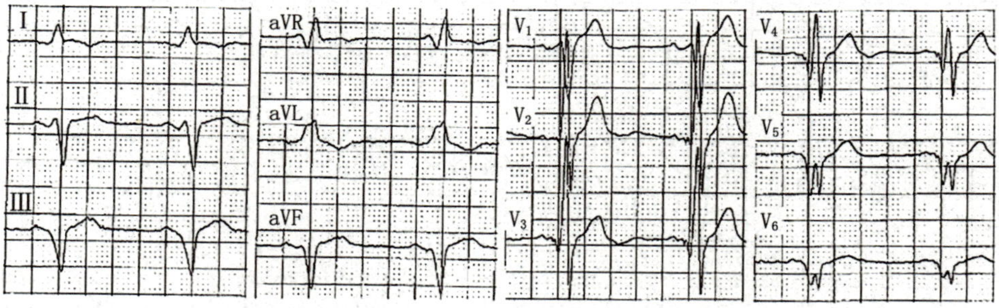

患者，男，71 岁。10 年前因诊断为急性前壁心肌梗死行 PTCA＋支架术，1 年前因三度房室传导阻滞植入双腔起搏器，术后呈 VAT 工作模式，$V_2 \sim V_6$ 导联可见心肌梗死残留的 Q 波，但 ST-T 未见明显异常。

图 7-99　双腔起搏器以 VAT 模式起搏合并陈旧性前壁心肌梗死

总的来说，植入心脏起搏器，患者合并心肌梗死的心电图有一定的特殊性，这主要取决于植入起搏器的类型，起搏器心室电极植入的部位，起搏器的工作模式及心肌梗死时的梗死部位、分期等多种因素，有时仅凭一次心电图难以作出诊断，但无论起搏后心肌梗死的心电图如何变化，心肌梗死的某些特征总会在起搏图形中显示出来，故需密切结合临床，结合心肌酶谱等变化，必要时可降低起搏频率，使自身心律显示出来，以便作出正确的诊断。

（马　琳）

参 考 文 献

[1] 张新民，沈成兴.心电图住院医师应知应会100例[M].南京：江苏凤凰科学技术出版社，2022.

[2] 高淑女，张彤，吴文竹.实用心电图检查与心内科常见病治疗[M].北京：中国纺织出版社，2023.

[3] 王锐，郝应禄，龙佑玲.临床心电图图谱精选及解析[M].昆明：云南科技出版社，2023.

[4] 刘霞.心血管疾病治疗与心电图检查[M].哈尔滨：黑龙江科学技术出版社，2022.

[5] (美)大卫・G.施特劳斯，(美)道格拉斯・D.邵肯.Marriottt实用心电图学[M].天津：天津科技翻译出版公司，2024.

[6] 刘凯，赵信科.临床常见心电图案例分析[M].兰州：甘肃科学技术出版社，2023.

[7] 陶四明，张新金，夏曦.医学生心电图实用图谱[M].北京：中国医药科技出版社，2024.

[8]李侨，杨轶.华西医学大系 临床常见心电图手册[M].成都：四川科学技术出版社，2023.

[9] 郑莉凡.心血管疾病诊疗与心电图分析[M].长春：吉林科学技术出版社，2023.

[10] 重庆医学院第二医院内科心电图室.心电图学基础[M].重庆：重庆市科学技术情报研究所，2022.

[11] (美)阿里 L.戈德伯格，扎卡里 D.戈德伯格，阿列克谢・什维尔金.临床心电图快速入门[M].济南：山东科学技术出版社，2020.

[12] 何方田.危急重症心电图学[M].杭州：浙江大学出版社，2021.

[13] 程硕韬，苏立.心电图高手成长手册[M].郑州：河南科学技术出版社，2020.

[14] 徐峰，王永权.心电图入门口袋书系列 危急重症心电图快手[M].天津：天津科技翻译出版有限公司，2022.

[15] 王敏.心电图诊断图谱及解析[M].汕头：汕头大学出版社，2021.

[16] 耿旭红，杨峰，魏希进.秒懂心电图 第1辑 基础图形[M].郑州：河南科学技术出版社，2021.

[17] 郭雪娅.心电图查房[M].兰州：兰州大学出版社，2023.

[18] 赵旭.心内科疾病与心电图检查[M].上海：上海科学普及出版社，2023.

[19] 杨平珍.临床异常心电图病例解析[M].广州：中山大学出版社，2021.

[20] 张红梅，刘娜，李翔，等.心血管疾病与心电图检查[M].哈尔滨：黑龙江科学技术出版社，2022.

[21] 史训凡.临床疑难罕见心电图图谱及解析[M].长沙:湖南科学技术出版社,2024.
[22] (美)盖尔·瓦尔雷文.心律失常基础 12 导联心电图[M].天津:天津科技翻译出版有限公司,2021.
[23] 任华.心内科常见疾病治疗与心电图检查[M]. 天津:天津科学技术出版社,2023.
[24] 陈元秀,向晋涛.起搏心电图基础与临床图谱[M].武汉:湖北科学技术出版社,2021.
[25] 蒂姆·法伦.急性冠状动脉综合征心电图精析 [M].济南:山东科学技术出版社,2023.
[26] 李忠杰.临床心脏电生理入门与起搏心电图基础[M].天津:天津科技翻译出版有限公司,2023.
[27] 陈亮. 社区医院常见心电图图谱[M]. 上海:上海科学技术出版社,2021.
[28] (英)Tomas B.Garcia,MD.12 导联心电图精解[M].合肥:安徽科学技术出版社,2023.
[29] 徐峰,王永权.危急重症心电图快手 全彩医学插画本[M].天津科技翻译出版有限公司,2022.
[30] 杨巧芳,张红梅,张新,等.心电图实训手册[M].郑州:河南科学技术出版社,2021.
[31] (西班牙)米格尔·菲奥尔·萨拉,(美国)优柴·伯恩鲍姆,(芬兰)基尔·尼库斯,(西班牙)安东尼娅·贝伊斯·迪·卢娜.国际经典心血管内科学译著 缺血性心脏病心电图 临床与影像相关性及预后原书[M].北京:中国科学技术出版社,2022.
[32] (美)威廉·J.布雷迪.临床心电图学[M].郑州:河南科学技术出版社,2024.
[33] 王福军.心电图学基础[M].汕头:汕头大学出版社,2022.
[34] 牟延光.心电图精要解析与临床应用[M].济南:山东科学技术出版社,2021.
[35] 牟延光.心脏起搏心电图学[M].济南:山东科学技术出版社,2024.
[36] 邓娜,蒋书艳,谢娜.急性心肌梗死患者的右胸及后壁心电图变化分析[J].实用医学影像杂志,2025,26(1):29-32.
[37] 罗艳华,王艳敏,徐燕爽,等.非 ST 段抬高型心肌梗死伴罪犯血管闭塞患者心电图征象及诊断价值[J].实用心电与临床诊疗,2025,34(1):36-39+47.
[38] 王鸿雁,赵巧文,黄莉.不同心肌缺血程度急性 ST 段抬高型心肌梗死患者心电图 QRS 波群变化及其对严重心律失常的预测价值[J].心血管康复医学杂志,2025,34(1):95-98.
[39] 姜泽宇,薛思源,邱垣皓,等.左束支传导阻滞不同定义的心电图形态及其对心脏再同步治疗的影响[J].中华心律失常学杂志,2022,26(5):489-492.
[40] 黎睿,海冰.心电图在急性肺栓塞中的预后价值[J].中国临床研究,2025,38(2):178-181.